Dr. med. Dietrich Weller

Wenn das Licht naht

Dr. med. Dietrich Weller

Wenn das Licht naht

Der würdige Umgang mit schwerkranken, genesenden und sterbenden Menschen

Verlagsgesellschaft W. E. Weinmann mbH
Filderstadt

Titelbild von Birgit Weller: „Mein Sterben"
Das Bild wurde im Rahmen einer Meditation über das Sterben bei einem Seminar über Sterbebegleitung gemalt.

Die Deutsche Bibliothek - CIP-Einheitsaufnahme

Weller, Dietrich:
Wenn das Licht naht : der würdige Umgang mit schwerkranken, genesenden und sterbenden Menschen / Dietrich Weller. - Filderstadt : Weinmann, 1997
ISBN 3-921262-23-2

ISBN 3-921262-23-2
1. Auflage 1997

Verlag: Verlagsgesellschaft W. E. Weinnmann mbH
Raiffeisenstraße 15
70794 Filderstadt
Herstellung: W. E. Weinmann Druckerei GmbH

Inhaltsverzeichnis

Geleitwort

Dr. Weller versucht mit großem Erfolg, in seinem Buch „Wenn das Licht naht" dem Geheimnis von Krankheit und Sterben nahzukommen. Es ist ein einfühlsames und sehr bewegendes Buch, und man merkt, wie sehr sich der Verfasser in den verschiedenen Kapiteln sehr intensiv mit den zahlreichen menschlichen Problemen von Krankheit und Tod beschäftigt hat.

Ich denke, daß es die Menschen in heutiger Zeit besonders schwer haben, sich mit diesen Themen zu beschäftigen. Man möchte sie ausgrenzen, sie verneinen, um der unumstößlichen Gewißheit aus dem Wege zu gehen, ein sterblicher Mensch zu sein.

Dieses Buch versucht, den Vorhang ein wenig zu heben und auf seine sehr feinfühlige Art uns den Weg durch Krankheit und Abschied zu erleichtern.

Ich glaube, daß es nicht nur für Ärzte und Schwestern geschrieben wurde, sondern jedem von uns eine Hilfe sein kann, die nicht schwer ist anzunehmen und zu bejahen.

Es freut mich, diese Worte sprechen zu können, damit sie als Einführung für ein Buch stehen, welches sich lohnt zu lesen.

Solveigh Latrille

Widmungen

Für meinen Vater,
Dr. med. Gustav Weller,
Kinderarzt
(27. Juni 1919–15. November 1987)

Er hat mir mit lebendigem Beispiel gezeigt, wie ein guter Arzt mit seinen Patienten umgeht. Seine unkomplizierte, herzliche und sachkundige Art, auch in schwierigen Situationen ruhig, entschlossen und besonnen zu handeln, war immer beeindruckend für mich. Mit seiner entwaffnenden Direktheit verband er wohltuende Aufrichtigkeit, geistreichen Humor und tiefe Menschlichkeit. Er hat mich die Liebe zu meinem Beruf gelehrt und ist einer meiner wichtigsten Lehrer, auch über seinen Tod hinaus.

Ich bin ihm sehr dankbar für seine überlegte Hilfe, seine zielbewußte Unterstützung und seine tolerante Liebe.

Für meine Frau Birgit

Sie begleitet mich, lehrt mich den Umgang mit meinem und unserem gemeinsamen Leben und hilft mir bewußt und aktiv, mein Leben mit all seinen Höhen und Tiefen immer wieder neu anzunehmen und eigenverantwortlich zu leben.

Ihre kritischen und einfühlsamen Gedanken waren wichtige Beiträge zu diesem Buch und unseren begleitenden Gesprächen. Die Stimmung und Überzeugung, mit denen sie mir half, dieses Buch zu schreiben, haben mich beflügelt und ermutigt.

Birgit zeigt mir mit ihrer unerschütterlichen Liebe, wie reich das Leben sein kann, wenn wir erkennen, daß wir immer den richtigen Menschen begegnen.

Das gemeinsame Leben mit ihr ist für mich ein glückvolles Geschenk, für das ich sehr dankbar bin.

Dr. Dietrich Weller
im Dezember 1996

Das Gesetz des Glücks

Wenn du etwas magst,
genieße es.

Wenn du etwas nicht magst,
vermeide es.

Wenn du etwas nicht magst
und nicht vermeiden kannst,
ändere es.

Wenn du etwas nicht magst
und nicht vermeiden und nicht ändern kannst,
akzeptiere es

und
ändere deine Sicht der Angelegenheit.

Wenn du es nicht akzeptierst,
bleibst du unglücklich.

Quelle unbekannt

Bitte lesen Sie dieses Vorwort!

Die Mißachtung der Menschenwürde ist eine Kriegserklärung an alle Menschen.
Prof. Gertrud Höhler in ihrer Rede zum Volkstrauertag am 13.11.1988 in Bonn

Seit Menschengedenken sind Krankheit und Tod ständige Wegbegleiter unseres Alltags. In unserer sogenannten zivilisierten westlichen Gesellschaft sind wir so sehr zivilisiert, daß wir damit nicht mehr umgehen können und die schwere Krankheit, das Sterben und den Tod kräftig verdrängt haben. Wir schicken die Sterbenden oft ins Krankenhaus, weil „die Kinder das nicht mitkriegen sollen, wie die Oma stirbt." (Originalzitat der Tochter einer Sterbenden) Wir schieben auch heute noch in vielen Kliniken die sterbenden Patienten ins Badezimmer, „damit sich niemand an ihnen stört." (Originalzitat einer Krankenschwester)

In meiner langjährigen Tätigkeit als Kinderarzt und Allgemeinarzt habe ich viele Beispiele von sehr schlechter Sterbebegleitung gesehen, die eher die Bezeichnung *Sterbeabschiebung* verdient hätten. Ich bin umso mehr dankbar, daß ich als Klinikarzt und besonders später als Hausarzt eindrucksvolle Stunden, Wochen und Monate mit Schwerkranken und Sterbenden erleben durfte, die meine Einstellung zu meinem Leben geprägt haben und mir helfen, mit kranken Menschen und damit auch mit mir selbst besser umzugehen.

Ich bin voll von Hochachtung für viele Angehörige, die in einfacher und menschlich so einfühlsamer Weise Schwerkranke und Sterbende versorgt und mit Liebe umgeben haben. Hier konnte ich Herzensbildung spüren, eine begnadete Form von liebevoller Hingabe, eine segensreiche Form der Begegnung zwischen Kranken und Pflegenden. Und ich bin sehr froh, daß ich das Leben vieler Menschen als Arzt bis zu ihrem letzten Atemzug begleiten konnte. In diesen Stunden erlebte ich die Größe des Lebens im Sterben, Annahme und Vertrauen wie nirgends sonst.

Es ist meines Erachtens außerordentlich wichtig, über die menschlichen Konflikte offen zu sprechen, die zwischen Kranken, Pflegenden und Angehörigen auftreten. Nur so kann die Pflege verständnisvoller und menschenwürdiger werden. Unerläßlich ist es, über die neuesten Forschungsergebnisse der Sterbeforschung von Dr. Melvin Morse und Dr. Elisabeth Kübler-Ross zu berichten. Auch wenn dieses Wissen der gängigen christlichen Lehre und besonders der Vorstellung von Himmel und Hölle im Jenseits widerspricht, heißt das noch lange nicht, daß es falsch ist. Tatsachen werden durch den Glauben nicht verändert und durch Dogmen erst recht nicht. Die christliche Lehre und insbesondere ihre Kirchenpolitik haben in den Jahren ihres Bestehens so gravierende Fehler begangen, mit hochmütigem Absolutheitsanspruch auf die Angehörigen der anderen Religionen herabgeschaut und sie oft genug mit den grausamsten

Methoden im Namen der Nächstenliebe und Jesu Christi verfolgt.

Um Mißverständnisse zu vermeiden, will ich gleich dazufügen, daß ich unter den Pfarrern, denen ich im Laufe meines Lebens auch dienstlich zum Beispiel am Bett eines Sterbenden begegnet bin, sehr engagierte und gläubige Menschen erlebt habe, die es durchaus verstanden haben, ihre christliche Botschaft auf überzeugende Art und Weise zu leben und zu vermitteln. Es gibt großartige Krankenhaus- und Gemeindepfarrer. Und es ist mir immer noch schrecklich im Gedächtnis, daß ein Chefarzt einmal zu mir gesagt hat: „Den Pfarrer brauchen wir doch nicht, das können wir allein.“ Gerade dieser Chef lief vor vielen ernsten Gesprächen davon!

Durch die moderne Erforschung der Vorgänge im Sterben werden viele der jahrtausendalten Erkenntnisse der östlichen Religionen bestätigt. Es ist an der Zeit, sie anzuerkennen und in unsere Lebensweise und in unser modernes Weltbild aufzunehmen. Dadurch können wir durch sachliche Information auch die Angst vor dem Sterben und dem Dasein nach dem Tod verlieren.

Ich schreibe dieses Buch, um Angehörigen und interessierten Menschen eine praktisch umsetzbare Hilfe an die Hand zu geben, wie sie mit Schwerkranken und Sterbenden besser umgehen und dabei ihre Angst bearbeiten und vielleicht sogar verlieren können. Deshalb habe ich weitgehend Fremd- und Fachwörter vermieden und viele eigene

Erlebnisse berichtet, um Ihnen den alltäglichen Bezug nahezubringen. Um menschliche Nähe beim Lesen zu vermitteln, habe ich den beschriebenen Patienten erfundene Namen gegeben.

Ich kann verstehen, wenn meine ärztlichen Kollegen sich an manchen Stellen zu hart angegangen fühlen. Ich bin ebenso unerfahren in diesen Beruf gegangen wie alle anderen und habe bestimmt genau so viele Fehler gemacht wie sie. Auch heute stehe ich immer wieder vor Situationen, die schwierig für mich sind und in denen ich auf eine gute Führung hoffe. Es geht mir nicht darum, jemanden schlecht zu machen oder ungerecht zu kritisieren, sondern ich möchte einen allgemeinen Wissens- und Ausbildungsnotstand beklagen und praktische Hilfe aufzeigen, die jeder von uns lernen und anwenden kann.

1 Die offizielle Meinung der Gesundheitspolitik

Wir müssen nicht hinten beginnen bei den
Regierungsformen und politischen Methoden,
sondern wir müssen vorn anfangen
beim Bau der Persönlichkeit,
wenn wir wieder Geister und
Männer haben wollen,
die uns Zukunft verbürgen.

Hermann Hesse (1877–1962),
1946 Nobelpreis für Literatur

1.1 Wieviel Zeit steht für die Sterbebegleitung zur Verfügung?

Was die geltende Gesundheitspolitik von Sterbebegleitung hält, läßt sich in einem einzigen Satz beispielhaft darstellen. In der Pflegepersonalregelung des Bundesministeriums für Gesundheit (Stand 22.6.1992, also noch vor dem Gesundheitsstrukturgesetz) steht:

„Für das Begleiten des Patienten in der Phase des Sterbens stehen 4,42 Minuten, für die erweiterte Leistung 8,9 Minuten und für besondere Leistungen 9,39 Minuten zur Verfügung."

Schließen Sie bitte einen Moment die Augen und überlegen und spüren Sie, was es konkret bedeuten würde, wenn Sie der Patient wären und von jemandem nach diesen Gesichtspunkten mit der Stoppuhr am Arm gepflegt würden.

Eine Regierung, die Sterbebegleitung aus finanziellen Gründen nach Hundertstelminuten wie bei einem Wettkampf bemißt und gleichzeitig über 40 Milliarden DM für einen völlig unnötigen Umzug nach Berlin beschließt, hat eine grundlegende Entscheidung über die Kultur des Volkes und seine Grundwerte gefällt. Die Diskussion, ob sich bei einem kleinen Kind und einem Menschen über 60 Jahren noch eine Dialyse oder eine Organtransplantation auf Kosten der Allgemeinheit (das heißt auf Kosten der Krankenkassen!) lohnt, wird immer lauter und wahrscheinlich bald zu der klaren Verweigerung der Leistung führen, die in England bereits zum ärztlichen Alltag gehört.

Nachdem seit 1. Januar 1997 den Krankenkassen gesetzlich verboten(!) ist, Vorsorge- und Aufklärungsmaßnahmen außer der eng begrenzten Krebs-, Kinder- und Mutterschaftsvorsorgen zu bezahlen, können wir erkennen, in welche Richtung die Politik geht. Der alte Satz *„Vorbeugen ist besser als heilen!"* scheint in Bonn kein Gehör zu finden. Vorbeugen wäre auch billiger als heilen. Aus den sogenannten gut unterrichteten Kreisen des Gesundheitministeriums weiß ich, daß dort nicht nur Ratlosigkeit sondern Konzeptlosigkeit herrscht, wenn es darum geht, unser derzeitiges Gesundheitssystem auf gesunde Füße zu stellen.

Wir können uns bei der derzeitigen Finanzlage und dem geltenden Verteilungsmodus des Geldes eine umfassende und gute ärztliche und menschliche Versorgung nicht mehr leisten – auch wenn Politiker immer das Gegenteil behaupten, um wieder gewählt zu werden.

Aber vergessen wir nicht: Unsere demokratisch gewählte Regierung stellt einen repräsentativen Querschnitt durch die Bevölkerung dar. Ihre Beschlüsse stehen symbolisch und tatsächlich für die Einstellung des Volkes.

Bitte lesen Sie noch einmal die beiden Leitzitate über dem Vorwort und diesem 1. Kapitel.

1.2 Die gesetzliche Grundlage zur Behandlung eines Kassenpatienten

Im §12 des Sozialgesetzbuches V steht und gilt für alle Leistungen:

„Die Leistungen müssen ausreichend, zweckmäßig und wirtschaftlich sein."

Was ausreichend ist, haben wir in der Schule gelernt: Es reicht gemessen am möglichen Leistungsniveau gerade noch zur Versetzung. Auf die Gesundheit bezogen heißt es: zum Lindern des Zustandes. Um dieses Ziel zu erreichen, darf nichts unterlassen werden.

Daß eine Maßnahme *zweckmäßig* und auf das richtige Ziel gerichtet sein soll, ist sinnvoll.

Was *wirtschaftlich* bedeutet, erkennen Sie, wenn Sie die Sparmaßnahmen der Regierung anschauen und die Auswirkungen in Ihrem eigenen Geldbeutel betrachten. Die Wirtschaftlichkeit wird an den Möglichkeiten gemessen und ist deshalb veränderbar.

Das Gesetz ermöglicht definitionsgemäß auf Krankenkassenkosten gar keine besonders gute und schon gar keine optimale Versorgung.

Die Fortsetzung des zitierten Gesetzestextes lautet:

„Sie dürfen das Maß des Notwendigen nicht übersteigen. Leistungen, die nicht notwendig oder unwirtschaftlich sind, können Versicherte nicht

beanspruchen, dürfen Leistungserbringer nicht bewirken und die Krankenkassen nicht bewilligen!"

Wer entscheidet, was *notwendig* bedeutet? Es wendet die Not, und das entscheidet der Arzt nach Rücksprache mit Ihnen, dem Patienten, solange die Krankenkasse Geld hat, die Leistung zu bezahlen. Inzwischen hat sie dieses Geld nicht mehr und bekommt gesetzlich die Möglichkeit, ihre Leistungen einzuschränken, um die Beiträge stabil zu halten oder sie kann die Beiträge anheben. Dann erhalten Sie, wie der offizielle Text heißt, „die Möglichkeit, selbstverantwortlich" (das heißt im Klartext: selbstzahlend!) alles zu besorgen, was nicht von der Kasse bezahlt wird, oder Sie können die Krankenkasse wechseln.

So sinnvoll und notwendig es ist, den Mißbrauch der Kassenleistungen und den enormen und manchmal fordernden Versorgungsanspruch vieler Versicherten abzuschaffen, so sehr trifft es andererseits jetzt wieder die Geringverdiener, die sich Zusatzleistungen nicht mehr leisten können.

Dazu sollten Sie noch den § 70 Abs. 2 des Sozialgesetzbuches V kennen:

„Die Krankenkassen und die Leistungserbringer haben durch geeignete Maßnahmen auf eine humane Krankenbehandlung ihrer Versicherten hinzuwirken".

Bitte entscheiden Sie selbst, inwieweit Ihre Krankenkasse dieser Anforderung im Einzelfall nachkommt.

1.3 Unsere Zweiklassenmedizin

Erkennen Sie bitte an diesem Gesetzestext und an der täglichen Praxis, daß wir schon seit langem eine gesetzlich vorgeschriebene Zweiklassenmedizin haben. Wenn Ihr Arzt sich bis jetzt anders verhalten hat, war er im gesetzlichen Sinne für die Krankenkassen zu teuer. Er hat sehr wahrscheinlich mehr verschrieben, als den gesetzlichen Kriterien entspricht, weil Ärzte versuchen, eine möglichst gute Medizin zu machen und die Patienten *so gut wie möglich* und nicht nur *ausreichend* zu versorgen. Jetzt leiden sie und die Patienten an den Folgen, die zur Zeit politisch durchgesetzt werden müssen, weil das Gesundheitssystem nicht mehr bezahlbar ist, wie unser Staatshaushalt auch. Nur weil es einen bankrotten deutschen Staat nicht geben darf, sind alle Staatshaushalte immer, wie die Politiker sagen, „ein Optimum an Möglichkeiten bei den vorgegebenen Umständen."

Ein Arzt darf für Leistungen, die im Leistungskatalog der gesetzlichen Krankenkassen aufgeführt sind, keine zusätzlichen privaten Honorare berechnen. Wenn Sie Privatpatient sind, können Sie aufzahlen und mit dem Arzt Sonderhonorare für erweiterte Leistungen vereinbaren.

Die Krankenkassen sagen: „Der Arzt darf alles aufschreiben, was er für notwendig hält." Sie verschweigen aber im Alltag, daß die Ausgaben des Arztes mit einem Budget begrenzt sind und der Arzt im Sinne einer Kollektivhaftung auch für Mehrausgaben anderer Kollegen haftet. Zur Zeit laufen verschiedene Prozesse, um die Verfassungsgemäßheit dieses Verfahrens zu überprüfen.

Dabei ist es unerheblich, wie diese Budgets, über die seit Jahren diskutiert wird, definiert sind. Auf jeden Fall wird für einen Arzt oder einen klar abgegrenzten Leistungsumfang oder für eine bestimmte Gruppe von Ärzten je nach Fachgebiet in einer Praxis nur noch ein festgesetzter Betrag zur Verfügung stehen, gleichgültig, wie oft die Leistung erbracht wird. Bei Überschreitung der Leistungsmenge werden Abstaffelungen vorgenommen. Das bedeutet, je mehr der Arzt arbeitet, umso weniger bekommt er für die einzelne Leistung.

Klar ist, daß die Ärzte mit der Einführung der Budgetregelung ab 1. Januar 1997 (verändert ab 1. Juli 1997) aus wirtschaftlichen Gründen gezwungen sind, eine Minimalversorgung ihrer Patienten zu machen oder im Interesse der Patienten besonders bei den zuwendungsintensiven Leistungen kostenlos zu arbeiten.

Wichtig erscheint mir, daß Patienten von ihrer oft ausgeprägten Anspruchs- und Versorgungshaltung abrücken, bewährte preisgünstige Heil- und Hilfsmittel nützen und nicht wegen jeder Kleinigkeit zum Arzt rennen und Medikamente verlangen, die sie nachher doch nicht nehmen.

In Deutschland werden jährlich mehrere Milliarden(!) DM für Medikamente ausgegeben, die nicht eingenommen werden. Muß das wirklich sein?

Und ganz nebenbei: Eine gesundheitsbewußtere Lebenshaltung ist gesünder und billiger.

Wenn ich nur daran denke, daß bei diesem Jahreswechsel 150 Millionen DM für das Silvesterfeuerwerk in die Luft gejagt wurden und wir Deutschen erwiesenermaßen immer noch das reisefreudigste Volk sind und allein 1996 über 83,3 Milliarden DM für Reisen ausgegeben haben, scheint noch in vielen Bereichen der Bevölkerung genug Geld da zu sein.

2 Wie können wir menschenwürdig mit Schwerkranken umgehen?

Liebe deinen Nächsten als dich selbst.
Galater 5, 14 und Matthäus 22, 39

Konsequenzen:
1. Dein Nächster ist ein Teil von dir.
2. Du kannst deinen Nächsten erst lieben, wenn du dich liebst.

2.1 Allgemeine Gedanken

Besonders wichtig erscheint es mir, gleich am Anfang dieses Buches darauf hinzuweisen, daß *schwerkrank* nicht mit *sterbend* gleichzusetzen ist. Es gibt viele Beispiele von Schwerkranken in äußerst gefährlichen und lebensbedrohlichen Situationen, die wieder ganz gesund geworden sind. Ich gehe also im folgenden davon aus, daß wir immer eine Heilung mit in Betracht ziehen müssen, wenn wir über einen Schwerkranken sprechen. Deshalb werde ich auch von Menschen berichten, die nach schwerer Krankheit wieder gesund geworden sind.

Wichtig ist auch diese Klarstellung: *Schwerkrank* heißt nicht gleichzeitig *schwerpflegebedürftig*. Ein Krebskranker im weit fortgeschrittenen Stadium kann durchaus noch in der Lage sein, sich überwiegend selbst zu versorgen.

In welcher Beziehung wir zu einem Schwerkranken auch stehen, ob wir der Lebenspartner, das Kind, der Nachbar, ein Verwandter sind oder zu den Hilfsberufen gehören, die dem Schwerkranken als Schwester, Pfleger, Arzt sein Leiden lindern sollen: Immer stellt sich die Frage, wie wir mit dieser schwierigen Aufgabe und dem betroffenen Menschen richtig umgehen sollen. Und bei näherer Betrachtung sind die Grundregeln einfach zu formulieren.

2.2 Praktische Vorschläge

Dazu möchte ich Johanna, eine liebe Freundin und ältere Dame zitieren, die sich jahrelang im Rahmen der Nachbarschaftshilfe intensiv mit der Versorgung und Betreuung Schwerkranker beschäftigt und darin eine sehr befriedigende Aufgabe in ihrem Alter erlebt hat. Durch ein Leben mit vielen schweren Schicksalsschlägen und eigenen Krankheiten bis hin zu einer längeren Blindheitsphase hatte sie reiche eigene Erfahrungen mit schweren Krankheiten. Sie kümmerte sich um so bewußter um andere Menschen, die sich in komplizierten Situationen befanden. Als ich sie einmal fragte, welche Vorschläge sie für den Umgang mit Schwerkranken empfehlen würde, antwortete sie spontan:

- *Du mußt die Wahrheit sagen.*
- *Du mußt die Angehörigen informieren.*
- *Du solltest dem Kranken seine Wünsche möglichst weitgehend erfüllen.*
- *Du mußt klären, ob er sein Testament gemacht hat.*
- *Du darfst nicht empfindlich sein bei Anschuldigungen, die der Kranke macht, weil er sich nicht anders zu helfen weiß.*
- *Du mußt also dein eigenes Ego und deine Interessen hintenanstellen.*
- *Du sollst dem Kranken deine Liebe geben. Ich habe die alte Patientin oft stundenlang einfach*

im Arm gehalten und ihr gesagt, wie sehr ich sie liebe. Das ist so tröstend.

- *Zwinge Schwerkranke nicht zu Essen oder Trinken!*
- *Eine innere Ausgeglichenheit und der feste Glaube an Gott, Christus und die geistige Welt sind unbedingt wichtig. Ich habe damals, als die Patientin starb, an ihrem Ohr immer wieder das Vaterunser gebetet.*

Mit einem Menschen würdig umzugehen, bedeutet, seine Eigenverantwortlichkeit, Eigenständigkeit, Entscheidungsfähigkeit und damit sein Selbstwertgefühl so lange wie irgend möglich zu respektieren und zu unterstützen. Wir müssen also ihm die Möglichkeit geben oder ihm trotz Schwächung zumuten, daß er für sich aktiv handelt und entscheidet. Das stärkt sein Selbstwertgefühl. Gute Nachrichten und die Tatsache, daß wir ihn richtig informieren, bestärken ihn in dem Gefühl, als wichtiger und vollwertiger Mensch in unserer Gemeinschaft angenommen zu werden.

Wenn wir uns um ihn kümmern, ihn nicht oder nur kurz warten lassen und medizinisch-therapeutische Anordnungen begründen, zeigt ihm dieses Verhalten, daß wir seine Individualität achten und seine Unabhängigkeit möglichst weit bewahren möchten. Er wird sich wesentlich wohler fühlen, als wenn wir ihn warten und im Ungewissen lassen, nicht oder schlecht informieren, befehlen, anordnen und uns nicht um ihn kümmern. Das senkt nämlich sein Selbstwertgefühl, und er wird hilflos, ängstlich und aggressiv oder regressiv[1].

Das Personal in der Klinik und die Ärzte in der Praxis sind im allgemeinen nicht auf eine Sterbebegleitung vorbereitet. Weder während des Studiums noch in den Krankenhäusern gibt es eine gezielte Ausbildung zum psychologisch richtigen Umgang mit Sterbenden. Das wäre nicht nur für die Patienten und ihre Angehörigen wichtig. Sondern es würde auch für das Personal eine erhebliche Hilfe darstellen, um mit diesen Situationen besser umgehen zu können. Wegen der Ungeübtheit und der Angst vor den eigenen Gefühlen gehen viele Schwestern, Pfleger und Ärzte diesen emotional schwierigen Momenten aus dem Weg oder versachlichen sie durch reine Fach- und Medikamentendiskussion, um sich selbst nicht mit ihren Empfindungen auseinandersetzen zu müssen.

Ich erlebe immer wieder, daß Schwestern und andere Menschen, die Kranke betreuen, größte Probleme haben, mit ihren eigenen Gefühlen richtig umzugehen oder darüber verarbeitend zu reden.

---

1 d.h.: er zieht sich zurück. Auch das kann eine Ausdrucksweise der Aggression sein!

3 Das Helfer-Syndrom[2]

Wer sich nicht selbst helfen will,
dem kann niemand helfen.
Hans A. Pestalozzi (*1929),
schweizerischer Soziologe,
ehemaliger Migros-Topmanager

Es gibt für unzählige nur ein Heilmittel:
die Katastrophe.
Martin Held (*1908), Schauspieler

Jeder muß dem anderen helfen.
Das ist die einzige Freiheit, die wir haben.
Yehudi Menuhin (* 1916),
amerikanischer Geiger,
1979 Friedenspreis des
Deutschen Buchhandels

2 Dieses Kapitel ist in verkürzter Form bereits erschienen in Wolff: Die Arztpraxis – zielorientiertes Praxismanagement, Praxisteam. Oberndorf 1993. Ein *Syndrom* ist ein Krankheitsbild, das aus bestimmten, meist fest miteinander kombinierten Symptomen (Anzeichen) besteht.

Wer sich mit Hilfsbedürftigen und besonders mit Schwerkranken beschäftigt, muß sich selbst gut kennen und seine Motivation und Grenzen beim Helfen scharf und selbstkritisch beobachten. Deshalb will ich gleich an den Anfang des Buches ein nachdenkenswertes und für viele Leser besonders wichtiges Kapitel setzen.

3.1 Die Entstehung

Das Helfer-Syndrom entsteht beim Kind aus der Erfahrung, durch Leistung Zuwendung und Anerkennung zu bekommen. Dies führt zu einer Idealisierung der Höchstleistungen weit über die gesunde Leistungsgrenze hinaus und stellt eine große Gefahr der Überforderung dar, weil durch die Zurückstellung persönlicher Interessen und Maskierung eigener Gefühle eine authentische Reaktion nicht mehr möglich wird. Das Helfer-Syndrom verursacht in den Betroffenen Ersatzgefühle wie den Drang zu helfen und Schuldgefühle, wenn sie glauben, nicht genügend geholfen zu haben und neue Hilfe angefordert wird. Oder der Helfer glaubt, helfen zu müssen und zu können, auch wenn die Hilfe gar nicht erbeten wird.

3.2 Die Kennzeichen

Der Mensch mit einem Helfer-Syndrom erhält seine Befriedigung aus der Leistung, die wiederum nie erfüllend ausgeübt wird, sondern immer nach neuer Leistung strebt. Hier wird aus der Not des Anerkennungsdefizits die Tugend des Helfers gemacht. Der Helfer bleibt erpreßbar mit Schuldgefühlen und noch größerer Anerkennung. Er kann den Ärger über die Überforderung und den Wunsch nach Lob meist nicht mehr als seine originalen Gefühle erkennen. Er lächelt noch bei massiver Überforderung und kann seiner Aggression keinen Ausdruck verleihen und deshalb keine Grenzen zum eigenen Schutz setzen.

Der Mensch mit dem Helfer-Syndrom gibt unaufgefordert und gegen den Willen der anderen *Rat-Schläge* aus dem Bewußtsein heraus zu wissen, was der Partner richtigerweise tun muß. Diese Ratschläge werden meist mehr als Schlag denn als Rat aufgefaßt, besonders weil sie häufig auf dieselbe wunde Stelle treffen. Entsprechend fällt die Reaktion des Beratenen, des Geschlagenen, aus: Er schlägt zurück. Noch einmal: Auch ein Rückzug, eine Regression, ist eine Form von Aggression.

Der Helfer übernimmt bereitwillig die Verantwortung für das Schicksal der anderen Menschen, für die er sich engagiert. Viele Menschen mit Helfer-Syndrom versuchen immer wieder, es allen Leuten recht zu machen. Wenn sie es nicht schaffen, verdoppeln sie ihre Anstrengungen. Sie kommen erst nach langer Leidenszeit in der therapeutischen Phase auf die Idee, daß das Motto *„Mehr vom selben!"* alles nur schlimmer macht. So werden sie als die berufenen Helfer immer hilfloser und von den

Hilfesuchenden ausgesaugt. Der Mensch mit einem Helfer-Syndrom ist hervorragend mit Schuldgefühlen „motivierbar" und wird gnadenlos ausgenutzt, wenn er nicht lernt, im richtigen Moment das Wort **NEIN** auszusprechen und dazu zu stehen.

Es gibt eine paradoxe Verhaltensweise bei sehr vielen Menschen: Was sie tun, um ein Problem zu mindern oder scheinbar (!) auszuschalten, verstärkt genau diesen Konflikt.

Das läßt sich an einigen Beispielen anschaulich zeigen. Ein gestreßter Mensch merkt, daß er mit einem Gläschen Alkohol nicht so angespannt ist und trinkt deshalb regelmäßig. Damit schafft er sich und seiner Umgebung erhebliche neue Probleme am Arbeitsplatz und im Privatleben, nämlich seine daraus entstehende Alkoholkrankheit.

Der Helfer, der eine für ihn problematische Situation beseitigen will, beschäftigt sich intensiv mit der Hilfe und erkennt nicht, daß er selbst immer hilfsbedürftiger und damit zum Problem wird.

Wenn ein Mensch sich immer den offensichtlichen oder vermuteten Wünschen seiner Mitmenschen anpaßt und seine eigenen Wünsche und Aggressionen unterdrückt, sammeln sich in ihm sehr viel Frustration und Aggression an, die irgendwann durch Zorn und Wut nach außen oder Krankheiten nach innen ihren Ausdruck finden.

3.3 Die Folgen für die Partnerschaft

So entsteht eine Symbiose[3] zwischen Helfer und Hilfesuchendem: Jeder erlebt in dem Partner seine Erleichterung beziehungsweise seine Aufgabe und Anerkennung. Wenn der Hilflose das Wechselspiel bewußt durchschaut und eine Nachreifung durchmacht, also selbständiger wird und auf die Aktionen gegenüber dem Helfer verzichtet, gerät die Partnerschaft aus dem Gleichgewicht, weil der Helfer sich zurückgewiesen und damit seines bisherigen Lebensinhaltes beraubt fühlt.

Deshalb gehen Partnerschaften, die auf einer solchen Helfer-Syndrom-Symbiose beruhen, häufig in die Brüche, wenn der anfänglich Hilflose eine Therapie erfolgreich durchlebt und auf seine Hilflosigkeit zu verzichten lernt.

Dabei ist zu bedenken, daß der Hilflose vor der Therapie seine Hilflosigkeit meist unbewußt oder absichtlich als Machtmittel gegenüber dem Helfer einzusetzen gelernt hat. Außerdem weiß der Hilflose, daß er den Helfer mit seiner Hilflosigkeit an sich ketten kann. Das ist der spezifische Reiz, um das Helfer-Syndrom auszulösen.

Andererseits gelten die beiden bedenkenswerten Sätze: Wer nichts zur Lösung eines Problems beiträgt, ist wahrscheinlich ein Teil des Problems. Suche nicht den Schuldigen; löse das Problem!

---

3 in der Biologie benutzter Begriff für das Zusammenleben verschiedener Arten zum gegenseitigen Nutzen.

Wir haben das Recht, selbst zu entscheiden, ob wir für die Lösung der Probleme anderer Menschen mitverantwortlich sein wollen oder nicht.[4] Wenn wir immer glauben, ein Problem gleich lösen zu müssen, das vor uns ausgebreitet wird oder das wir vermuten, laden wir uns nicht nur unbewältigbare Lasten auf, sondern wir dringen als ungebetene Helfer auch in private Angelegenheiten ein, die nur der Betroffene lösen kann.

Wir müssen also mit reifer Selbstkritik über unsere Verantwortung und unsere Pflichten nachdenken und dann konsequent entscheiden, was wir tun und was wir lassen. Das ist eine grundsätzlich andere Haltung als die Einstellung, das zu tun, was andere von uns erwarten oder was wir vermuten, was sie von uns wollen.

3.4 Der Wert der Empathie

Hier zeigt sich der Wert einer empathischen Haltung. Empathie bedeutet, daß wir uns vollständig in den Bezugsrahmen einer anderen Person einfühlen, als ob wir in ihrer Situation wären. Dabei müssen wir uns aber gleichzeitig klar sein, daß wir eben nicht in dieser Lage sind, also auch nicht so handeln und fühlen müssen. Wir schaffen eine gleiche Wahrnehmungs- und Wirklichkeitsebene, und dennoch haben wir ge-

4 Lesen Sie bitte hierzu im Anhang den Text „Die 11 Rechte" (Seite 420)

nügend innere Distanz, als unabhängige Person zu reagieren.

Der Gegensatz zur empathischen Reaktion ist eine sympathische Reaktion, bei der wir die Werte, Gedanken und Gefühle des anderen übernehmen und so reagieren, als ob wir in seiner Situation wären.

Wenn zum Beispiel der Vater wütend auf die Tochter ist und Ihnen das erzählt, können Sie sich vorstellen, wie Sie sich selbst in seiner oder ihrer Situation fühlen würden. Wenn Sie empathisch reagieren, haben sie Verständnis für beide, reagieren aber nicht wie einer von beiden, weil Sie selbst ja gar nicht in der Situation sind. Wenn Sie sympathisch reagieren, entwickeln Sie für einen der beiden Sympathie und nehmen seine oder ihre Position ein, reagieren also wie der Vater oder die Tochter, je nachdem, mit wem Sie sich identifiziert haben.

Deshalb ist es unbedingt notwendig – die Not wendend –, daß wir uns über diese Zusammenhänge bewußt sind, wenn wir uns mit unserem Helfer-Syndrom engagieren und „motivieren" lassen, aktiv einzugreifen, wo eine distanziert beratende Haltung besser wäre.

In der Medizin könnte das Motto lauten:

Helfende Nähe - heilende Distanz.[5]

Das gilt besonders beim Umgang mit Gefühlen wie Ärger, Wut und Verzweiflung, wenn sie sehr heftig sind. Es ist ohnehin eine äußerste Herausfor-

5 Titel des Vortrages von Schwester Barbara Kärcher am 22. 11. 1996 in Renningen

derung für einen Therapeuten oder Angehörigen, den Zorn eines Patienten über seine Krankheit zu ertragen, ohne sich selbst aus der Fassung bringen zu lassen. Solche durchaus verstehbaren Reaktionen können nur erfolgreich bearbeitet werden mit Hilfe eines Außenstehenden, der Erfahrung hat im Umgang mit der Bewältigung von Lebenskrisen.

Der Rundfunkpfarrer Dr. Steinhilper hat das in einem Vortrag sehr bildreich und verständlich sinngemäß erklärt: „Angst, die ein Mitglied der Familie, meist den Kranken selbst, beherrscht, wirkt oft wie eine Infektionskrankheit, an der sich alle anstecken. Dann bricht die Panik aus. Wenn der Patient in seinem kleinen Boot allein auf dem reißenden Gewässer seiner Gefühle hin- und hergeschüttelt wird und Angst um sein Leben hat, kann ich zu ihm ins Boot steigen und versuchen zu helfen. Dann werden wir mit Sicherheit beide untergehen. Wenn ich aber am Ufer in Sicherheit auf meinen beiden Füßen fest stehe und mich festhalte, kann der Patient mir ein Seil zuwerfen, das ich bei mir und meinem Halt befestige. Dann hat der Patient eine echte Chance, mit meiner Hilfe und seiner Aktivität in ruhigere Gewässer zu gelangen und in Sicherheit zu kommen."

3.5 Die Voraussetzungen für erfolgreiche Hilfe

Wir müssen vor einer solchen Hilfsaktion zuerst klären, ob die Voraussetzungen für eine erfolgreiche Hilfe gegeben sind: Der Hilfsbedürftige muß erkannt haben, daß er Hilfe braucht. Er muß zu seiner Hilfsbedürftigkeit stehen und bereit sein, Hilfe anzunehmen. Seine Eigeninitiative ist unerläßlich, um sich selbst aus seiner Lage herauszuführen beziehungsweise sie optimal zu gestalten.

Ich bin mir bewußt, daß diese Meinung so formuliert sehr hart klingt im Angesicht eines Schwerkranken oder gar Sterbenden. Es ist natürlich klar, daß die Eigeninitiative nach den Möglichkeiten des Kranken angemessen beurteilt werden muß. Wir werden im weiteren Verlauf des Buches viele Beispiele finden, wie auch schwerkranken und sterbenden Menschen geringe Eigenaktivitäten erhebliche Hilfe und wachsendes Selbstwertgefühl vermitteln.

Der Hilfsbedürftige wird erst dann etwas an seiner Situation ändern, wenn sein Leidensdruck größer ist als seine Angst vor der Veränderung der Lage. Die Richtigkeit dieses Satzes können Sie leicht überprüfen, indem Sie beobachten, wie Sie selbst handeln oder nicht handeln in Situationen, unter denen Sie leiden.

Wenn diese Bedingungen für die Hilfe nicht erfüllt sind, können Sie nur vorsichtig (!) versuchen, dem Kranken seine Hilfsbedürftigkeit bewußt zu machen. Dies wird durch eigenes Erleben der Symptome wesentlich nachhaltiger erreicht als durch Ihre gutgemeinten und ständig wiederholten Rat-*Schläge*. Deshalb haben Sie zum Beispiel bei einem Nikotinabhängigen oder einem anderen Kranken keine Chance mit Ihrer Hilfe, solange es ihm noch nicht schlecht genug geht und er deshalb noch nicht zur Selbsthilfe greifen will. Ich gehe davon aus, daß Sie dieser harte Satz schockiert. Dieser Schock ist ein klarer Hinweis, daß Sie das Helfer-Syndrom haben.

3.6 Der hilfsbedürftige, abhängige Helfer

Warten Sie ab, und lassen Sie Ihr Hilfsangebot bestehen für den Zeitpunkt, wo der Kranke etwas ändern will. Solange nur Sie etwas ändern sollen, sind Sie unter der Leitung des Kranken tätig. Das nennt man *Co-Abhängigkeit.* Sie brauchen den Kranken, um Ihren eigenen Wert durch die Aktivitäten zu definieren, zu denen er Sie veranlaßt. Dies ist ein eigenes Krankheitsbild der Abhängigkeit und bedarf genauso einer Therapie wie eine andere Art von Sucht. Das gilt auch und gerade dann, wenn Sie es nur aus guter Absicht machen **und** nicht lassen können. Genau das nützt der Kranke aus, und Sie beide hängen in einer unglückseligen Symbiose zusammen.

Das bedeutet, daß Sie **beide** Hilfe brauchen. Denn Sie sind genauso abhängig wie der Kranke. Das merken Sie an Ihren Entzugserscheinungen, wenn Sie aufhören wollen zu helfen. Sie können nicht zuschauen, wie es dem Suchtkranken schlecht geht. Sie können nicht eingestehen, daß nur er selbst sich helfen kann.

Deshalb wird die Ehefrau eines Alkoholkranken so lange das Bier herbeischaffen, sich schlagen und demütigen lassen **und** versuchen, den Ehemann vor Angriffen von außen zu schützen, bis sie erkannt hat, daß der Kranke nur selbst aufhören kann und sie mit ihrer Hilfe die Situation „am Kochen" hält. Sie muß schmerzvoll zuschauen, wie er sich und sie und die Kinder zugrunde richtet und dadurch noch mehr Hilfe nötig wird. Ihre Versuche, die Tragödie zu mäßigen, indem sie den Kranken in Schutz nimmt, verschlechtern die allgemeine Lage.

Erst wenn einer der beiden aus diesem Teufelskreis aussteigt und sie zum Beispiel aufhört zu helfen, kann der andere Partner aufhören zu trinken. Meist kann er erst jetzt erkennen, daß er das Problem selbst lösen muß. Dann ist sein Leidensdruck groß genug. Vorher hat Hilfe keinen wirklich heilenden Effekt, weil richtige Hilfe immer nur Hilfe zur Selbsthilfe sein kann.

Achten Sie einmal darauf, wieviel Energie viele Patienten haben, um zu klagen, zu jammern, um Hilfe zu rufen, andere zu kritisieren und auf vielfältige Weise zum Aktivismus anzustacheln. Stellen Sie sich vor, was geschehen würde, wenn diese Patienten ihre Energie einsetzen würden, um sich selbst zu helfen.

Vorher ist die Hilfe meist nur ein Versuch, unser eigenes Leiden des Zuschauens zu vermindern. Da ist Mitleid oft nur ein peinliches Betroffensein von einer Situation, mit der wir selbst schlecht umgehen können und sie deshalb rasch beenden wollen. Hier wird aus der Not der Hilflosigkeit die erschöpfende Tugend der fleißigen und unermüdlichen Hilfsaktivität geboren. Dadurch wird eine gute Mine zum selbstzerstörerischen Spiel gemacht, für das man wenigstens Anerkennung erhofft und meist nicht bekommt. Denn Menschen, die alles mit sich machen lassen, werden nicht geschätzt, sondern ausgenützt.

3.7 Die rettende Selbstkritik

Deshalb ist es auch so wichtig, daß Sie als Helfer sich Ihre eigene Angst, Wut und Ablehnung bewußt machen und daran arbeiten, richtig mit diesen Gefühlen umzugehen. Wenn Sie das nicht tun, kommen Ihnen angesichts der Gefühlsäußerungen des Patienten immer wieder Ihre eigenen Gefühle hoch.

Denn der Patient wirkt für Sie wie ein Spiegel, der Ihnen reflektiert, was Sie ausstrahlen. Verwechseln Sie diese Wahrnehmungen nicht mit Gefühlen des Patienten. Wenn Sie selbst in Ruhe sind, können Sie die Gefühle des Patienten als seine annehmen und brauchen sich nicht damit zu identifizieren.

Helfer müssen stark bleiben, um wirklich helfen zu können. Eine Batterie muß auch regelmäßig aufgeladen werden, *bevor* sie leer ist. Sonst kann man keinen Motor damit betreiben! Wir müssen also genügend Distanz wahren, um unsere Reserven immer wieder auffüllen zu können.

Ich halte es für unerläßlich, daß Menschen in sozialen Berufen und Tätigkeiten regelmäßig für ausreichend Entspannung und Ausgleich sorgen. Setzen Sie Ihre Mußestunden durch!

Sie wissen ganz genau, was Ihnen wirklich guttut. Wenn Sie nicht mehr wissen, was Ihnen Freude und Entspannung schafft, sind Sie in einer akuten Notsituation und brauchen dringend qualifizierte und therapeutische Hilfe!

Heinrich Pera, ein Pastor aus Halle, der sich intensiv mit Schwerkranken beschäftigt, hat dazu gesagt:

„Die Sorge um das eigene Rückgrat ist nicht Recht, sondern Pflicht!"

4 Wie können wir besser mit Gefühlen umgehen?

Der Mensch, der zu jeder Zeit, an jedem Ort,
unter allen Bedingungen
freien Zugang zu seinen Gefühlen hat,
ist als psychisch gesund zu bezeichnen.
Alice Miller (*1923),
Philosophin und Psychotherapeutin

Alle mystischen Erfahrungen stehen
im Gegensatz zur realen Welt.
Dr. Melvin Morse, amerikanischer Kinderarzt

4.1 Das Ziel

Je besser die gefühlsmäßige Verständigung und das wechselseitige Einfühlungsvermögen in einer Familie sind, um so konstruktiver kann die Familie mit einer schwerwiegenden Diagnose umgehen. Die Diagnose offen anzunehmen und bewußt zu leben ermöglicht auch, die damit verbundenen Gefühle zu spüren und zu zeigen.

Gefühle der Enttäuschung, Traurigkeit und Wut im Patienten sind wesentlich besser zu bearbeiten, wenn sie noch nicht voll entwickelt sind. Deshalb ist es gut, solche Regungen im Keime zu erkennen und anzusprechen. Das können wir machen, indem wir zum Beispiel dem Patienten sagen:

„Ich kann mir gut vorstellen, daß ich an deiner Stelle jetzt sehr wütend (ängstlich, enttäuscht, deprimiert, traurig ...) wäre. Wie geht es denn dir dabei?"

Wenn der Patient erkennt, daß Sie als Angehöriger auch solche Gefühle haben wie er, kann er seine eigenen besser zugeben und besprechen, weil er sie eher als normal und einfühlbar erlebt. Es ist auch leichter, diese Gefühle zu bearbeiten und günstig zu beeinflussen, wenn der Patient noch stark ist. Er fühlt sich dann nicht vollständig im Griff seiner überwältigenden Emotionen, sondern eher fähig, etwas dagegen zu unternehmen beziehungsweise sie aktiv zu gestalten.

4.2 Die Mittel, um das Ziel zu erreichen

Eine gute Kommunikation zeichnet sich dadurch aus, daß jeder seine Gefühle zeigen und äußern darf und nur für sich selbst spricht. Damit ist eine authentische[6] Informationsvermittlung möglich. Dann kann sich der Gesprächspartner darauf einstellen.

In der Kommunikationstheorie nennt man diese Mitteilungen **Ich-Botschaften**. Das heißt, ich spreche darüber, wie ich etwas empfinde und erlebe, was ich denke, was ich mir wünsche, oder was mir nicht gefällt. Das setzt ein ausgeprägtes Maß an Selbstbeobachtung und -wahrnehmung voraus und die Erkenntnis, daß ich mich für meine Gefühle und Gedanken verantwortlich fühle. Verantwortung übernehmen heißt, sich als Verursacher seines Erlebens zu erkennen. Das bedeutet: Ich bin verantwortlich, *wie* ich mein Leben erlebe. Dadurch erhält der Gesprächspartner ein echtes Bild von meinen Gedanken und Gefühlen und kann sich dann entscheiden, wie er reagieren will. Das schließt also aus, dem anderen meine Gefühle und meine Situation zur Last zu legen. Ich-Botschaften führen zu einem authentischen Empfinden und Verhalten. Dadurch werden die Verständigung und das wechselseitige Verstehen gefördert und die Situation entspannt.

Im Gegensatz richtet die **Du-Botschaft** ihre Wahrnehmung darauf, was der andere denkt, fühlt, macht oder unterläßt. Sie schiebt also die Verant-

6 authentisch: echt

wortung für die Situation ab, verwehrt damit Einblicke in eigene Vorgänge und eskaliert somit die Kommunikation. Denn der Angesprochene hat keine Chance, verstanden zu werden oder sich authentisch zu äußern, bevor er be- und verurteilt wird. Die Du-Botschaften sind im allgemeinen deutliche Signale der Projektion, mit denen der Sprecher seine eigenen Gefühle und Gedanken auf den Angesprochenen überträgt. Er behauptet, der andere denke und fühle so und so. Diese Du-Botschaften haben oft einen verallgemeinernden Charakter: „Du machst das .... schon wieder!" oder „... noch nie ...!" oder „... immer schon ...!" Das ist ein sicheres Mittel, um eine Unterhaltung in kürzester Zeit auf den Siedepunkt zu bringen oder eiskalt abzukühlen, je nachdem wie die Gesprächspartner zu reagieren gewohnt sind.

Beachten Sie bitte Ihre Reaktion, wenn Ihr Partner sagt: „Ich habe den Eindruck, du verstehst mich nicht!" Oder wenn er sagt: „Du verstehst mich nicht!" Erkennen Sie den Unterschied zwischen einer authentischen Gefühlsäußerung, die in der Ich-Botschaft steckt, und der anschuldigenden und verurteilenden Du-Botschaft?

„Du lügst!" bedeutet etwas völlig anderes als „Ich habe den Eindruck, du lügst!" oder „Es fällt mir schwer, dir zu glauben!" „Du lügst!" ist eine Behauptung, die möglicherweise falsch ist und Ihnen eine Beleidigungsklage einbringen kann, wenn es sich herausstellt, das es eben keine Lüge war sondern die Wahrheit. „Ich habe den Eindruck, daß ...!" bedeutet immer meine persönliche Meinung, und das darf ich sagen, auch wenn es sich später herausstellt, daß mein Eindruck falsch war. „Es fällt mir schwer, dir zu glauben!" schildert mein Gefühl in Form einer Ich-Botschaft, und das sagt nichts darüber aus, ob der andere tatsächlich gelogen hat oder nicht.

4.3 Die Verdrängung von Gefühlsäußerungen und ihre Folgen

Gefühle und Gedanken zu verdrängen, mag zwar nach außen hin ratsam erscheinen, weil Sie vordergründig Auseinandersetzungen damit vermeiden, aber Sie bewirken eine irreführende Verschleierung tatsächlicher Empfindungen und Überlegungen. Die Gefühlsenergie bleibt blockiert stecken, sammelt sich an und explodiert irgendwann in einem Moment, wo nur noch ein kleiner Tropfen genügt, um den Damm bersten zu lassen. Sie verschlechtern mit der Verdrängung von Gefühlen Ihre Immunsituation und dadurch den Heilungsprozeß. Die Beziehung zu den Angehörigen leidet ebenfalls, weil die fehlende Offenheit und Echtheit ständig das Gefühl der Unehrlichkeit hinterlassen. Verdrängte oder nicht bewältigte Probleme kommen immer wieder und zwar in zunehmend verschärfter Form, bis wir uns damit endgültig auseinandersetzen und sie bewältigen. Das ist eine sehr unangenehme und wahre Tatsache.

Es ist in Ordnung, Ängste und Phasen der Niedergeschlagenheit zu haben und zu zeigen. Darüber zu sprechen erleichtert! Gefühle authentisch zeigen zu dürfen, verbessert das Selbstwertgefühl und den Respekt, den Menschen voreinander haben. Damit werden die Beziehungen und die Heilungschancen besser.

Außerdem kann es sehr tröstlich für die Beteiligten sein, auch in den traurigen Stunden Gemeinsamkeit zu spüren und zu leben. Wenn ein Kranker seine Wohnung verlassen muß, um in die Klinik zu gehen oder in ein Pflegeheim zu ziehen, sollte er einen Menschen haben, mit dem er seine Trauer und Verzweiflung teilen kann. Miteinander zu weinen ist sicherlich in diesem Moment mehr Trost als jedes gesprochene Wort. Es befreit, erleichtert und verbindet.

Beim Umgang mit einem weinenden Menschen sollten Sie sich überlegen, wie Sie mit Ihren eigenen Tränen umgehen. Lassen Sie Ihre Tränen zu und können Sie deshalb auch besser die Tränen anderer Menschen ertragen? Oder vermeiden Sie Ihre eigenen Tränen und versuchen Sie deshalb auch um so stärker, Weinende zu stoppen?

Wenn Sie einem weinenden Menschen ein Taschentuch reichen, kann es sein, daß er diese gut gemeinte Geste als Aufforderung sieht, mit dem Weinen aufzuhören. Besser wäre es, Ihre Einfühlung und Geduld zu zeigen, indem Sie ruhig abwarten, wenig oder nichts sagen. Geben Sie ein Taschentuch erst, wenn der oder die Weinende es verlangt.

Wenn Sie spüren, daß ein trauriger Mensch die Tränen zurückhält, können Sie helfen, seine Schleusen zu öffnen, indem Sie sagen: „Lassen Sie Ihre Tränen doch zu!" Aber auch hier macht der Ton die Musik: Es sollte keine Anordnung, sondern eine freundliche Ermutigung sein, die diesem Menschen signalisiert, daß Sie mit seinen Tränen umgehen können und es richtig finden, wenn er sich weinend erleichtert.

Wenn der gesunde Ehepartner eines Krebskranken so tut, als hätte er keine Angst vor dem weiteren Verlauf der Krankheit, glaubt der Kranke das nicht und hält seine Angst zurück, um den Partner nicht zu belasten. Und damit ist das Vertrauensverhältnis gestört. Wenn Angehörige ihre Angst zugeben, kann der Patient sie auch zeigen. Das verbindet! Dann erst kann eine gemeinsame Strategie entwickelt werden.

Es gibt eine typische Reaktionskette: Fehlende Information verursacht das Gefühl der Hilflosigkeit und Unsicherheit. Wer damit nicht richtig umgehen kann, bekommt Angst. Wenn diese nicht angemessen gelebt und geäußert werden kann, wird sie im allgemeinen in eine Form der Aggression umgewandelt. Entweder entstehen offen Aggression, Haß, Hohn, Nörgeln, Zynismus, Ironie, Psychoterror, schlechte Laune oder eine Regression. Das ist ein Rückzug in unreifes Fluchtverhalten wie viel Schlaf, dauernde Müdigkeit, Heraushalten aus Gesprächen und gesellschaftlichen Kontakten. Beide Mechanismen zeigen, daß der Betroffene keine reife, keine erwachsene Möglichkeit hat, seinen Konflikt auszutragen und konstruktiv zu lösen.[7]

7 Bitte lesen Sie hierzu auch im Anhang den Text „Die Kennzeichen einer psychisch gesunden Persönlichkeit". (Seite 417)

Wenn Sie am Patienten ein solches Verhaltensmuster erkennen, brauchen Sie diese negativen Äußerungen nicht auf sich persönlich zu beziehen und entsprechend aggressiv oder mit Rückzug zu reagieren, sondern Sie können dem Kranken signalisieren, daß Sie seine Notlage erkannt haben. Sie können ihn auf seine Angst ansprechen und sich und ihn damit entlasten. Die Situation wird dadurch entspannter. Dann können Sie gemeinsam überlegen, welche Information dem Patienten fehlt, die ihn unsicher und hilflos macht.

Es ist naheliegend, daß die fehlende Information sich auf den unklaren weiteren Verlauf der Erkrankung bezieht. Selbst wenn eindeutig ist, daß der Patient sterben wird, ist immer noch unklar, *wie* dieser Vorgang ablaufen wird. Deshalb ist es unerläßlich wichtig, daß wir dem Sterbenden ein Höchstmaß an Geborgenheit im vertrauten Familienrahmen und damit Sicherheit vermitteln, so weit wir es eben können, um seinen inneren Prozeß möglichst positiv zu beeinflussen.

Auch Wut, Zorn und Verzweiflung sind typisch und normal. Machen Sie sich bewußt, daß der Patient seine eigenen Gefühle ausdrückt und Sie mit großer Wahrscheinlichkeit gar nichts damit zu tun haben. Identifizieren Sie sich nicht damit!

Unterscheiden Sie seine Verzweiflung und Ihre eigene als zwei unterschiedliche Gefühle, die auch verschieden gelöst werden müssen.

Lassen Sie sich keine Schuldgefühle aufdrücken! Sprechen Sie mit dem Patienten darüber, welche

Gefühle Sie dabei haben, und zeigen Sie klar auch hier den Unterschied zwischen seinen und Ihren Gefühlen! Es ist wie gesagt ebenso üblich wie falsch, seine eigenen Gefühle zu verdrängen, und im Unterbewußtsein wirken sie um so stärker und beeinflussen das Immunsystem negativ.

Aus einem Kind, dem man das Weinen verboten hat, wird oft ein Erwachsener, der niemandem zur Last fallen will. Der Heranwachsende lernt deshalb, es den anderen immer recht zu machen. Er spürt selbst gar nicht mehr seine eigenen Gefühle, läßt diese auch nicht zu. Dieser Mensch erkennt nicht mehr, wie sehr er sich selbst schadet. Abgesehen davon kann niemand es allen recht machen. Wem also ist mit diesem Verhalten gedient?

Wut und Trauer verschwinden, wenn wir sie zulassen. Lassen Sie deshalb den Patienten ausweinen und schimpfen. Nehmen Sie ihn in den Arm, wenn das für Sie und den Patienten in Ordnung ist oder legen Sie Ihre Hand auf seine Hand. Fragen Sie: „Wollen Sie darüber sprechen?" Respektieren Sie, wenn er es nicht will. Bieten Sie Ihre Gesprächsbereitschaft an, und drängen Sie sich nicht auf, schon gar nicht aus Neugier!

Die geschilderte Reaktionskette *mangelnde Information → Hilflosigkeit → Angst → Ablehnung* bildet auch die Erklärung, warum wir am einfachsten das ablehnen können, wovon wir am wenigsten verstehen. Je mehr wir über Zusammenhänge lernen, umso mehr müssen wir darüber nachdenken, welche der möglichen Meinungen wir am besten begründen können. Das kompliziert die Situation. Viele Menschen sind sich über die Stadien zwischen dem Anfang und dem Ende der Kette nicht bewußt. Wenn wir viel Information über bestimmte Dinge, Zusammenhänge, sachliche und emotionale Ebenen sammeln und verstehen, können wir möglicherweise in Konflikte bei der Entscheidungsfindung und deren Umsetzung kommen. Bitte bedenken Sie die Reaktionskette, wenn andere oder gar Sie selbst irgendetwas ablehnen. Besteht der Grund der Ablehnung in mangelnder Information und Vorurteil oder kam sie durch wohlinformierte und gut nachvollziehbare Meinungsbildung zustande?

4.4 Die Krebspersönlichkeit

Es gibt weltweite Forschungen, daß Krebspatienten eine bestimmte Persönlichkeitsstruktur haben. Die wesentlichen Hauptmerkmale sind zusammengefaßt folgende[8]: Die Kindheit und Jugendzeit der Patienten sind mit Gefühlen der Einsamkeit verbunden. Sie haben häufig das Gefühl, daß intensive und wichtige Beziehungen gefährlich sind und Leiden und Ablehnung mit sich bringen. Der zweite Gesichtspunkt zeigt, daß es tatsächlich in diesem Leben des Patienten eine solche wichtige Beziehung gab, die ihm das Gefühl vermittelte, angenommen zu sein und im Leben einen Sinn zu finden. Der

8 nach LeShan: Psychotherapie gegen den Krebs. Klett-Cotta-Verlag, S. 71

dritte Abschnitt tritt ein, wenn diese zentrale Beziehung verloren geht. Jetzt entsteht Verzweiflung, die an die kindlichen Einsamkeitsgefühle erinnert und sie meist übertrifft. Das Leben erscheint jetzt hoffnungslos. Und einige Zeit nach diesen Gefühlen kann die Krebserkrankung auftreten.

Die Art, wie der Mensch die Welt erlebt, ist charakteristisch: Er nimmt den Kosmos als gleichgültig und lieblos wahr und sieht jenseits der menschlichen Beziehungen keine Bedeutung. Krebspatienten glauben, ihre Sicht der Dinge und der Beziehungen starr durchsetzen zu müssen. Es ist typisch für sie, daß sie in kleinen Dingen nicht nachgeben können. Die Normen, nach denen sie sich richten, sind nicht erreichbar, aber diese Idealbilder sind auch vage und können deshalb nicht erreicht werden. LeShan bringt es auf den Punkt:

„Diese Menschen können zerbrechen, aber sie können sich nicht beugen."[9]

Krebspatienten glauben, sie müßten sich anpassen, um angenommen zu werden. Sie sind daher im allgemeinen aggressionsgehemmt oder zeigen ihre Aggression versteckt, heimlich und manchmal hinterhältig. Diese verdrängte Aggressionsenergie kann sich auch im Sinne einer Aggressionsumkehr gegen den Patienten richten und in einer massiven Autoaggression[10] äußern.

9 LeShan: Psychotherapie gegen den Krebs. Klett-Cotta-Verlag
10 Aggression gegen sich selbst

Die eigenen Körperzellen vermehren sich bösartig und nehmen nicht einmal Rücksicht darauf, daß sie sich, beziehungsweise den Körper, der sie ernährt, letztlich zerstören. Dahlke hat diese psychosomatischen Zusammenhänge und Vorgänge sehr eindrucksvoll beschrieben.[11] Diese Sicht der Psychologie der Krebspatienten ist natürlich umstritten, wie nahezu alles im Bereich der Psychologie, aber ich habe häufig Menschen kennengelernt, auf die dieses Bild genau zutrifft.

Letztlich ist der Patient mit sich und seinen Empfindungen allein und muß seinen Konflikt und seine Gefühle allein bewältigen. Aber wir können versuchen, ihm soweit es eben geht, ein Gefühl der Nähe und Liebe zu schenken. Gläubigen Menschen hilft in dieser Lage das Bewußtsein, in Gottes Hand zu sein.

Rainer Maria Rilke hat das am Ende seines Gedichtes „Herbst" wunderbar formuliert:

Wir alle fallen. Diese Hand da fällt.
Und sieh dir andre an. Es ist in allen.
Und doch ist Einer, welcher dieses Fallen
unendlich sanft in seinen Händen hält.

---

11 Dahlke: Krankheit als Sprache der Seele. Bertelsmann-Verlag

5 Auch Krankheiten haben Vorteile

Alles hat zwei Seiten.
Das ist das Gute am Schlechten
und das Schlechte am Guten.
Paul Watzlawick (*1921),
amerikanischer Psychiater und
Kommunikationsforscher
österreichischer Herkunft

Ich habe keine Zeit, müde zu sein.
Kaiser Wilhelm I., am 8.3.1888,
im Alter von 89 Jahren,
einen Tag vor seinem Tod

Beim richtigen Umgang mit Kranken müssen wir die wichtigsten Vorteile kennen, die bei jeder Krankheit auftreten und mehr oder weniger bewußt von den Patienten genossen und als Wünsche oder Forderungen geäußert oder ausgespielt werden. Ich will dabei ausdrücklich betonen, daß es prinzipiell nichts Schlechtes ist, wenn der Kranke Vorteile aus seiner Krankheit wahrnimmt und genießt. Entscheidend ist in Bezug auf den richtigen Umgang mit ihm, daß er die ihn betreuenden Menschen nicht überfordert oder gar im Extremfall terrorisiert. Wir können davon ausgehen, daß unser Unterbewußtsein uns dann krank werden läßt, wenn es eine Warnung an uns für notwendig – die Not wendend! – hält. Wir erhalten die Vorteile im Rahmen der Krankheit, weil wir es nicht geschafft haben, sie auf gesunde und erwachsene Art und Weise zu erreichen oder gar auf sie zu verzichten.[12] Diese Krankheitsgewinne lassen sich in vier Gruppen einteilen:

5.1 Die Zuwendung

Die meisten Menschen sehnen sich nach Aufmerksamkeit, Geselligkeit, Zuneigung, Zärtlichkeit, Nähe, Wärme und Geborgenheit und bekommen sie bei einer Krankheit in erheblich stärkerem Maß als sonst. Das ist normal, weil wir Mitgefühl mit

12 Bitte lesen Sie hierzu im Anhang „Die Kennzeichen einer psychisch gesunden Persönlichkeit". (Seite 417)

einem Kranken haben und wollen, daß er schnell wieder gesund wird. Wichtig ist auch, dem Patienten die Chancen bewußt zu machen, daß er sich in der Krankheit mit anderen Dingen beschäftigen kann, für die er vorher keine Zeit oder kein Interesse hatte, wie zum Beispiel mit Lesen, Basteln, Meditation, Beten, Musik und vielen anderen Dingen.

Also geben Sie dem Patienten, was er möchte, wenn es Ihrer Einstellung entspricht und es Ihnen und dem Kranken gut tut. Die Kehrseite des Vorteiles kann den Helfer in die Situation bringen, daß der Patient so viel Zuwendung verlangt, daß der Helfer keine Zeit mehr bekommt, um für sich aufzutanken und seine eigenen Bedürfnisse zu stillen. Dann wird aus der ursprünglich gern gegebenen Zuwendung stille Aggression der Helfer, die von diesen meist nicht ausgedrückt wird. Denn sie haben ein schlechtes Gewissen, eigene Interessen und Wünsche anzumelden und den Kranken in gewissem Sinne zurückzuweisen, indem sie Zuneigung verweigern oder wenigstens begrenzen. Dazu sollten Sie das Kapitel über das Helfer-Syndrom noch einmal lesen.

Davon sorgfältig zu unterscheiden ist eine seltene Entwicklung, die wir bei Menschen beobachten, die in den Jahren vor der Krankheit nach außen sehr hart geworden sind und keinen oder nur sehr spröden und distanzierten Kontakt mit anderen Menschen hatten und jetzt im Rahmen der Krankheit wieder weicher und empfänglicher für Gefühle und körperliche Nähe werden. Hier handelt es sich um einen Reifeprozeß, der unbedingt erkannt und unterstützt werden muß. Dazu gehören auch Menschen, die ein Leben lang nur gegeben und für andere gesorgt haben und nie Nähe und Hilfe von anderen annehmen konnten.

Diese Menschen sind im allgemeinen gewohnt gewesen, sich selbst als unterlegen, nicht liebenswert und minderwertig einzustufen. Sie hatten Schwierigkeiten, Liebe, Zärtlichkeit und Nähe anzunehmen und haben deshalb in ablehnender Form darauf reagiert, wenn ihnen diese Gefühle entgegengebracht wurden. Die Krankheit bringt sie als Bettlägerige oder in anderer Weise Abhängige in die Lage, Hilfe annehmen zu müssen.

Bei diesen Kranken ist es wesentlich, ein natürliches Verhältnis zu körperlicher Nähe und zu Zärtlichkeiten zu empfinden und zu zeigen. Ein leichtes Streicheln über den Arm, ein Halten der Hand, eine liebevolle Umarmung, ein freundlicher Blick und ein ehrliches „bitte" und „danke" sind Zeichen einer sich wandelnden Einstellung und Persönlichkeit. Für die Patienten ist dies oft eine Wohltat, und sie können sich innerlich öffnen für einen Lebensbereich, dem sie sich aus verschiedenen Gründen in der Vergangenheit verschlossen haben und den sie jetzt wieder oder zum erstenmal in ihrem Leben genießen können.

Hier können eine neue Herzlichkeit und ein stilles Einverständnis entstehen. In dieser Phase werden oft Gespräche möglich, die vorher undenkbar waren und jetzt eine wohltuende Klärung in die Beziehung bringen und lange unausgesprochene Konflikte lösen können. Deshalb sollten die Angehörigen und die Besucher diese Zeichen wahrnehmen und frei und offen beantworten. Diese Einstellung und Verhaltensweise können zu einer völlig neuen Beziehung zwischen den Betroffenen führen und stellen eine echte Bereicherung und ein sehr wichtiges Geschenk für alle Beteiligten dar.

Wenn der Schwerkranke sterben wird, sind damit bedeutende Lasten und unerledigte Geschäfte sinnvoll und gültig beseitigt. Wenn der Patient gesund wird, kann er befreiter und mit einer neu gestalteten Beziehung leben. Dann war die Krise ein wahrer Gewinn, weil sie die Beteiligten zu einer Klärung des Konfliktes geführt hat.

Hier bedeutet der Krankheitsgewinn der Zuwendung einen Zuwachs an Reife und Menschlichkeit im besten Sinne, eine neu erworbene Fähigkeit, Nähe zu geben und zu empfangen. Solche Entwicklungen sind eine Gnade, die der Kranke auf seinem schweren Weg als Trost und Segen erleben darf. Und nicht zu vergessen: Es ist ein kostbares Geschenk, solche Ereignisse und Begegnungen als Angehöriger oder Freund, Pfleger oder Therapeut mit wachem Auge und offenem Herzen wahrnehmen zu dürfen.

5.2 Die Schonung

Durch die Krankheit kann sich der Patient schonen. Er muß weniger oder nicht mehr arbeiten. Er kann seine häuslichen, beruflichen und sozialen Pflichten an andere abgeben, ohne dabei eine mögliche Überforderung, Frustration oder / und Aggression zeigen zu müssen. Der Patient braucht kein Alibi für seine Bettlägrigkeit, denn die Krankheit wird vom Arzt bescheinigt und ist damit nicht anzuzweifeln und wird auch von mißgünstigen Familienangehörigen und Arbeitgebern meistens akzeptiert. Das beginnt beim einfachen Schnupfen, der einen Tag „Kurzurlaub" bringt, bis zu schweren Krankheiten, die eine längere Arbeitsunfähigkeit bewirken.

Ein klassisches Beispiel dazu habe ich in meinem Buch „Wenn der Herbst zum Frühling wird"[13] ausführlich beschrieben. Es handelt sich dabei um den leitenden Angestellten Achim Krüger, der in seiner Position überfordert war, dadurch zusätzliche Konflikte in der Familie bekam und diese Überbelastung nicht zugeben und angemessen verändern konnte. Schließlich ersehnte er sich eine schwere Erkrankung, die ihn aus seiner ausweglosen Lage herausholen würde, damit er selbst nicht um eine Veränderung seiner Situation kämpfen mußte. Er bekam eine Krebserkrankung, an der er starb.

13 Eigenverlag, 1994

5.3 Die Macht

Einige Kranke benützen ihre Krankheit bis zum Tod, um auf andere Menschen, besonders auf Familienmitglieder Macht auszuüben und eigene Interessen „im Auftrag der Krankheit" durchzusetzen. Die Methode hat System und wird nicht selten in Form eines Familienterrors von den Angehörigen erlebt. Helfer mit Schuldgefühlen zu „motivieren" und zu beeinflussen, stellt eine besonders wirksame Möglichkeit dar, Macht über Krankheit auszuüben. Sie führt deshalb häufig zu schweren Zerwürfnissen zwischen dem Kranken und den Helfern. In diesen Fällen wird die Krankheit als Waffe verwendet. Oft werden diese Krisen nicht ausgetragen und nicht geklärt, da „der Kranke nicht verärgert, aufgeregt oder zurechtgewiesen werden darf, denn sonst geht es ihm ja noch schlechter!"

Solche Machtspielkonstellationen sind nach meiner Beobachtung leider häufig anzutreffen und ein Ausdruck ungelöster Beziehungskonflikte in der Partnerschaft und Familie. Die unbewußte oder absichtliche Flucht in die Krankheit ist hier ein Zeichen dafür, daß der Patient keine bessere Möglichkeit hat, Dominanz und / oder direkte Abwehr in der Familie zu erreichen. Sowohl die Angehörigen als auch der Therapeut müssen diese Mechanismen kennen und wenn irgend möglich mit dem Patienten erörtern und nach Lösungen für diesen Konflikt suchen.

Der Asthma- oder Schmerzanfall, der gerade „zufällig" dann auftritt, wenn jemand von den

Angehörigen das Zimmer des Patienten verlassen will, um eigenen Interessen nachzugehen, ist ein typisches Beispiel, wie durch Krankheit Macht ausgeübt und die Verantwortung dafür auf die Krankheit geschoben wird.

Die Lösung des Konfliktes könnte darin bestehen, daß der Patient lernt, seinen Wunsch klar zu äußern, daß der Helfer dableiben soll. Dann kann der Helfer auch seine Gedanken mitteilen. Damit würde jeder der beiden Beteiligten die Verantwortung für sein Verhalten übernehmen, und der Konflikt könnte auf der erwachsenen Ebene und nicht auf der Ersatzebene der Krankheit ausgetragen werden.

5.4 Das Geld

In unserem Sozialsystem spielt das Geld eine große Rolle, das der Kranke vom Arbeitgeber und von Versicherungs- und Rentenanstalten erhält. Häufig ist es noch so viel, daß manche Arbeitnehmer lieber den etwas geringeren Lohn akzeptieren und dafür den Vorteil haben, nicht arbeiten zu müssen.

Als in Schweden die Lohnkürzung bei Krankheit eingeführt wurde, weil das Gesundheitssystem nicht mehr bezahlbar war, verwandelte sich die schwedische Bevölkerung rein statistisch über Nacht vom Land mit den meisten Kranken zu einem der gesündesten Völker der Welt: Die Zahl der Krankmeldungen sank drastisch. Auch in Deutschland erkennen wir zur Zeit den Trend, daß viele

Arbeitnehmer sich wegen der gekürzten Lohnfortzahlungen im Krankheitsfall nicht mehr so leicht krankschreiben lassen. Ich habe die Beobachtung gemacht, daß ganz überwiegend die wirklich Kranken trotz meiner Einwände weiter arbeiten wollen, während viele Menschen mit Bagatellerkrankungen eine Krankmeldung regelrecht verlangen. Aber nicht alle Ärzte geben solchen Ansinnen nach, sondern sie fühlen sich verpflichtet, so weit wie möglich objektive Kriterien der Arbeitsunfähigkeit zu berücksichtigen und einen Mißbrauch dieser Bescheinigung einzudämmen. Tatsache ist, daß im ersten Vierteljahr 1997 bundesweit die Zahl der Arbeitsunfähigkeitsbescheinigungen um 25 % gesunken ist im Vergleich zu der Zeit, als noch eine volle Lohnfortzahlung im Krankheitsfall gesetzlich verankert war.

Nahezu alle ärztlichen Gutachten und Atteste haben das Ziel, für den Kranken in irgendeiner Form Geld oder geldwerte Vorteile zu beschaffen. Zu den geldwerten Vorteilen gehören Vergünstigungen wie Fahrpreisermäßigungen, Erlaß der Rundfunkgebühr, reduzierte Eintrittspreise, Kuren, Sonderbehandlungen, Gebührenerlaß oder frühzeitige Rente. Die Konsequenz und Energie, mit der viele Kranke um diese Vorteile kämpfen, sind in der Alltagspraxis beeindruckend. Das zeigt, wie wichtig diese Vorteile sind und wieviel Energie der Kranke immer noch hat.

Es klingt schlimm, aber es ist so: Manche Menschen haben die Krankheit als Lebenszweck gewählt, beschäftigen sich nur damit und verdienen dadurch auch ihren Lebensunterhalt. Ich kenne Rentner, die mit erheblicher Beschwerdeintensität ihre Rentenanträge durchgesetzt haben und schlagartig gesund und beschwerdefrei waren, als sie den gültigen Rentenbescheid auf dem Tisch hatten.

Es ist tragisch, daß unser im Grunde sehr sinnvolles Gesundheitssystem von denen, die daran teilhaben können, in manchen Fällen ausgebeutet und zum Selbstbedienungsladen degradiert wird. Es verlangt aber gerade von allen ein solidarisches Verhalten, weil es auf dem Solidaritätsprinzip aufgebaut ist.

5.5 Die Helfer müssen regelmäßig Kräfte tanken!

Die Interessen der Familienmitglieder sind genauso wichtig wie die Motive des Kranken! Deshalb muß geklärt werden, wie die verschiedenen Bedürfnisse gewahrt werden können. Wenn die Wünsche der Gesunden ganz zurückgestellt werden, führt dieses Verhalten letztlich zur Ablehnung des Patienten durch diese Helfenden, die ihre Wünsche wegen des Kranken nicht mehr verfolgen können. Es ist aber grundlegend wichtig, daß in der Familie weiterhin eine lebensbejahende Stimmung den Alltag prägt.

Ich möchte es wiederholen: Da ein guter Helfer stark sein muß, ist es nötig, daß er für sich und seine eigene Stabilisierung und Kräftigung regelmäßig etwas tut. Es ist also in Ordnung, wenn er zum Beispiel sich Zeit für Sport oder Musik oder Besuche bei Freunden nimmt. Diese Aktivitäten müssen mit dem Kranken und dem betreuenden Team offen besprochen werden, damit sie von allen unterstützt werden können.

Nur ein in sich ruhender und starker Helfer kann ein guter Helfer sein! Nur ein Helfer, der aktiv am vollen Leben teilnimmt, kann Hoffnung und Lebenswillen verbreiten und vermitteln. Es gibt sicherlich nur sehr wenige Menschen, die sich bewußt und gerne vollständig aufopfern, gar keine eigenen Interessen mehr verfolgen und dabei gesund und leistungsfähig bleiben. Das setzt eine übermenschliche Motivation und weit überdurchschnittliche geistige Einstellung voraus.

6 Sollen wir alle Wünsche des Patienten erfüllen?

Verwöhnen bedeutet,
jemandem etwas zu geben,
was er gar nicht braucht.
Alice Miller (*1923),
Philosophin und Psychoanalytikerin

Die Tatsache, daß ein Mensch
einen Wunsch äußert,
ist noch lange kein Grund,
die Erfüllung des Wunsches zu verweigern.
nach Prof. Dr. Reinhardt Lempp,
ehemaliger Direktor der Universitätsklinik
für Kinder- und Jugendpsychiatrie
in Tübingen

6.1 Die persönliche Hygiene

Oft sind es ganz einfache und alltägliche Wünsche, deren Erfüllung aber den Patienten sehr viel bedeutet. Bei einem Hausbesuch bei Herrn Bayer, der zu diesem Zeitpunkt wegen seiner Hirnmetastasen nicht mehr allein sicher gehen konnte, erzählte mir seine Frau, er wolle so gerne baden und sich wieder richtig frisch fühlen. Sie könne ihn aber nicht alleine zur und in die Badewanne bringen und schon gar nicht mehr heraus. Da ich gerade Zeit hatte, bot ich meine Hilfe an. Ich rasierte Herrn Bayer, während seine Frau das Bad richtete. Wir brachten Herrn Bayer gemeinsam in die Wanne, wo Frau Bayer ihrem Mann beim Waschen half. Dann führten wir ihn zurück in das frisch gemachte Bett. Herr Bayer war sehr dankbar, sich wieder ganz wohlfühlen zu können.

Die persönliche Hygiene ist für den Patienten sehr wichtig. Sie sollten in dieser Hinsicht den Patienten so lange wie möglich sich selbst versorgen lassen, besonders im Intimbereich. Für viele Menschen ist es sehr schwierig, dabei Hilfe anzunehmen. Wenn der Patient es schafft, sich selbst zu waschen und zu richten, steigert er damit sein Gefühl der Eigenständigkeit und dadurch sein Selbstwertgefühl. Auch wenn es wesentlich länger dauert, als wenn Sie ihn rasch waschen würden.

Wenn ein Mensch keinen Wert mehr auf seine persönliche Hygiene legt, hat er entweder aufgegeben zu leben, oder er ist verwahrlost oder schwer depressiv, oder er hat eine Erkrankung, bei der er solche Bedürfnisse nicht mehr empfinden kann.[14]

Auch im Bett gibt es Lieblingskleider, und wenn sie nicht allzu hinderlich für die Therapie sind, sollten Sie dem Patienten gönnen, daß er anziehen darf, worin er sich wohlfühlt.

6.2 Die Sexualität

Ein wichtiger, wenn auch oft verschwiegener Punkt ist die Sexualität. Ein schwer krebskranker Patient kann sehr wohl sexuelle Bedürfnisse haben und sich zu seiner Partnerin körperlich hingezogen fühlen. Es gibt keinen medizinischen Grund, sich diese Freude und Form der Liebe zu versagen. Natürlich müssen die beiden Partner auf körperliche Einschränkungen und schmerzvolle Bewegungen Rücksicht nehmen. Aber eine liebende Frau wird wissen, wie sie ihren kranken Mann glücklich machen kann und umgekehrt.

Ich denke zum Beispiel an das Ehepaar Bayer, das eine sehr lebendige und intensive Ehe führte, als der Ehemann seine metastasierende Krebserkrankung entwickelte. Herr Bayer hatte unverändert den Wunsch nach körperlicher Vereinigung mit seiner Frau. Nach einem vertraulichen Gespräch mit mir hatten sie die Gewißheit, daß die Erkrankung nicht ansteckend war. So konnten sie ihre gemein-

14 Dazu gehören zum Beispiel fortgeschrittene Stadien der Alzheimer-Krankheit.

samen Wünsche und Bedürfnisse noch bis kurz vor dem Tod des Mannes leben. Frau Bayer hat mir später berichtet, daß diese Intimität eine wesentliche Hilfe für beide Partner war, mit der schweren Erkrankung und der unvermeidlichen Trennung fertig zu werden.

6.3 Die Raumgestaltung und Beschäftigung

Bitte beachten Sie, daß der Patient, den Sie betreuen, eine angenehme Raumtemperatur, frische Luft und nicht zu viel Lärm hat. Die Kranken sollten nicht abgeschlossen von der Welt im Bett liegen, sondern wie ich es schon erwähnt habe, immer auch den Kontakt zum alltäglichen Leben bekommen. Jeder Mensch hat bestimmte Lieblingspflanzen und -farben. Sie schaffen es bestimmt, seine Umgebung mit einfachen Mitteln danach zu gestalten. Überlegen Sie einfach, was der Patient von seinem Bett aus sieht, hört und fühlt. Dann wissen Sie, was Sie eventuell ändern sollten.

Andere Wünsche können zum Beispiel einen Ausflug in die nähere Umgebung oder gar eine größere Reise betreffen, die der Patient noch erleben will, solange er dazu in der Lage ist. Lehnen Sie einem Patienten solche Ansinnen nicht unbedacht ab. Viele dieser Wünsche sind mit einigem Nachdenken und Einsatz durchaus zu ermöglichen. Inzwischen gibt es sogar Reiseunternehmen, die sich darauf spezialisiert haben, ältere und / oder kranke Menschen beim Reisen zu begleiten. Es gibt sogar Reisegruppen, die nach bestimmten Diagnosen zusammengestellt sind und einen Arzt für die Betreuung mitbekommen.

Die Erfüllung kleinerer Wünsche, wie bestimmte Menschen noch sehen zu können oder einmal ins Kino zu gehen, ist sicherlich leicht zu organisieren. Den Gehbehinderten hilft ein Rollstuhl vom nächsten Sanitätshaus, wieder an die frische Luft fahren und an der Natur teilhaben zu können. Sie sollten daran denken, zum Beispiel in Sanitätshäusern nach Erleichterungen für den Patienten zu suchen. Ein Beratungsgespräch kann dem Patienten helfen, seine Lebensqualität bei täglichen Verrichtungen mit Hilfe von Geräten, Vorrichtungen oder anderen Einrichtungen zu verbessern.

Denken Sie bitte auch an gute Rundfunksendungen, die dem Kranken helfen, seine Zeit sinnerfüllt und an die Welt angeschlossen zu verbringen. Mit ein wenig Ironie sei dazugefügt: Es soll ja auch in unserem hochtechnisierten Zeitalter noch Menschen geben, die glücklich sind mit einem guten Buch! Ein Freund von mir sagt oft: „Der Trend zum Zweitbuch hält an!" Und wenn Ihr Patient nicht mehr lesen kann, könnten Sie ihm vorlesen oder Hörbücher besorgen, also auf Kassette oder CD gesprochene Bücher.

Ich selbst lag als neunjähriger Schüler für neun Monate zu Hause im Bett wegen einer schweren Knochenvereiterung am Bein. Mein Schulfreund Günther brachte mir über die ganze Zeit treu jeden

Tag die Hausaufgaben, die ich bis zum nächsten Tag erledigte. Und meine Mutter ging jeden zweiten Tag in die benachbarte Stadtbibliothek, weil ich einen großen „Bücherhunger" entwickelte, und versorgte mich mit spannender Literatur. Diese Zeit hat mein Verhältnis zu schriftlichen Texten und Büchern sehr positiv geprägt.

6.4 Die Beweglichkeit

Sehr bedenklich ist es, wenn Kranke im Bett fixiert oder / und mit starken Beruhigungsmitteln stillgelegt werden, nur weil sie unruhig sind und sich gegen die Therapie wehren. Eine Bekannte erzählte mir noch Jahre nach dem Tod ihres Großvaters sehr bewegt, wie sie als Kind sein Sterben erlebt hat: „Opa ist mit angebundenen Händen gestorben. Das war würdelos, und er hatte sein Leben lang Würde. Er hatte sich alle Schläuche gezogen, weil er einfach nicht mehr leben wollte! Und es war niemand bei ihm, der ihn hätte beruhigen können."

6.5 Der Rückzug

Wir sollten den Kranken auch die Möglichkeit des Rückzugs geben: zum Trauern, Weinen, Nachdenken oder Alleinsein. In der anthroposophischen Klinik in Filderstadt habe ich gesehen, daß auch in den

Drei-Bett-Zimmern alle drei Betten an der Wand standen. Der Kollege, der uns die Klinik zeigte, erklärte das so: „Wenn ein Patient weint oder einfach mal für sich sein will, kann er das in einem normalen Klinikzimmer im mittleren von drei Betten nicht tun, weil er immer einem Nachbarn ins Gesicht schauen muß. Bei uns kann er sich wenigstens an die Wand drehen."

Besonders schwierig ist die Situation im Krankenhaus, wenn die Bettnachbarn viele Besucher bekommen, die zwischen den Betten stehen und meistens aus lauter Neugier den Weinenden oder Verzweifelten beobachten. Dann hat der Kranke im mittleren Bett überhaupt keine Chance mehr auf seine Privatsphäre! In diesem Fall rate ich Ihnen als Patienten und als verantwortungsbewußte Angehörige dringend, mit den benachbarten Patienten und der zuständigen Schwester eine Lösung zu suchen, damit der Besucherstrom strikt begrenzt oder zeitweise ganz gestoppt wird.

7 Die Mahlzeiten

Liebe geht durch den Magen.

Das Auge ißt mit.

7.1 Allgemeine Bemerkungen

Beobachtungen im täglichen Krankenhausalltag, im Altenheim und bei der häuslichen Pflege zeigen, daß das Essen eine überragende Rolle für die Lebensqualität des Patienten spielt. Die Besuchszeit, die Arztvisite und die Mahlzeiten sind die Höhepunkte im Alltag des Kranken. Das ist unter anderem deshalb so, weil viele Patienten den ganzen Tag nichts anderes zu tun haben, als auf das Essen zu warten.

Der Ruf eines Krankenhauses wird oft an der Qualität seiner Küche und des Service gemessen und dann grob verallgemeinert. Ich will dazu ein Extrembeispiel aus der Praxis schildern. Als Frau Schmitt nach einer Operation aus der Klinik entlassen war und in die Sprechstunde kam, schimpfte sie: „Das ist doch ein Mistkrankenhaus!" Auf meine Frage nach dem Grund meinte sie: „Da hat doch tatsächlich die Schwester mir einmal morgens mein Joghurt **ohne** Löffel gebracht!"

Meist sind die Wünsche des Patienten wirklich lebens- und krankheitserleichternd und leicht zu erfüllen. Ein aufmunterndes und nicht aufdrängendes Wort kann den Kranken motivieren zu essen und zu trinken. Aber vorrangig wichtig ist, daß der Kranke entscheiden darf, wann, was und wieviel er ißt und trinkt.

Schwerkranke haben meist einen erheblich geringeren Bedarf an Nahrung als Gesunde, und ein Unerfahrener kann sich schlecht vorstellen, daß es dem Kranken genügt, nur wenige Happen zu essen. Das kommt daher, weil Gesunde im allgemeinen mehr essen, als sie wirklich brauchen und dieses Maß auf den Kranken anwenden, der sich auf das Notwendige beschränkt. Viel wichtiger ist meist eine regelmäßige und ausreichende Flüssigkeitszufuhr, die bei vielen Kranken nur durch geduldig und sehr häufig verabreichte kleinste Mengen erzielt werden kann.

Die gesündeste Kost, die wir kennen und die für nahezu alle Kranken bestens geeignet ist, bekommt der Diabetiker, der Zuckerkranke. Ich möchte absichtlich das Wort *Diät* nicht benützen, weil es den Beigeschmack des Verzichts, des Selbstkasteiens und der verminderten Lebensqualität hat. Es handelt sich aber um ein in Bezug auf Kohlenhydrate (Zucker), Fett und Eiweiß ausgeglichenes Essen, das frisch, vitamin- und mineralstoffreich, gut verdaulich, mit vielen Abwechslungen, schmackhaft und sehr lecker angerichtet werden kann.

Eine wichtige und gesunde Regel empfiehlt, möglichst kleine Mahlzeiten zu essen, im Idealfall beim Diabetiker sechs pro Tag. Dabei geht man von drei Hauptmahlzeiten und drei Zwischenmahlzeiten aus. Wobei eine Mahlzeit auch aus einem Stück Obst oder einem Becher Joghurt oder einer Scheibe Brot bestehen kann. Das belastet den Verdauungstrakt bei weitem nicht so sehr wie zwei oder drei große Mahlzeiten.

Ich verspreche Ihnen, wenn eine gute Köchin Ihnen eine Diabetikermahlzeit geschickt zubereitet, merken Sie nicht, daß es sich hier um Diät handelt, sondern Sie werden genußvoll essen. Wenn Ihr Patient in Bezug auf rasch im Darm resorbierbaren Zucker (Honig, Traubenzucker, Kochzucker) keine Einschränkung machen muß, sind die Variationsmöglichkeiten noch viel größer.

Lassen Sie sich von Ihrem Hausarzt ein paar Broschüren mit Vorschlägen geben, die er von der Pharmaindustrie kostenlos bekommt. Oder kaufen Sie sich ein gutes Buch über leichte und gesunde Ernährung. Beschäftigen Sie sich damit und Sie werden staunen, was der Patient alles essen darf.

Leichte Kost heißt nicht *langweilige* Kost! Selbst wenn ein Patient nicht mehr kauen kann, nimmt er immer noch mit Genuß wahr, daß Sie sein Essen mit Kräutern und Gewürzen rezent abgeschmeckt haben. Das sollten Sie besonders bedenken, wenn der Patient wegen seines hohen Blutdrucks auf Salz möglichst verzichten sollte. Schauen Sie sich einmal in einem Reformhaus oder der Gewürzbar eines Supermarktes um. Dann erkennen Sie, welche Vielfalt Ihnen an Geschmacksrichtungen zur Verfügung steht.

Am besten ist es natürlich, wenn Sie Ihren eigenen Kräutergarten in der Küche oder auf dem Balkon einige Töpfe mit heranwachsenden Kräuter- und Gewürzpflanzen ziehen und dadurch immer über frische Zutaten verfügen. Ein guter Trick, auch außerhalb der Saison frische Kräuter verwenden zu können, besteht darin, die Kräuter zerkleinert anwendungsfertig tiefzufrieren und bei

Bedarf auf das Essen zu streuen. Im „Notfall" verwenden Sie getrocknete Kräuter, die beim Naßwerden am Salat ihr Aroma wieder entfalten.

Obst und Speiseeis sind gut verträglich, erfrischend und können als vollwertige Mahlzeit, auf jeden Fall aber als Zwischenmahlzeit verarbeitet und köstlich serviert werden. Schneiden Sie das Obst auf und legen Sie die Scheiben oder Stücke malerisch auf einen schönen Teller, verzieren Sie das Ganze mit einer Kugel Eis und vielleicht mit ein bißchen Puderzucker, Mandelstückchen oder geraspelter Schokolade, dann haben Sie schon wieder etwas Gutes für die Stimmung Ihres Patienten getan. Wenn Sie nur einfach einen ganzen Apfel anbieten sieht es nicht so appetitlich und einladend aus, und der Patient hat möglicherweise Probleme mit dem Abbeißen und Kauen.

Wenn Sie sich dann noch mit den unzähligen Salatkombinationen und den dazu möglichen Saucen beschäftigen, haben Sie auch in dieser Beziehung wieder eine Mahlzeit. Aus Rohkost, Blattsalaten, Gemüse, Fleisch, Wurst, Käse, Fisch, Teigwaren und Obst können Sie Salate zubereiten. Die Dressings lassen Ihrer Phantasie alle Möglichkeiten offen. Es muß nicht immer Essig und Öl sein! Auch Joghurt, Kräuter, Sahne, Senf, Gewürze, Meerrettich können verwendet werden, um den Salat anzumachen. Reste aus dem Kühlschrank sind ebenfalls mögliche Zutaten für einen leckeren Salat. Sie können einen Salat aufwerten mit Shrimps, ein paar Scheiben Avocado, ein bißchen Obst, ausgelassenem Speck, gerösteten Brotwürfelchen oder Nüssen. Weil Kranke nicht viel, sondern gutes Essen brauchen, reicht ihnen oft ein frischer Salat, um mit Freude satt zu werden.

Aus Obst und Rohkost gibt es hervorragende Mischungsmöglichkeiten. Wenn Sie einen Apfel und eine Karotte klein schneiden oder reiben und untereinanderrühren, mit ein paar Nußstückchen verzieren und frisch servieren, haben Sie schon wieder eine Zwischenmahlzeit oder eine Vorspeise, die lecker und gut verdaulich ist.

Denken Sie bitte auch an den herrlichen und gesunden Genuß von frischen Obstsäften und Teesorten. Das Angebot ist sehr groß und Sie brauchen nur wenig Phantasie, um jeden Tag einen anderen Saft oder eine neue Mischung Tee anzubieten. Vergessen Sie den Eiswürfel im Saft nicht, wenn Ihr Patient das gern mag, und legen Sie bei Bedarf einen Strohhalm zum Trinken bei. Setzen Sie zur Zierde und Geschmacksintensivierung eine Scheibe Zitrone, Kiwi oder Orange auf den Glasrand. Fragen Sie Ihren Patienten, ob er den Tee warm oder gekühlt serviert haben will.

Säurehaltige Obst- und Saftsorten sollten Sie nicht Kranken anbieten, die wie Masern- und Windpockenpatienten einen Ausschlag auf der Mundschleimhaut haben. Denn die Säure brennt. In diesen Fällen bieten sich milde Getränke wie Tee und Wasser an.

Lassen Sie den Patienten trinken, was er mag. Achten Sie auf genügend Flüssigkeitszufuhr. Sprechen Sie die Menge mit dem betreuenden Arzt ab, denn bei Nieren- und Herzerkrankungen gelten besondere Regeln. Außer bei ganz bestimmten Krankheiten ist gegen eine kleine Menge Alkohol zum Essen nichts einzuwenden. Ein Gläschen Sekt, wenn Besuch kommt, kann die Stimmung entspannen und verbessern. Sie sollten nur die Kohlensäure vorher herausrühren, weil sie möglicherweise bläht. Ein Piccolo-Fläschen im Kühlschrank bereit zu haben ist manchmal eine gute Überraschung, und oft reicht die Menge für zwei Personen aus.

Verwenden Sie blähende Speisen und kohlensäurehaltige Getränke nur so, wie sie der Patient verträgt. Denn es ist schon sehr unangenehm, einen Blähbauch zu haben, wenn man gesund ist. Stellen Sie sich vor, Sie liegen krank im Bett und werden Ihre Darmgase nicht los! Das ist noch schlimmer, wenn Sie eine frische Operationsnarbe am Bauch haben.

Braun geröstete Zwiebeln schmecken auch sehr gut und wirken bei weitem nicht so blähend wie glasig gedünstete! Mit Kümmel können Sie Rohkost bekömmlicher machen, wenn Ihr Patient das gerne ißt. Verwenden Sie statt Hefeteig Mürbeteig mit wenig Backpulver oder Blätterteig. Fenchel- oder Kamillentee nach blähenden Speisen erleichtert meist die Situation und den Darm bei Säuglingen und den Erwachsenen.

Wenn es mit den Blähungen schlimmer wird, lassen Sie sich in der Apotheke ein entschäumendes Medikament geben, das die Oberflächenspannung der Gasblasen senkt und sie in sich zusammenfallen läßt. Die Wirkung können Sie sehr gut überprüfen und für sich anschaulich machen, indem Sie ein paar Tropfen dieser Lösung in einen Seifenschaum fallen lassen und dann zusehen, wie rasch die Blasen verschwinden.

Signalisieren Sie Ihrem Patienten auf jeden Fall, daß es in Ordnung ist, wenn er seinen Darmgasen freien Lauf läßt. Sorgen Sie für frische Luft. Der Patient wird es Ihnen danken, erst recht, wenn es ihm peinlich ist.

Ein Glas gekühlter Sprudel, dem sie eine Prise Kochsalz zusetzen, um die Kohlensäure entweichen zu lassen, schmeckt schon gut. Außerdem können Sie auch ein paar Tropfen frischen Zitronesaft oder ein kleines Stück Zitrone zugeben, um den Geschmack zu verfeinern. Oder Sie verwenden einfach stilles Wasser oder rühren die Kohlensäure heraus.

7.2 Richten Sie das Essen hübsch an!

Es spielt eine wichtige Rolle, ob die kleine Mahlzeit zum Essen einladend angerichtet und liebevoll auf normalem Geschirr serviert wird. Ich kenne Familien, die ihren Krebskranken das Essen im Einmalgeschirr mit Wegwerfbesteck serviert haben, weil sie dachten, der Krebs sei ansteckend. Solch ein Verhalten ist nicht nur medizinisch unbegründet, sondern die Kranken empfinden es als einen sichtbaren Beweis, wie sie eingeschätzt und abgeschoben werden.

Es gibt so viele kleine und mühelos anzuwendende Möglichkeiten, das Essen mit einer leckeren und eßbaren Zierde einladend zu gestalten. Wenn Sie auf einen Erdbeerquark auch nur eine einzige ganze Erdbeere legen oder einen Rand oder ein Herz aus Erdbeeren gestalten, wird aus der gleichförmig aussehenden Masse ein schönes Bild.

Selbst wenn Sie zur leichteren Verdaulichkeit oder weil der Patient nicht mehr beißen kann auf die pürrierte und immer noch würzige und sehr schmackhafte Rindsroulade ein kleines Stückchen Fleisch legen, das Sie vor dem Pürrieren abgeschnitten haben, kann der Patient es entweder in den Mund nehmen und den Geschmack genießen oder einfach sich an dem leckeren Bild erfreuen. Er sieht auf jeden Fall, womit Sie die Roulade gefüllt haben.

Wichtig ist zu überlegen, daß ein Patient mit einem kranken und wenig belastbaren Darm trotzdem immer noch einen würzigen Geschmack lieben und vertragen kann. Das heißt, das Essen sollte gut verdaulich und schmackhaft zubereitet werden. Sie können also von der Mahlzeit, die Sie für sich und den Rest der Familie richten, einfach die Portion für den Patienten wegnehmen und pürrieren. Voraussetzung ist natürlich, daß die Bestandteile des Essens zur Verdauungstätigkeit des Patienten passen. Das können Sie im Zweifelsfall ja mit Ihrem Arzt besprechen.

Ein kleiner Klecks Sahne oder ein frisch gepflücktes Basilikumblatt am Tellerrand schaffen den Eindruck eines Festessens.

Was halten Sie davon, den Kartoffelbrei, die Sahne oder die Quarknachspeise in eine Spritztülle zu füllen und dann als Figur auf dem Teller zu servieren?

Sie können das Essen unüblich zubereiten und anrichten, zum Beispiel das Brot in kleine Stückchen schneiden und in der Pfanne rösten, zerkleinerte Gewürze wie Petersilie oder Melisse oder Schnittlauch auf die Speisen streuen. Das aus der Frucht entnommene, zerkleinerte und mit anderen Zutaten vermischte Fruchtfleisch können Sie in den dafür ausgehöhlten Früchten servieren.

Verwenden Sie besondere Gefäße zum Anrichten. Das gilt auch für Gläser! Viele Menschen haben Lieblingsgläser oder -becher. Von meinem Vater habe ich gelernt, Kindern Medikamente in besonderen, sonst für sie nicht erlaubten Gefäßen anzubieten. In meiner eigenen Praxis habe ich oft leuchtende Kinderaugen gesehen, wenn ich die dringend notwendige Teemenge bei Durchfallerkrankungen im Schnapsglas des Vaters verordnet habe! Das hat den Vorteil, daß häufig kleine Mengen getrunken werden und das Kind sich freut, dieses Glas zu bekommen und oft daraus zu trinken.

Wenn wir schon bei diesem Thema sind: Bei Brechdurchfall ist die Therapie mit Cola (Kohlensäure herausrühren!) und Salzletten oder Brezeln immer noch eine gut wirksame und sehr beliebte Behandlung für die Kinder.

Wenn Sie zum leckeren Essen auch noch eine kleine Blume auf den Tisch oder das Tablett im Bett stellen und eine saubere Serviette auf das Tischtuch legen, sieht es aus wie in einem guten Restaurant.

Der Kranke wird mit mehr Appetit essen und sich geliebt und geschätzt fühlen. Deshalb lohnt es sich, auf die Zubereitung und das appetitliche Anrichten der Speisen besonders dann Wert zu legen, wenn der Patient nur wenig ißt. Er soll auf jeden Fall spüren, daß für ihn mit Liebe gesorgt wird. Es trägt zu seiner Genesung bei, wenn er merkt, daß die Köchin oder der Koch sich phantasievolle Gedanken über den Speiseplan machen.

Wenn Sie für den Patienten kochen, überlegen Sie einfach, was Ihnen gefallen würde oder was Sie neulich in einem guten Restaurant oder einem einfallsreichen Kochbuch gesehen haben.

Aber wo kann man mit so viel auch zeitaufwendiger und individueller Sorgfalt rechnen? Im Krankenhaus geht es wegen der Personalknappheit nicht, am ehesten kann solch eine Zubereitung noch zu Hause angeboten werden, wenn die Angehörigen sich Mühe geben und den Wert einer liebevollen Betreuung kennen.

7.3 Essen Sie möglichst gemeinsam!

Viele Patienten freuen sich, wenn sie am Tisch mitessen können oder Familienmitglieder sich ans Bett setzen, um dem Kranken beim Essen Gesellschaft zu leisten. Gerade bei Patienten hat das gemeinsame Mahl eine enorm wichtige soziale

Funktion. Auch dabei zeigt sich, ob der Kranke noch zur Familie gehört oder schon abgesondert wird. Deshalb sollten die Angehörigen oder Besucher auch in dieser Beziehung so natürlich und unkompliziert wie möglich reagieren.

Es hat eine große psychologische Bedeutung, ob wir mit dem Kranken „das Brot und den Wein teilen". Diese Geste ist nicht nur eine religiös belegte Zeremonie. Hier geht es keineswegs um eine letzte Mahlzeit oder eine heilige Handlung wie beim Abendmahl, sondern um das Feiern eines gemeinsamen Essens. Auch das ist ein wichtiges Ritual in unserer Gesellschaft. Dadurch wird eine Beziehung hergestellt, die besänftigt, verbindet, befreit und tröstet. Und dabei darf wie bei jedem normalen Essen auch gelacht und geredet werden.

7.4 Die Qualität des Essens

Abgesehen davon, daß Sie niemandem, also auch keinem Patienten etwas Schlechtes vorsetzen sollten, müssen wir bei der Kost für Kranke ganz besonders auf eine gute Qualität achten. Hier gilt wie bei bei jedem Essen der Grundsatz: *Nur mit guten Zutaten kann ein Essen ernährungswissenschaftlich wertvoll werden.*

Ich meine mit Qualität nicht den Luxus exklusiver Zutaten wie Kaviar und Champagner, sondern die sorgfältige und schmackhafte Zubereitung auch einfacher und frischer, vitamin- und mineralstoffreicher Bestandteile. Eine Tomatensuppe kann eine langweilige Brühe aus der Dose oder eine köstliche Delikatesse aus frischen Zutaten sein.

7.5 Wie weit müssen Diätvorschriften eingehalten werden?

Wenn es irgend möglich ist, sollten Essenswünsche berücksichtigt und erfüllt werden. Bei schweren Stoffwechselkrankheiten wie Diabetes mellitus (Zuckerkrankheit) muß mit dem betreuenden Arzt beraten und klar beschlossen werden, welche Mahlzeiten in welcher Menge verabreicht werden dürfen. Aber solange der Patient über die Folgen eines Diätfehlers genau Bescheid weiß und sie trotzdem absichtlich macht, müssen wir respektieren, daß er seiner Gesundheit schadet. Das ist genau das gleiche, wie wenn unser Lebenspartner oder Nachbar im vollen Bewußtsein der Gefährlichkeit für sich und die anderen weiterraucht oder der Leberzirrhosepatient Alkohol trinkt.

Und welchen Sinn hat es, wenn wir zum Beispiel einem zuckerkranken Patienten, der seine letzten Wochen erlebt, das Stück Schokolade oder das ersehnte Honigbrot verweigern? Wichtig ist doch, daß der Patient, wenn er schwer krank ist, immer noch ein Optimum an Lebensfreude erhält. Jeder Patient hat dafür seine eigene Definition und kann sie im allgemeinen auch äußern.

7.6 Sonderernährungen

Manche Patienten brauchen eine sogenannte *parenterale Ernährung,* das heißt, die Ernährung läuft „neben dem Darm". Wir Ärzte meinen damit eine Zufuhr der Nährstoffe mit einer Infusion in die Vene. Dafür gibt es spezielle Lösungen, die allen Erfordernissen der ausreichenden Ernährung gerecht werden. Das ist in der Regel nur in der Klinik möglich.

Wenn ein Mensch nicht schlucken kann, ist es unter bestimmten Bedingungen möglich, ihn mit einer Sonde in den Magen zu ernähren. Dafür gibt es flüssige Lösungen, die man mit einer Spritze in diese Sonde füllen kann. Dann läuft die Verdauung auf dem normalen Weg. Da diese Flüssigkeiten sehr wenig Ballaststoffe enthalten und fast alle Bestandteile der Lösung im Darm aufgenommen werden, macht der Patient sehr wenig Stuhlgang.

Dann gibt es noch die sogenannte *Astronautenkost.* Das ist eine außerordentlich leicht verdauliche Kost mit speziellen Geschmacksbeimischungen, zum Beispiel Mango, Schokolade, Erdbeer und Vanille für Patienten, deren Darm nur minimal belastet werden darf. Man hat diese Kost unter anderem für Astronauten entwickelt, um eine vollwertige Ernährung zu gewährleisten, die möglichst wenig Abfall produziert, also die Anzahl und die Menge der Stuhlentleerungen reduziert. Da die kranken Menschen normal schmecken und kauen können und die Kost trinken, wird ihnen diese immer gleich schmeckende Kost oft sehr langweilig, und es kostet viel Überzeugungsarbeit, die Patienten bei dieser Ernährungsweise zu halten.

7.7 Vorschläge für Mahlzeiten

Ich kann Ihnen natürlich hier kein Kochbuch liefern, aber ich möchte gerne ein paar Beispiele aufzeigen für verschiedene Mahlzeiten.

Zum abwechlungsreichen Frühstück sind neben den üblichen Brotaufstrichen auch Marmelade mit Magerquark, Obstauflagen wie halbierte Bananen oder Trauben lecker und gut bekömmlich. Dabei können Sie zwischen verschiedenen Brotsorten und Brötchen variieren. Zur Geschmacksintensivierung dienen geröstete Nüsse und ein paar Tropfen Honig. Selbst zubereitetes Müsli aus Frischobst, verschiedenen Flocken, Nüssen, Rosinen und Milch sind ballastreich und sorgen ganz nebenbei für eine regelmäßige Verdauung. Das kann gesteigert werden mit dem Zusatz von Kleie, Leinsamen und Sesam.

Wer gern ein herzhaftes, kräftiges Frühstück mag, kann mageren Käse, Schinken, frische Rohkost oder Salatstücke zu sich nehmen.

Zwischen den Hauptmahlzeiten denken Sie bitte immer an Obst in allen Variationen. Das schmeckt nicht nur gut und erfrischend, sondern enthält auch viel Wasser und Vitamine. Flüssigkeit ist zur Verdauung unerläßlich, besonders weil Kranke häufig zu wenig trinken und dann über Verstopfung klagen. Das Obst kann als Obstmark zubereitet werden, wenn Patienten Kauprobleme haben. Sie müssen nur darauf achten, daß die im Obst enthaltene Säure bei Entzündungen im Mund sehr unangenehm brennt. Zitrusfrüchte können eine Darmentzündung verstärken.

Ein Brot, belegt mit Radieschen, Gurke oder Tomate, bestreut mit Kräutern, verfeinert mit Frischkäse oder Joghurtsauce kann ebenfalls als Zwischenmahlzeit serviert werden.

Eine lecker angerichtete Schale mit Quark und Joghurt in allen erdenklichen Variationen, verziert mit einem Löffelbisquit bei süßen und Schnittlauch oder Petersilie bei salzigen Speisen, sind ideale Zwischenmahlzeiten.

Bevorzugt werden von Kranken oft Suppen, die schmackhaft, reichhaltig und gut bekömmlich sind. Klare Suppen können mit verschiedenen Einlagen sehr gut variiert werden. Bitte achten Sie darauf, daß nicht zu viel Fett enthalten ist. Um eine Sättigung des Patienten zu erreichen, können Sie der Suppe auch Weißbrot oder mitgekochte Bestandteile pürriert unterrühren und dadurch die Suppe anreichern.

Eine frisch zubereitete Fleischbrühe ist wegen ihres hohen Anteils an Natrium, Kalium, Magnesium und Spurenelementen eine altbewährte Therapie gegen den sogenannten Strahlenkater nach therapeutischer Bestrahlung, zum Beispiel nach oder anstatt Krebsoperationen.

Leicht verdauliche und schmackhafte Bestandteile für ein Hauptgericht sind zum Beispiel Puten-, Kalb-, Rind- und Hähnchenfleisch. Dabei sollten Sie immer die mageren Anteile bevorzugen. Auch Wild wird von vielen Patienten sehr gerne gegessen.

In Brühe gekochtes Fleisch ist bekömmlicher und leichter zu verdauen, weil kein Fett dazu benützt wird. Außerdem bekommen Sie bei dieser Zubereitung eine großartige Brühe für die Suppe, die Sie zum Beispiel für weitere Mahlzeiten oder Salatsaucen verwenden können.

Um eine bekömmliche und kräftige Sauce zu erhalten, können Sie im Backofen eine Saucengrundlage herstellen, indem Sie in einem Bräter Knochen- und Fleischreste und Suppengemüse etwa neunzig Minuten garen, zwischendurch immer wieder mit Wasser ablöschen und das Ganze durch ein Sieb abgießen. Mit Fischresten können Sie auf diesem Weg auch eine Grundlage für Fischsaucen herstellen. Allerdings brauchen sie bei einem Fischsud nur eine Garzeit von etwa dreißig Minuten.

Pflanzliche Fette und Öle sind frei von Cholesterin und deshalb beim Braten und Kochen den Butterprodukten vorzuziehen.

Es ist keineswegs erforderlich, eine Hauptmahlzeit immer mit Fleisch zuzubereiten. Die vegetarischen Möglichkeiten sind unendlich vielfältig, sehr geschmacksintensiv und im allgemeinen vitamin- und mineralstoffreich. Einschlägige Kochbücher werden Ihnen ein neues und genußvolles Betätigungsfeld eröffnen.

Ganz nebenbei bemerkt: Unsere Gebißstruktur, unser Verdauungstrakt und unsere Herkunft beweisen, daß wir von der Entwicklung her Pflanzenfresser sind und nicht Fleischfresser! Das zeigt sich besonders, wenn unser Körper krank ist und überwiegend auf pflanzliche Nahrung eingestellt wird: Es geht viel besser und leichter!

Es gibt nirgends einen Beweis – außer unsere Gewohnheit! –, daß wir Fleisch brauchen, um gesund und kräftig zu sein oder zu werden. Das läßt sich an Hochleistungssportlern zeigen, die Vegetarier sind. Das pflanzliche Eiweiß aus Soja ist dem tierischen Eiweiß im Fleisch ernährungswissenschaftlich gesehen ebenbürtig, und außerdem brauchen wir bei weitem nicht so viel Eiweiß, wie die meisten Menschen glauben.

Schauen Sie in der Natur nach Beispielen: Welche Tiere sind die stärksten? Elefanten und Menschenaffen. Wo holen sie ihre Kraft her? Aus Pflanzen!

Wenn Sie zum Hauptgericht ein Gemüse oder einen Salat reichen, nutzen Sie den Vorteil der leichteren Verdaulichkeit, weil in diesen Pflanzen Wasser enthalten ist, das die Verdauung anregt und den Transport der Nahrung fördert. Am allerbesten funktioniert es, wenn Sie den Salat und das Obst vor dem Hauptgang servieren!

Harvey Diamond hat diese Zusammenhänge sehr anschaulich in seinem praktischen und lesenswerten Buch „Fit fürs Leben" beschrieben.

Zum Dessert erinnere ich Sie wieder an Obst und Eis. Alternativ sind Süßspeisen wie Griesschnitten oder dünne Eierpfannkuchen (Crêpes) mit verschiedenen Beilagen empfehlenswert. Diabetiker sollten Süßstoff verwenden. Alle anderen Patienten dürfen über das Süßen mit Honig nachdenken.

Obstcremes, Grützen, Beerenmischungen, Puddingsorten, Quarkspeisen und Joghurt mit Früchten der Saison sind wertvolle Bereicherungen der Speisekarte.

Aber probieren Sie selbst aus, was Ihnen und dem Patienten schmeckt. Denn ein erzähltes Mittagessen ist wie ein Fest, von dem Sie hören, aber nichts erlebt haben.

8 Das Gespräch über die Wahrheit

*Vertragen **Sie** die Wahrheit,*
die Sie vermitteln sollten?

Die Wahrheit ist rätselhaft und hat
manchmal nichts mit der Realität zu tun.
Oliver Sacks (*1933),
amerikanischer Neurologe

Mit der Hoffnungslosigkeit
beginnt der wahre Optimismus.
Jean-Paul Sartre (1905-1980),
französischer Philosoph und Schriftsteller

Ein Mensch ist immer das
Opfer seiner Wahrheit.
Albert Camus (1913-1960),
französischer Schriftsteller und Philosoph

8.1 Ein negatives Beispiel

Die Frage, ob wir einem Kranken und besonders einem Schwerkranken die Wahrheit über seine Diagnose und ihren Schweregrad sagen sollen, ist eine uralte Konfliktsituation. Ich habe in meinem beruflichen Alltag viele Momente erlebt, in denen ich für mich die Frage klar und eindeutig beantworten mußte. Ich erinnere mich an manches komplizierte Gespräch, in dem ich gerne gekniffen hätte. Ein typisches und für mich immer noch bedrückendes Beispiel will ich gleich zu Beginn berichten.

Als Assistent in der Kinderklinik hatte ich auch die Aufgabe mit dem Frühgeborenen-Rettungswagen zu Risikogeburten in benachbarte Krankenhäuser zu fahren, um dort das Neugeborene sofort nach der Geburt zu versorgen und bei Bedarf mit in die Kinderklinik zu nehmen. Eines Nachts wurde ich mit der diensthabenden Schwester von der Frühgeborenen-Intensivstation zu der Geburt eines Kindes in der 28. Schwangerschaftswoche gerufen. Per Telefon waren wir schon informiert, daß mehrere schwere Risikofaktoren für die Mutter und das Kind bestanden.

Kurz nach unserem Eintreffen im Kreissaal wurde das Kind mit einer schweren Schädel- und Hirnmißbildung und mit 900g Gewicht geboren. Es war sehr lebensschwach, atmete kaum, hatte einen viel zu langsamen Puls, bewegte sich nicht und war schwer cyanotisch[15]. Ich konnte für das Kind nicht

15 Cyanose = „Blausucht", Blauverfärbung der Haut, ein Anzeichen für zu geringen Sauerstoffgehalt des Blutes

mehr tun, als ihm Sauerstoff zu geben und zu hoffen, daß es bald sterben darf. Selbst bei intensivster Therapie mit allen Segnungen der modernen Medizin hätte das Kind keine Lebenschance gehabt. Auch wenn es kurze Zeit überlebt hätte, wäre eine normale Entwicklung durch die Mißbildung ausgeschlossen gewesen. Wenige Minuten nach der Geburt verstarb das Kind. Ich war froh, daß es schnell gegangen war.

Da die Mutter von den Frauenärzten stark mit Medikamenten beruhigt worden war, konnte ich nicht mit ihr sprechen. Auch darüber war ich froh. Die Schwester und ich packten unsere Instrumente zusammen und fuhren mit dem leeren Säuglingswärmekasten auf den spärlich erleuchteten Klinikgang hinaus. Ich erinnere mich noch genau, daß ich möglichst schnell in die Kinderklinik zurückkehren wollte, um von dem beklemmenden Erlebnis wegzukommen. Da sah ich auf einer Bank vor der Entbindungsabteilung einen jungen Mann sitzen, der erwartungsvoll zu uns hinschaute aber uns nicht ansprach. Es konnte eigentlich nur der Vater des verstorbenen Kindes sein, der hören wollte, wie es seiner Frau und seinem Kind ging. Ich spürte intuitiv seine sorgenvolle Erwartungshaltung und meine Angst vor diesem Gespräch. Ich war damals noch nicht so weit, mich in diesen Situationen sicher zu fühlen. Deshalb grüßte ich beiläufig und schob den Wagen mit dem Wärmekasten rasch vorbei zum Aufzug, der glücklicherweise schon offen stand.

Heute bereue ich meine damalige Reaktion und wenn ich jetzt eine Möglichkeit hätte, mit dem Vater über mein unprofessionelles Verhalten zu sprechen, würde ich es tun. Es war mir eine Lehre und ich habe wissentlich mich in Zukunft jedem Gespräch gestellt, weil ich mich nach dieser nächtlichen Begegnung oft mit einem sehr schlechten Gewissen an meine Flucht erinnert habe.

Ich denke heute noch oft an Situationen, mit denen ich nicht richtig umgehen konnte und nur teilweise die Wahrheit gesagt habe, weil ich mir nicht zugetraut habe, mich mit den Folgen einer wahren Antwort auseinanderzusetzen. Meine Gespräche mit Kollegen in all den Jahren haben mir gezeigt, daß auch sie solche Konflikte hatten und haben. Es ist sicherlich normal, einen Ausweg aus unangenehmen Situationen zu suchen. Ich meine aber, daß es zu unserem Beruf als Arzt gehört, eben gerade in diesen berufsbedingten Schwierigkeiten sicher und standhaft, einfühlsam und klar reagieren zu können. Leider wird solch ein Verhalten weder an den Universitäten noch in den Kliniken gelehrt. Es handelt sich eigentlich ja auch um ein rein menschliches Problem und nicht um ein medizinisches, wie man mit zwischenmenschlichen Konflikten umgeht. Wir Ärzte können froh und dankbar sein, wenn wir ältere Kollegen und Vorgesetzte finden, die uns im Alltagsleben der Klinik zeigen, wie wir sprechen und zuhören müssen, um dem Patienten das Gefühl zu geben, verstanden zu sein.

8.2 Die positive Lösung

Kurz vor meiner Niederlassung als Allgemeinarzt fragte ich einen bei Kollegen und Patienten sehr hoch geschätzten Oberarzt, der in einer chirurgischen Klinik jahrelang eine Sprechstunde für Brustkrebspatientinnen abhielt, ob er allen Frauen die Wahrheit sage. Er antwortete:

„Ich sage allen Frauen die Wahrheit. Denn ich bin erstens Christ und meine schon deshalb, daß man nicht lügen sollte. Und zweitens habe ich solch ein schlechtes Gedächtnis, daß ich morgen nicht mehr wüßte, welcher Frau ich die Wahrheit gesagt und welche ich angelogen habe. Das würde mich sehr schnell in eine schlimme Situation bringen."

Was hätten Sie geantwortet? Mir hat diese schlichte und klare Antwort sehr zu denken gegeben, und seither verfahre ich sicher und innerlich ruhig in dieser Weise. Die meisten Patienten wissen ohnehin intuitiv, was mit ihnen los ist. Mehrere umfangreiche Untersuchungen[16] haben ergeben, daß mindestens 90 Prozent aller Malignompatienten[17] im Verlauf der Erkrankung auch ohne Aufklärung ihre Diagnose erfahren. Sie verhalten sich häufig zurückhaltend und geben an, sie wüßten die Diagnose nicht, um niemanden in der Umgebung

16 siehe Köhle und andere in Uexküll: Psychosomatische Medizin. Urban und Schwarzenberg

17 Malignom: allgemeiner Ausdruck für bösartigen Tumor

zu belasten. Das bedrückt aber den Patienten und alle Beteiligten noch viel mehr. Dieses Verhalten führt zu Scheingefechten und hinterläßt am Schluß das schlechte Gewissen, nicht ehrlich gewesen zu sein und wirklich wichtige Dinge nicht abgeschlossen und besprochen zu haben.

Durch umfassende Studien[18] konnte festgestellt werden: Der Arzt kann davon ausgehen, daß 80 Prozent der Krankenhauspatienten eine offene Information über die Diagnose und Prognose der Krankheit wünschen, lediglich drei bis fünf Prozent nicht über die Art der Erkrankung und die übrigen nicht über deren Unheilbarkeit informiert werden möchten. Werden informierte Malignompatienten im weiteren Verlauf der Krankheit befragt, so begrüßen 90 Prozent dieser Kranken auch im Rückblick die offene Information.

Die Patienten sind durch ihre Gefährdung besonders empfindsam und holen ihr Wissen überwiegend aus drei Quellen:

Erstens nehmen sie kleinste Verhaltensveränderungen der Umwelt wahr und schließen daraus auf ihre Diagnose und Prognose. Das besorgte Gesicht des Arztes bei der entscheidenden Untersuchung oder die ausweichende Antwort der Schwester oder das betont beschwichtigende Verhalten von Angehörigen sind für den beunruhigten und verunsicherten Patienten ein Beweis für eine schwerwiegende Diagnose.

---

18 siehe Köhle und andere in Uexküll: Psychosomatische Medizin. Urban und Schwarzenberg

Zweitens schließen sie aus der angewendeten Therapie auf die Ernsthaftigkeit oder Bösartigkeit der Krankheit. Inzwischen „wissen" alle Patienten, daß eine Bestrahlung oder eine Chemotherapie etwas mit Krebs zu tun hat. Daß dies durchaus nicht immer so ist und deshalb eine solche Schlußfolgerung zu verhängnisvollen Mißverständnissen führen kann, wissen allerdings wenige.

Drittens fühlen sich viele Patienten in ihrer Vermutung, eine bösartige Krankheit zu haben, dadurch bestätigt, daß sie sich nicht gut oder ausdrücklich genug informiert fühlen. Dagegen gibt es eine ebenso banale wie selten angewandte Methode: Wenn wir eine klare Antwort haben wollen, müssen wir eine klare Frage stellen und auf eine Antwort bestehen. Viele Patienten fragen nicht oder geben sich mit einer halben Antwort zufrieden.

Dieses Vorwissen der Patienten (im Amerikanischen ganz treffend als *middle knowledge*[19] bezeichnet) kann als Möglichkeit zur weiteren Information einerseits und als Abwehr gegen das Bewußtwerden der Bedrohung andererseits aufgefaßt werden. Dabei müssen die aktiven Abwehrvorgänge und die innerseelischen Mechanismen gegen das Bewußtwerden der Gefahr berücksichtigt werden.

Hier gilt der Grundsatz:

Nur ein informierter Patient kann kooperativ sein.

19 wörtlich übersetzt: mittleres Wissen, sinngemäß: Halbwissen

Wenn nicht ehrlich und offen über die Krankheit geredet wird, gibt es auch keine Chance für eine angemessene Therapie und schon gar nicht für einen gangbaren Weg für einen zielbewußten und aufgeklärten Patienten.

8.3 Der positive AIDS-Test

Eine dramatische und vielseitig beleuchtbare Geschichte betrifft Herrn Moser, den ich seit Jahren kenne. Er war verheiratet, ist Vater von 2 Kindern, leitender Angestellter, erfolgreich und das äußere Bild erschien ganz üblich, bis er bemerkte, daß er seine homosexuellen Neigungen immer unterdrückt hatte. Er gab ihnen schließlich nach, gestand es auch seiner Frau, die anfänglich Verständnis zu zeigen versuchte, dann aber immer hilfloser und aggressiver wurde. Nach einigen schweren Konflikten kam es zur sehr komplizierten Scheidung. Herr Moser fand schließlich nach vielen Krisen, die ihn auch in Alkoholprobleme brachten, seinen Weg, zu der Homosexualität offen zu stehen. Er lebt seither mit einem festen Lebenspartner zusammen. Das gab ihm so viel Stabilität, eine Alkoholentziehungskur zu machen, und seither ist er trocken. Unter großen inneren Kämpfen und mit erheblichen und ständigen Auseinandersetzungen mit der geschiedenen Ehefrau meisterte er seine anspruchsvolle Arbeitsstelle, stieg in seinem Betrieb auch zum Prokuristen auf und kümmert sich intensiv um seine Kinder. Dies war unter anderem auch deshalb nötig, weil die Ex-Ehefrau viele Monate in der Psychiatrischen Klinik zubrachte.

Eines Tages fand ich im Rahmen der Vorsorgeuntersuchung bei ihm einen positiven AIDS-Test[20] und mußte ihm natürlich diese Diagnose mitteilen. Im ersten Moment war er völlig entsetzt, vor den Kopf geschlagen und fassungslos. Aber nach wenigen Augenblicken glättete sich sein schreckverzerrtes Gesicht und er sagte ganz ruhig: „Eigentlich bin ich froh darüber!" Jetzt war ich verblüfft und fragte nach dem Grund. Er meinte ganz schlicht: „Jetzt kann das ganze Versteckspielen, die Heimlichkeit aufhören, und hoffentlich bringt mich diese Krankheit endlich von dem Konflikt mit meiner Ex-Frau weg. Ich kann es oft nicht mehr ertragen." – Eine Woche später hatten wir auch das positive Ergebnis von Herrn Mosers Partner.

Ein Jahr später fragte ich Herrn Moser wieder einmal nach seinem Befinden. Er war sehr gefaßt und positiv und hoffnungsvoll gestimmt trotz aller massiven finanziellen und psychischen Bedrohungen, die seine Ex-Frau immer noch mit Hilfe eines Anwaltes gegen ihn richtet. Herr Moser meinte in dem Gespräch auch ganz klar: „Ich kann gut sehen, daß die Krankheit mir wesentliche gute Seiten gebracht hat. Ich bin viel ruhiger geworden und gelassener. Vieles ist nicht mehr so wichtig und ich erkenne, was wirklich entscheidend ist. Und unsere Partnerschaft hält uns zusammen und aufrecht."

20 Das bedeutet, der Patient ist mit AIDS-Viren infiziert.

Hier haben ständige und offene Gespräche zwischen Herrn Moser und seinen engsten Vertrauten ihn unterstützt, mit seiner Krankheit und seinen Lebenskrisen bewußter, besser und hoffnungsvoller umzugehen.

8.4 Die Notlüge

Andererseits gibt es auch Umstände, wo eine barmherzige Lüge vorübergehend weitreichende positive Folgen hatte. Eines der berühmtesten Beispiele aus der Literaturgeschichte stellt das Leiden von Theodor Storm dar. Er erkrankte in seinem 69. Lebensjahr mit schweren Magenschmerzen und schrieb das folgende Gedicht:

Ein Punkt ist es nur, kaum ein Schmerz,
Nur ein Gefühl, empfunden eben.
Und dennoch spricht es stets darein,
Und dennoch stört es dich zu leben.

Wenn du es andern klagen willst,
So kannst du's nicht in Worte fassen.
Du sagst dir selber: „Es ist nichts!"
Und dennoch will es dich nicht lassen.

So seltsam fremd wird dir die Welt,
Und leis verläßt dich alles Hoffen.
Bis du es endlich, endlich weißt,
Daß dich des Todes Pfeil getroffen.

Da Storm offensichtlich Bescheid wußte und stark genug wirkte, mit der Wahrheit umzugehen, sah sein Hausarzt keinen Grund ihm die Diagnose eines Magenkrebses zu verschweigen. Wider Erwarten wurde Storm aber tief depressiv und eine Last für seine Familie. Diese wiederum wußte keinen anderen Ausweg aus der hoffnungslos erscheinenden Lage, als einen anderen Arzt zu bitten, die Diagnose zu widerrufen und als Irrtum darzustellen.

Storm faßte neuen Mut, entwickelte seine alte Schaffenskraft und war dadurch imstande, die abgebrochene Arbeit an der Novelle „Der Schimmelreiter" fortzusetzen und das Werk zu beenden. Er feierte noch seinen 70. Geburtstag unter großer Anteilnahme der Bevölkerung und verstarb schließlich ein paar Monate später.

Dieses Beispiel kann zweierlei zeigen. Es stellt die ärztliche Fähigkeit in Frage, die wirkliche Belastbarkeit eines Patienten zu erkennen. Außerdem könnte die Illusion[21], gesund zu sein, im Unterbewußtsein eine kreative Leistungsfähigkeit stimulieren, die an der Realität der Krankheit vorbei Reserven mobilisiert, die möglicherweise unter anderen Bedingungen nicht aktiviert werden würden.

21 *Illusion* ist die verfälschte Wahrnehmung wirklicher Gegebenheiten. *Halluzination* ist die Sinnestäuschung, bei der die Wahrnehmung kein reales Objekt hat.

8.5 Falsch verstandenes Mitleid und seine Folgen

Das häufig zitierte Mitleid ist oft nichts anderes als eine peinliche Betroffenheit von einem Zustand oder einem Schicksal, mit dem wir schlecht umgehen können. Deshalb vermeiden wir solche Situationen am liebsten oder wollen sie unter dem Vorwand, anderen zu helfen, rasch für uns beseitigen. Wenn wir den Patienten im Unklaren lassen, um ihn angeblich zu schonen, müssen wir bedenken, daß ungewisse Situationen für viele Menschen viel schlechter zu ertragen sind als eine eindeutige und schlechte Nachricht.

Wie sollte ein Patient all die Therapieschritte verstehen und aktiv mitmachen und die vielen Medikamente mit den möglicherweise unangenehmen Nebenwirkungen einnehmen, wenn er doch angeblich gar nicht so krank ist? Hier entsteht eine sehr schwierige Mißtrauenssituation zwischen Arzt und informierten Angehörigen einerseits und Patienten andererseits, die mit Sicherheit die Genesung des Patienten und die menschliche Qualität seiner Betreuung hemmt.

Wenn Sie einem Freund oder Familienmitglied bei einer wichtigen Kaufentscheidung raten sollten und Sie mehr und negative Informationen über das Kaufobjekt haben als der potentielle Käufer, würden Sie ihm doch alle Informationen geben, die zu der Entscheidung „kaufen oder nicht kaufen?" wertvolles beitragen könnten! Und welchen Grund haben Sie dann noch, bei einer Situation wichtige Information vorzuenthalten, die das Allerwichtigste, nämlich das Leben des Patienten entscheiden soll?

Außerdem müssen wir bedenken, daß jede emotionale Lüge das Selbstwertgefühl vermindert. Wenn wir also aus rein emotionalen Gründen etwas anderes sagen als wir denken, werden wir uns bewußt, daß wir nicht zu unserer Meinung stehen. Und was halten Sie von einem Menschen, der etwas anderes sagt als er weiß, fühlt und denkt?

Wer anderen etwas vorspielt, begibt sich der Chance, an dieser Krankheit und in dieser Beziehung mit dem Kranken etwas zu lernen und sich selbst weiterzuentwickeln. Gerade eine schwere Krankheit ist auch eine Bewährungsprobe für eine Beziehung und birgt die große Gelegenheit, durch die Krankheit die Partnerschaft auf eine neue Ebene hin zu entwickeln. Wenn die letzten Monate einer schweren Krankheit damit verbracht werden, einander wechselseitig eine heile Welt vorzuspielen, fühlt der Kranke sich verlassen und belogen. Er merkt, daß er gerade in einer Lebenskrise vom Partner nicht ehrlich behandelt wird, sich also in tatsächlich entscheidenden und scheidenden(!) Momenten nicht auf ihn verlassen kann.

Herr Schwer, der im Sterben lag, sagte zu mir: „Es war so schlimm, daß wir uns beim Sterben meiner Frau bis zuletzt angelogen haben, nur um einander zu schonen, und heute quält's mich!"

8.6 Eine ideale Lösung

Ich fragte die Ehefrau von Herrn Basler, einem schwerkranken Patienten, von dem wir wußten, daß er sterben würde, ob sie denn die letzten Dinge mit ihrem Mann bereits besprochen habe und ob sie beide auf die Trennung vorbereitet seien. Sie verneinte und brachte ihre Bedenken zum Ausdruck, ihrem Mann weh zu tun, wenn sie seinen bevorstehenden Tod ansprechen würde. Ich riet ihr, diese letzten Tage zu einem oder mehreren Gesprächen in günstigen Momenten zu nützen, weil gerade diese Sterbephase eine äußerst wichtige Gelegenheit sei, in der sich die Partnerschaft bewähren und einer Wandlung und Entwicklung unterziehen könne.

Bereits am nächsten Tag berichtete die älteste Tochter von Herrn Basler ganz erleichtert, daß ihre Eltern in den frühen Morgenstunden ein sehr vertrauensvolles und intensives Gespräch über den bevorstehenden Tod des Vaters mit ihm geführt hatten. Frau Basler erzählte mir bei meinem Besuch am selben Tag, wie erleichtert sie sei. Ihr Mann habe mit ihr alles ganz offen und liebevoll besprochen, und sie seien beide sehr befreit. Er wäre zu solch einem ausführlichen Gespräch bereits am nachfolgenden Tag nicht mehr fähig gewesen. Eine Woche später starb Herr Basler.

In der Unsicherheit und Unklarheit über die Diagnose oder die Chancen für eine Gesundung kann man nichts unternehmen, und damit sind der Fantasie für Angst und Panik Tür und Tor geöffnet. Auch diese Umstände stehen einer Heilung oder einer guten seelischen Entwicklung zum Sterben hin entgegen. Wer die Krankheit kennt, kann sich wappnen, vorbereiten und aktiv werden. Wer sich mit der Krankheit intensiver auseinandersetzt, kann seine tiefsten Motive besser erkennen und im idealen Fall den Helfer für die Erfüllung des eigenen Schicksals entdecken. Das ist Erlösung in dieser Lage. Auch ein schwerstkranker Mensch kann in der Stille seines Bettes seelisch und geistig so sehr aktiv sein, wie wir es uns kaum vorstellen können.

8.7 Mein Vorschlag

Ich denke, in Bezug auf die „Wahrheitsfrage" ist dieser Grundsatz eine annehmbare Lösung:

„Alles was wir sagen, muß wahr sein, aber nicht alles, was wahr ist, müssen wir sagen. Wir müssen alles sagen, was der andere wissen muß, um verständnisvoll und in voller Verantwortung für sein Leben handeln zu können."

Das ist sicherlich das Äußerste, was wir uns bei einem Schwerkranken erlauben können und müssen. Sollen wir ihm zu seiner ausgesprochenen Krebsdiagnose auch noch erzählen, daß er Lebermetastasen hat? Es ist sicherlich nötig, wenn daraus Konsequenzen zu ziehen sind wie eine Veränderung der Therapie oder eine Vorbereitung auf das Sterben. Und ich denke, wir sollten es ihm sagen, wenn er gezielt danach fragt. Vielleicht ist es ja für ihn eine Testfrage an uns, um zu erfahren wie ehrlich und offen wir sind und wie ernst wir ihn, den Patienten, als mündigen Menschen nehmen, der Informationen haben will, um sein Leben richtig einzuschätzen und zu planen.

Wir müssen uns bewußt sein: Wenn wir einem Menschen eine wichtige oder gar lebensentscheidende Information vorenthalten, entmündigen wir ihn. Das gilt auch dann, wenn wir es im guten Vorsatz tun, ihm Aufregung und Kummer zu ersparen.

Ich denke, es kommt darauf an, *wie und wann* wir etwas sagen. Wir müssen uns auf die Bedürfnisse des Patienten einstellen und den Patienten „dort abholen, wo er steht". Es hat möglicherweise verheerende Folgen, wenn wir ihm eine Information aufzwingen, nur damit wir unseren eigenen inneren Druck loshaben. Manche Menschen wollen die Wahrheit hören und gleich darüber diskutieren. Andere brauchen anschließend Zeit, um in Ruhe darüber nachdenken und dann erst nach außen reagieren zu können. Gerade bei Kranken, die gelernt haben, daß sie nur „schöne und angenehme" Gefühle zeigen dürfen, sollten wir Rücksicht nehmen und ihnen für kurze Zeit die Möglichkeit eines Rückzugs geben. Dabei ist es sehr wichtig, ständige Gesprächsbereitschaft und Anteilnahme zu signalisieren, um den Patienten zur Rückkehr in die Gemeinschaft zu ermuntern. Dadurch können wir weitgehend vermeiden, daß der Patient sich zu sehr alleingelassen fühlt. Das ist ganz besonders wichtig, wenn die schwerwiegende Diagnose dem Patienten ohnehin das Gefühl vermittelt, in seiner Hilflosigkeit aus dem gewohnten Alltagsleben und seinem sozialen Netz von Beziehungen und Kontakten verstoßen zu sein.

Wir müssen auch die individuelle Bedeutung einer Diagnose für den einzelnen Patienten beachten. Wenn eine Frau einen Knoten in ihrer Brust spürt und den Sterbeprozeß der eigenen Mutter mit einem Brustkrebs erlebt und durchlitten hat, wird sie ihren eigenen Tastbefund ganz anders erleben, als wenn sie keine persönliche Erfahrung mit dieser Diagnose hat. Damit ist für sie als „erfahrene" Patientin der Verlauf bereits in ihrer Vorstellung festgelegt. Es wird schwierig sein, sie für ein neues Erleben zu öffnen, das möglicherweise ganz anders verläuft.

8.8 Die Verdrängungsmechanismen

Wenn wir dem Kranken eine ernste Diagnose und / oder Therapiemethode eröffnen und erklären müssen, sollten wir unbedingt auf seine spontane Reaktion achten. Ich habe sehr häufig bemerkt, daß unmittelbar nach dem entscheidenden Wort „Operation" oder „Krebs" oder „Spritze" bei den Patienten die weitere Wahrnehmung blockiert war und sie in ihrem Schock überhaupt nicht mehr aufnehmen konnten, was anschließend gesprochen wurde. Das hat sehr viel mit der Erwartung zu tun, die in den Patienten vor dem Gespräch besteht. Dabei ist zu bedenken, daß die häufigste Erwartung mit Angst beladen ist. Sie ist mit sehr intensivem Gefühl über lange Zeit enorm stark in unser Unterbewußtsein eingeprägt worden. Deshalb ist sie auch so kraftvoll und stellt eine sehr mächtige Beeinflussung des Unterbewußtseins dar, durch die genau das geschieht, wovor wir uns ängstigen.

Wenn die befürchtete Erwartung der Krebsdiagnose eintritt, wird eben die Gefühlslawine ausgelöst, die in all der vorangegangenen Zeit im Unterbewußtsein gespeichert worden ist. Sie überwältigt den Patienten und verschließt ihn gegenüber verstandesmäßigen Botschaften und Reaktionen und bewirkt dadurch oft überschießende gefühlsgesteuerte Handlungen. Das können deutlich sichtbare Gefühlsäußerungen wie Verzweiflung, Tränen oder Klagen sein. Oder es tritt nach außen eine Blockade zutage, die es dem Patienten unmöglich macht, seine in ihm tobenden Gefühle zu zeigen. Diese Menschen wirken seltsam unbeteiligt, als habe sie die Botschaft gar nicht erreicht. Der Verdrängungsmechanismus schützt sie sozusagen gegen das Überborden der Gefühle nach außen.

Und die dritte Gruppe der Patienten baut sofort eine aktive Abwehr gegen die ängstigende Diagnose auf, indem sie diese als falsch, harmlos oder verwechselt ablehnen. So gibt es Patienten, die es trotz jahrelanger Therapie und Operationen nicht wahrhaben wollen, daß sie zum Beispiel krebskrank sind. Ich kenne eine Frau, die drei Jahre lang mehrere Brust- und Metastasenoperationen und eine Chemotherapie durchgemacht hatte und kurz vor dem Tod entsetzt behauptete, die Ärzte hätten ihr erst jetzt erzählt, sie habe Krebs.

Frau Weiler, eine andere Patientin, kam mit einem großen, geschwürig zerfallenen Brustkrebsknoten und einem massiven Lymphknotenpaket in der Achselhöhle in die Praxis und fragte mich, was das sei. Als ich wissen wollte, wie lange sie denn das schon beobachte, meinte sie, das habe schon vor acht (!) Jahren begonnen. Aber sie sei sich immer sicher gewesen, daß das gutartig sei, deshalb habe sie nichts unternommen. Und die Hausärztin habe ihr bei der Vorsorgeuntersuchung so in den Ohren gelegen, sie solle das genau im Krankenhaus untersuchen und operieren lassen, daß es ihr auf die Nerven gegangen sei. Seither war sie schon lange nicht mehr beim Arzt gewesen. Auch mein vorsichtiger Versuch, ihr die Ernsthaftigkeit der Lage zu verdeutlichen, prallte an ihrem „sicheren Wissen über die Gutartigkeit" ab. Sie kam nicht wieder zu mir in die Praxis. Wenige Monate später hörte ich von der Hausärztin, Frau Weiler sei verstorben.

Wer weiß, vielleicht war es für Frau Weiler nur mit diesem massiven Verdrängungsmechanismus über all die Jahre zu ertragen, mit dem wachsenden Knoten zu leben. Es ist eine Art Totstellreflex, den wir bei Hasen erleben, wenn sie sich bedroht fühlen und sich ducken und reglos verharren.[22]

Ich denke, es ist falsch, in solchen Situationen den Patienten mit Gewalt die Maske oder den Schutzschild herunterzureißen, denn sie können möglicherweise mit der Wahrheit und ihren Konsequenzen nicht umgehen. Aber wir müssen bereit sein, uns einem solchen Gespräch immer wieder zu stellen und Fragen der Patienten sorgfältig zu hören und besonders die eigentlichen Fragen zwischen den Zeilen zu verstehen und richtig zu beantworten. Eine große Schwierigkeit in solchen Konfliktsituationen besteht darin, mit unserer auf uns begrenzten Vorstellungs- und Erfahrungskraft zu erkennen, was unser Gegenüber wirklich weiß und überlegt.

Wenn wir in der Absicht, es wieder einmal ganz richtig zu machen und „weil man da doch etwas tun muß!" dem Patienten die Diagnose voll ins Gesicht schleudern, ist das eine gefährliche Situation, da sich der Gefühlsstau unkontrolliert entladen und in heftigen und selbstzerstörerischen Aktionen äußern kann.

Eine andere Form von Verdrängungsmechanismus verschließt dem Patienten die Öffnung gegenüber der tatsächlichen und **erfreulichen** Botschaft. Denn das Unterbewußtsein ist schon so sehr auf die erwartete und angstbeladene Nachricht fixiert, daß das Bewußtsein gar nicht mehr erkennen kann, daß die eigentliche Information viel besser ist als die befürchtete.

22 Daher kommt das Wort *Angsthase*.

Ein Beispiel aus meiner Zeit als Klinikarzt soll das veranschaulichen. Die 65-jährige Frau Lehmann lag auf meiner Station zur Abklärung von Oberbauchschmerzen. Mit einer Magenspiegelung hatten wir ein Magengeschwür und mit der Ultraschalluntersuchung einen großen Gallenblasenstein gefunden. Das Magengeschwür hatte in den letzten Monaten zunehmende Schmerzen gemacht. Der Gallenstein war bis zu diesem Zeitpunkt nicht bemerkt worden, weil er nie Beschwerden verursacht hatte.

Ich setzte mich zu Frau Lehmann ans Bett, zückte einen Notizblock und zeichnete eine kleine Skizze, um ihr zu zeigen, wo das Geschwür saß. Frau Lehmann unterbrach mich nach meinem ersten Satz und fragte, ob wir Gallensteine gefunden hätten. Ich bejahte die Frage und erklärte ihr, daß nicht die Gallensteine ihre Beschwerden verursacht hätten, sondern das Geschwür im Magen. Es sei deshalb notwendig, das Geschwür mit Medikamenten zu behandeln. Dann wollte sie wissen, wann wir die Gallenblase entfernen würden. Ich beschrieb ihr mehrfach ganz geduldig, daß es überhaupt nicht um eine Gallenblasenoperation gehe und daß sie mit diesem einen großen Stein sicherlich ohne Schmerzen sehr alt werden könne.

Immer wieder kam sie auf die Gallenblasenoperation zurück, und ich hatte große Mühe, ihre Aufmerksamkeit auf die medikamentöse Magentherapie zu lenken. Deshalb fragte ich Frau Lehmann sicherheitshalber am Schluß der etwa zwanzigminütigen Unterredung, ob sie noch Fragen habe.

Sie verneinte, und ich verließ zufrieden über meine gelungene Aufklärungsarbeit das Krankenzimmer.

Kurze Zeit später kam die Tochter von Frau Lehmann ganz aufgeregt zu mir und fragte mich, was ich denn um Himmels willen mit ihrer Mutter gemacht habe. Sie sitze in Tränen aufgelöst im Bett, weil sie eben von mir erfahren habe, daß sie morgen an der Gallenblase operiert werden würde.

Ich war wie vor den Kopf geschlagen, denn ich war ja überzeugt, daß ich die Gallenblasenoperation sorgfältig ausgeschlossen und ausführlich von der medikamentösen Magentherapie gesprochen hatte. Die Patientin allerdings war angstvoll auf die Operation fixiert gewesen, und mit meiner Bemerkung, daß in der Gallenblase ein Stein sei, war für sie die Operation besiegelt. Ich hatte gar keine Chance mehr, mit meiner weiteren Erklärung zu ihr durchzudringen. Aber das hatte ich nicht bemerkt. Erst ein nochmaliges Gespräch mit Vermittlung der Tochter konnte die Lage schließlich für Frau Lehmann klären.

8.9 Die Mißverständniskette und einige praktische Vorschläge

Bei informativen Gesprächen müssen Sie als Angehöriger auf ein schrittweises Vorgehen achten und den Patienten nicht auf einmal überschütten mit dem, was Sie für wichtig halten. So wie es eine bedrohliche Medikamentenüberdosis gibt, ist auch eine Informationsüberdosis gefährlich. Glücklicherweise halten die Menschen eine Menge Medikamente aus. Sie haben ebenso Mechanismen entwickelt, damit umzugehen, wie sie zu viele, unnötige, gefährliche oder als bedrohlich empfundene Informationen einfach nicht wahrnehmen oder auf andere Weise verdrängen.

Das Beispiel von Frau Lehmann zeigt auch für Sie als Patient oder Angehörigen eines Patienten einen Grundsatz der Kommunikation:

Wahr ist nicht, was A zu B sagt, sondern was B wahrnimmt.

Daraus folgt auch eine wichtige Erkenntnis für den Alltag, die virtuos in der Medienpolitik und in der Werbung genützt und ausgenützt wird:

Nicht Tatsachen entscheiden, sondern Meinungen über Tatsachen entscheiden.

Konrad Lorenz, der Verhaltensforscher und Medizin-Nobelpreisträger faßte die Mißverständnisse in einer Kette von möglichen und häufigen Trugschlüssen zusammen:

Gesagt	bedeutet nicht	*gehört.*
Gehört	bedeutet nicht	*verstanden.*
Verstanden	bedeutet nicht	*einverstanden.*
Einverstanden	bedeutet nicht	*gemacht.*
Gemacht	bedeutet nicht	*beibehalten.*

Deshalb ist es so wichtig, Ihre Stimmungen und Aufnahmemöglichkeiten als Patient oder Angehöriger zu beachten. Dazu gehören eben auch Ihre Erwartungen, Ängste und Hoffnungen, die Ihre Wahrnehmung prägen. Wenn Sie etwas Bestimmtes wahrgenommen haben oder auf eine spezielle Sache aufmerksam gemacht wurden, werden Sie beim nächsten Mal anders beobachten und werten. Das erklärt den Satz:

Unsere Wahrnehmung verändert unsere Wahrnehmung.

Dazu ein Beispiel. Wenn Sie ein Mensch sind, der sehr besorgt um seine Gesundheit ist und dazuhin Angst vor einem Herzinfarkt haben und dann hören, daß ein Schmerz über dem Herzen ein Zeichen für einen Herzinfarkt sein kann, werden Sie mit großer Angst jedes Ziehen im Brustmuskel über dem Herzen beachten und vielleicht als sicheres Zeichen für Ihren befürchteten Infarkt ansehen. Bei Ihnen schreibe ich ein EKG mit den Worten: „Ich will Ihnen zeigen, daß das Herz gesund ist." Das ist wesentlich besser formuliert als „Ich schreibe ein EKG, um Ihnen zu zeigen, daß das Herz nicht krank ist."

Der amerikanische Krebsarzt Dr. Simonton sagt:

„Es ist einfach gesünder, über Gesundheit zu reden als über Krankheit, weil damit die Gedanken auf Gesundheit gerichtet werden statt auf Krankheit."

Anders formuliert: Negative Gedanken an Krankheit machen auf die Dauer hilflos, angstvoll und lähmen auch noch die gesunden Anteile im Kranken. Gerade diese gesunden Eigenschaften, Möglichkeiten und Kraftquellen müssen aber in der Krankheit entdeckt, gepflegt und bestärkt werden. Sie sind sozusagen die Strickleiter, an der sich der Kranke wieder aus seiner Notlage heraushangeln kann.

Wenn ich Ihnen als Patienten anschließend mit einem tastenden Finger die schmerzhaften Punkte auf der Brustmuskulatur aufzeige und damit klarmache, daß der Schmerz außerhalb des Brustkorbes auslösbar ist, erkennen Sie auch, daß das kein Herzschmerz ist. Ihre Wahrnehmung wird also verändert, Ihre Angst wird nachlassen, weil Sie durch die praktische Aufklärung die Zusammenhänge verstanden haben und selbst etwas klären können. Beim nächsten Schmerz werden Sie versuchen, selbst zu testen, ob der Schmerz von einer verspannten Brustmuskulatur herrührt oder unbeeinflußbar innerhalb des Brustkorbs sticht.

Im Alltag gibt es viele andere Beispiele für den zitierten Satz. Wenn Sie ein neues Auto kaufen wollen, sehen Sie nur noch neue Autos. Wenn Sie in den Urlaub fahren wollen, entdecken Sie plötzlich besonders viele Berichte über Ihr Ziel und Menschen, die auch dort waren. Wenn Sie schwanger sind, sehen Sie auf den Straßen viele schwangere Frauen.

8.10 Der unterschiedliche Wortgebrauch bei Arzt und Patient

Natürlich müssen wir Ärzte bei einem aufklärenden und informierenden Gespräch auch auf den Wortschatz des Patienten achten. Es kann sein, daß Sie die Bedeutung einiger Wörter nicht kennen und es nicht äußern. Dann werden Sie den Rest der Unterhaltung nicht verstehen und das wird Ihre Angst erhöhen, daß etwas mit Ihnen geschieht, was Sie nicht beeinflussen können. Sie werden sich möglicherweise ausgeliefert oder nicht ernstgenommen fühlen. Deshalb habe ich mir weitgehend Fremdwörter im Umgang mit Patienten abgewöhnt, und wenn welche auftauchen, erkläre ich sie so einfach wie möglich.

Ein häufiger Grund für ein Mißverständnis ist der für Mediziner übliche Satz: *„Der Befund war negativ."* Für uns Ärzte ist klar, daß das ein normales Ergebnis darstellt. Wenn etwas Krankhaftes bei dem Labortest oder der Gewebeprobe herausgekommen ist, gilt der Befund für uns Ärzte als „positiv". Das widerspricht unserem im Alltag üblichen Wortgebrauch und bringt deshalb oft erhebliche und weitreichende Mißverständnisse. Oder um es am Beispiel zu sagen: Der positive AIDS-Test ist ein sehr negatives Ergebnis, denn der Patient ist infiziert. Der negative Krebsabstrich ist ein sehr positives Ergebnis, denn die Frau ist gesund.

Ähnlich schwierig ist die Situation, wenn der Arzt Ihren sehr stark schmerzenden Bauch untersucht und sagt: *„Da ist nichts!"* Er meint damit, daß er nichts

Krankhaftes gefunden hat. Sie fühlen sich aber dann möglicherweise nicht ernstgenommen oder gar als Simulant hingestellt, denn für Sie ist da ja „etwas", nämlich ein quälender Schmerz. Viel besser wäre es zu sagen: „Ich kann jetzt nichts Krankhaftes finden, der Tastbefund ist normal. Deshalb muß ich weiter nach der Ursache Ihrer Schmerzen suchen."

Auch wenn der Arzt Ihre Laborwerte anschaut und sagt: „Da ist nichts!" hat er objektiv etwas Falsches und etwas sprachlich Ungeschicktes dazuhin gesagt. Denn er hat in Wirklichkeit normale Befunde festgestellt, und das ist doch etwas sehr Wichtiges für Sie und eine durchaus bedeutende Erkenntnis, die Sie beruhigen würde, wenn man sie Ihnen richtig erklärt. Eigentlich müßte der Arzt sagen: „Die Befunde sind normal." Ich habe mir aus diesem Grund angewöhnt, den Patienten die Laborkarte zu zeigen und die Werte und die dazugehörigen Normwerte zu erklären. Das kostet nur wenig mehr Zeit und gibt Ihnen als Patienten das Gefühl, gut beraten worden zu sein.

Wenn wir Patienten und Angehörige informieren, werden wir Ärzte oft nach Einzelheiten gefragt. Dabei hat sich mir die Regel bewährt:

Beantworten Sie die Frage, nicht mehr und nicht weniger. Sagen Sie alles, was der Patient braucht, um verständnisvoll mitarbeiten zu können.

Dann kann ich immer noch fragen: „Möchten Sie noch etwas wissen?" oder „Haben Sie Angst?" oder

„Fühlen Sie sich ausreichend informiert?" Auch wenn wir aus der Vermutung heraus, der Patient habe Angst vor der Diagnose, ihn nicht informieren, ist noch lange nicht gesagt, daß er wirklich Angst hat und mit der Diagnose nicht umgehen kann. Vielleicht haben Sie als Angehöriger Angst vor dem Gespräch und projizieren Ihre Angst auf den Patienten. Angst ist kein guter Ratgeber und macht in jeder Beziehung eng[23] und hilflos. Eine angemessene Konfrontation mit den Tatsachen stellt eine Chance dar, an der Aufgabe zu wachsen, indem wir uns der Angst stellen.

8.11 Wir müssen Hoffnung vermitteln!

Wir sollten berücksichtigen, daß die Patienten seelisch oft stärker sind als die Angehörigen und besser mit den Diagnosen umgehen können als vermutet. Dann bewährt sich, daß wir die Patienten richtig und umfassend informiert haben. Entscheidend ist die Hoffnung, die mit der Diagnose vermittelt wird.

Der bekannte Onkologe[24] Dr. Bernie Siegel sagt in seinem lesenswerten Buch „Prognose Hoffnung"[25]:

„Im Zweifelsfall ist Hoffnung immer richtig."

---

23 das Wort Angst kommt von lat. angustus: eng
24 Spezialist für Tumorerkrankungen
25 ECON-Verlag

8.12 Wie lange noch?

Grundsätzlich falsch finde ich es, wenn wir die oft gestellte Frage, wie lange denn der Kranke noch zu leben habe, mit einer klaren Zahl von Tagen, Wochen oder Monaten beantworten. Ich habe so viele Fehler bei den Antworten erlebt, bei mir selbst und den Kollegen, daß ich es wirklich für unverantwortlich halte, wesentlich mehr zu sagen als „Ich weiß es nicht!"

Es gibt viele Beispiele, wo die Frist wesentlich zu kurz oder zu lang vom Arzt bestimmt wurde. In beiden Fällen stellen sich Patient und Angehörige darauf ein, und dann kommt mit Sicherheit die *Ent-Täuschung.* Das ist eine Wegnahme der Täuschung, der sich alle bis dahin sicher waren. Die Enttäuschung klärt die Lage, und das tut oft sehr weh. Eine Enttäuschung kann es nur geben, wenn eine Erwartung besteht.

Wer etwas Richtiges erwartet, ist klug. Wer nichts erwartet, ist weise. Wer das Falsche erwartet, wird enttäuscht.

Auch wenn wir nach medizinischem Ermessen davon ausgehen können, daß der Patient in den nächsten Tagen sterben wird, kann das falsch sein. Er kann in den nächsten Minuten zum Beispiel an einer Lungenembolie sterben oder noch wesentlich länger als vorhergesagt leben. Nicht ohne Grund sagt der Volksmund: *„Totgesagte leben länger"*.

Ich will gerne gestehen, daß es für einen Arzt so etwas wie eine verlockende Machtfunktion darstellt, wenn er etwas über den Todeszeitpunkt aussagt. Deshalb will ich Ihnen mein Schlüsselerlebnis berichten, bei dem ich endgültig gelernt habe, mich bei dieser Frage nicht mehr festzulegen.

Kurz vor meiner Niederlassung als Allgemeinarzt wurde mir Frau Seiler, eine über 80-jährige Dame aus dem Altenheim, wegen akuter Herzschwäche auf die Station gelegt. Wir behandelten sie mit den üblichen Mitteln und sahen, daß es ihr zunehmend schlechter ging. Eine Komplikation nach der anderen kam dazu und damit auch ein Medikament nach dem anderen. Schließlich war Frau Seiler tief bewußtlos, und nach allen medizinischen Befunden, die wir erheben konnten, war mir klar, daß sie in den nächsten Tagen sterben würde.

Im Olgahospital hatte ich gelernt, über Patienten, bei denen wir keine Hoffnung auf Weiterleben hatten, mit dem Oberarzt und dem Chefarzt zu sprechen, ob wir die Medikation und Intensivmaßnahmen absetzen und nur noch Flüssigkeit in die Vene geben, um den Menschen einen ruhigen und friedlichen Tod zu ermöglichen. Da meine Meinung über Frau Seiler klar war, bat ich den Oberarzt und den Chefarzt zu einem Gespräch und erklärte die Situation und meine Vorstellung. Dann gingen wir gemeinsam zu Frau Seiler, waren uns über ihre unrettbare Lage einig und beschlossen schließlich einstimmig, alle Medikamente abzusetzen und sie nur noch mit Flüssigkeit intravenös zu ernähren. Ich machte eine entsprechende Bemerkung in die Karteikarte und war der Meinung, ein gutes Werk getan zu haben. So war es dann auch wirklich, nur ganz anders, als ich es gedacht hatte.

Von diesem Moment an ging es Frau Seiler von Stunde zu Stunde besser! Die Nierenfunktion setzte wieder ein, die Lunge atmete besser, das Herz schlug kräftiger. Schließlich wachte Frau Seiler wieder auf und war klar bei Bewußtsein. Nach einigen regelmäßigen Bewegungsübungen verließ sie zwei Wochen später auf eigenen Beinen die Klinik in Richtung Altenheim!

Die richtige Therapie hatte darin bestanden, unsere Therapie abzusetzen! Und ich hatte das Gefühl, **ich** hätte den Todeszeitpunkt von Frau Seiler erkannt und richtig entschieden, und dann hat ER entschieden und mir meine fehlende Entscheidungsbefugnis bewiesen. Aber ich habe den Trost, daß ich letztlich doch **für** das Leben von Frau Seiler gehandelt habe, nur sehr unwissend.

Liebe Angehörige und liebe Patienten, bitte verlangen Sie von Ihrem Arzt keine genaue Aussage zu der Frage des voraussichtlichen Sterbemomentes, so sehr ich verstehe, daß die Antwort für Sie ganz entscheidend wichtig ist. Ihr Arzt weiß es nicht. Die Bemerkung, daß ein Mensch sehr wahrscheinlich demnächst sterben wird, ist schon genug, um Vorbereitungen zu treffen. Und es gibt sehr wenige Situationen, in denen absolut klar ist, daß der Mensch jetzt in der nächsten Stunde sterben wird.

9 Wann sollen wir Patienten informieren und ein ausführliches Gespräch führen?

Kommunikation ist miteinander leben.
Karl Jaspers (1883-1969),
Psychologe und Philosoph

Man kann nicht nicht kommunizieren.
1. Gesetz der Kommunikation
von Paul Watzlawick (*1921), amerikanischer
Philosoph und Psychotherapeut,
international bekannter Kommunikations-
wissenschaftler österreichischer Herkunft

Gute Kommunikation ist mehr,
als nur Informationen zu übermitteln.
unbekannt

Wie sprechen Menschen mit Menschen?
Aneinander vorbei.
Kurt Tucholsky (1890-1935), Schriftsteller

9.1 Der richtige Moment

Ein ganz natürlicher Zeitpunkt zur Information ist gegeben, wenn der Arzt Ihnen eine schwerwiegende Diagnose eröffnen muß. Solch ein Gespräch sollte nach Möglichkeit nicht am Telefon stattfinden, weil der Arzt in diesem Falle kaum einen Einfluß auf Ihre Reaktionen hat und nicht eingreifen kann, wenn Sie eine Panik erleben. Deshalb bitte ich Patienten, denen ich eine ernste Diagnose eröffnen muß, zu dem Gespräch in die Praxis.

Der Patient sollte über die Grundideen der diagnostischen Schritte ruhig informiert werden, dann kann er besser mitarbeiten. Von Erkenntnis zu Erkenntnis ist es auch bei Bedarf richtig, ihm die Ergebnisse zu sagen, wenn er damit vernünftig umgehen kann. Unsicherheit und Angst sind normale Gefühle in diesem Stadium der Ungewißheit. Deshalb müssen auch in dieser Phase Hoffnung und ein Hinweis auf die noch unklare Diagnose entscheidende Faktoren der Gesprächsführung sein.

Es ist sicherlich sinnvoll, daß der Arzt, der nach der Diagnosenstellung auch die Therapie leitet, diese Aufklärungsgespräche führt. Leider ist das nicht immer möglich. Deshalb muß ein enger Kontakt zwischen den betreuenden Ärzten hergestellt und gepflegt werden. Wenn der Patient das erkennt und daran teilhaben kann, fühlt er sich sicherer und besser versorgt.

Es ist durchaus häufig, daß ein Patient jetzt in einem Gespräch verständnisvoll reagiert und scheinbar die Situation verstanden hat, aber beim nächsten Treffen vieles nicht mehr weiß. Dann hat er vielleicht etwas verdrängt, was er für bedrohlich hielt, oder er hat die Zusammenhänge tatsächlich nicht verstanden und sich nicht getraut, das zuzugeben. Deshalb sind Fragen zum Verständnis immer wieder wichtig.

Manchmal ist es ratsam, den Ehepartner gleich dazu einzuladen. Damit werden Mißverständnisse und Übertragungsfehler weitgehend ausgeschaltet, und der gesunde Partner kann in einer anderen Stimmung und damit in einer konzentrierteren Wahrnehmungsfähigkeit zuhören als der betroffene und emotional stark belastete Patient. Diese Gespräche sollten in einer ruhigen und störungsfreien Atmosphäre stattfinden. Wenn es von vornherein klar ist, daß sich ein längeres und kompliziertes Gespräch ergeben wird, lege ich diese Beratung entweder an das Ende der Sprechstunde oder mache in Ausnahmen dafür abends einen Hausbesuch. In beiden Fällen kann ich mir so viel Zeit nehmen, wie ich es für nötig halte. Wenn der Patient zu Hause ist, empfindet er das manchmal als einen Heimvorteil, ist weniger gehemmt und im allgemeinen offener für das Gespräch. Wenn er durch die Unterredung sehr stark emotional durcheinandergebracht wird, ist es auch ein Vorteil, daß er nicht mehr Auto fahren muß.

Eine andere wichtige Gelegenheit für ein Gespräch oder eingehendere Beratungen tritt dann ein, wenn dem Patienten die tödliche Diagnose bewußt wird. In solchen Momenten muß der Arzt ansprechbar und bereit sein, auf die Angst und Sorge des Patienten und seiner Angehörigen einzugehen.

Ähnlich dringend ist es vor und nach einer schwierigen Operation, wenn es um ein weitreichendes Ergebnis mit wichtigen Konsequenzen geht. Das klassische Beispiel stellt die Aufklärungssituation dar, wenn die Patientin oder der Patient mit einem dringenden Verdacht auf einen bösartigen Tumor operiert werden soll. Üblicherweise wird während der Operation eine Gewebeprobe des Tumors ins Pathologische Institut geschickt und dort sofort untersucht. Die Diagnose wird telefonisch, persönlich vom Pathologen an den Operateur in den Operationssaal gemeldet. Dann kann der Chirurg sofort in derselben Narkose weiteroperieren. Für alle dann möglichen Vorgehensweisen muß sich der Operateur vor der Operation die Genehmigung einholen. Dazu ist verständlicherweise ein sehr eingehendes Gespräch nötig.

Und nach der Operation, wenn die Patientin oder der Patient ganz wach und aufnahmefähig ist, muß wieder ein gründliches Gespräch erfolgen, wenn klar ist, was der Befund erbracht hat und welche Konsequenzen daraus zu ziehen sind. Solche Gespräche müssen vom Arzt schon aus juristischen Gründen angeboten, durchgeführt und dokumentiert werden. Sie sollten von der Hoffnung geprägt werden, daß Arzt und Patient etwas tun können, um den Zustand des Patienten zu verbessern. Auch bei sehr ungünstigen Diagnosen und Vorhersagen gibt es vieles, worauf wir Hoffnung vermitteln können.

Richtig sind Gespräche immer, wenn der Patient die Bereitschaft dazu hat und zeigt. Auch wenn er diese nicht zeigt, kann er sie dennoch haben. Wir müssen also sehr aufmerksam sein, die geringsten Anzeichen zu erkennen und angemessen darauf eingehen. Dann ist es unsere Sache, ihm unsere Gesprächsbereitschaft zu signalisieren. Wir müssen allerdings auch respektieren, wenn er gar nicht reden oder nicht mit einer bestimmten Person sprechen will.

9.2 Das richtige Wort

Die wahre Kunst der Kommunikation besteht darin, nicht nur das Richtige im richtigen Zeitpunkt am richtigen Ort zu sagen, sondern das Falsche im verlockenden Moment ungesagt zu lassen.

Dorothy Nevel

Zu einer guten Kommunikation ist es auch nötig, daß wir Andeutungen des Gesprächspartners erkennen und richtig bewerten. Es erleichtert das wechselseitige Verstehen, wenn der Patient und die Angehörigen klare und echt empfundene Botschaften senden. Wenn sie uns nicht eindeutige Informationen geben, müssen wir danach fragen. Selbst wenn uns die Botschaft klar erscheint, kann der Gesprächspartner es ganz anders gemeint haben.

Zu einer guten Information gehört auch, das Verständnis zu überprüfen. Das läßt sich am besten mit Gegenfragen erzielen. Es genügt nicht, einfach zu fragen: „Hast du das verstanden?" Das haben Sie am Beispiel von Frau Lehmann erlebt, die ich gefragt habe, ob sie meine Erklärungen zu der Magentherapie verstanden hat. Ich habe ihr „ja" fälschlicherweise geglaubt.

Selbst wenn der Partner wirklich meint, die Botschaft verstanden zu haben, wird er möglicherweise seinen Irrtum sofort bemerken, wenn er nach seinen Konsequenzen aus der Botschaft gefragt wird. Wenn wir also wirklich wissen wollen, ob der Patient die Informationen verstanden hat, müssen wir oder Sie als Angehöriger eine Frage stellen, die ihn zur Stellungnahme zwingt. Zum Beispiel: „Was wird die nächste Konsequenz sein, die du aus deinem Wissen jetzt ziehst?" Einfacher: „Was machst du jetzt?" Und: „Warum?"

Dabei ist es wichtig, die geistige und gefühlsmäßige Dynamik des Patienten zu berücksichtigen. Manche Menschen reagieren mehr mit dem Kopf, andere mehr mit dem Bauch, also mehr verstandesmäßig oder mehr gefühlsmäßig. Die einen sind schneller und spontaner, die anderen langsamer und bedächtiger. Bei den einen braucht es länger, bis die Botschaft mit allen Konsequenzen „angekommen" ist, bei anderen funktioniert die Umsetzung sehr rasch.

Auf jeden Fall müssen wir dem Patienten vermitteln, daß wir bereit sind zu Gesprächen, die dem

Ernst der Situation entsprechen. Es ist eine bekannte, wenn auch oft übersehene Tatsache, daß die Kommunikation zwischen dem Patienten einerseits und Angehörigen und Arzt andererseits um so stärker eingeschränkt wird, je ernster die Diagnose und die Prognose einer Erkrankung sind.

Untersuchungen haben ergeben, daß ab dem Moment, wo eine hoffnungslos erscheinende Diagnose gestellt wird, die Anzahl der Wörter, die mit dem Patienten gesprochen werden, auf ein Drittel sinkt! Die Visiten in den Kliniken werden im allgemeinen kürzer und die besprochenen Themen immer belangloser und oberflächlicher diskutiert.

10 Bilden Sie ein gut informiertes und motiviertes Team!

Gemeinsam sind wir stark.
ÖTV-Wahlspruch

Organisation ist ein Mittel,
die Kräfte des Einzelnen zu vervielfältigen.
Peter F. Drucker (*1909),
amerikanischer Unternehmensberater
österreichischer Herkunft

Vereinigung ist das Mittel, alles zu können.
Johann Pestalozzi (1746-1827),
schweizerischer Pädagoge

10.1 Angehörige informieren

Es genügt nicht, nur den Patienten zu informieren. Wir müssen auch die Angehörigen und die anderen Helfer soweit unterrichten, wie es nötig ist, damit sie kooperativ sein können. Dazu braucht man als Therapeut bei erwachsenen Patienten die Erlaubnis des Kranken.

Offene Gespräche mit den Angehörigen in Anwesenheit des Patienten vermitteln ihnen mehr Vertrauen, Zuversicht und Geborgenheit. Die Angehörigen müssen ausführlich über mögliche Komplikationen und die nötigen Reaktionen informiert werden. Das gilt besonders, wenn sie mit der Pflege und Versorgung des Patienten befaßt sind und / oder täglichen Umgang mit ihm haben. Es erzeugt auch mehr Sicherheit, wenn man solche Gespräche richtig führt. Wir können davon ausgehen, daß die Angehörigen menschlich gut und sachlich korrekt mit dem Kranken umgehen wollen. Aber durch fehlende oder mangelhafte Informationen treten oft Fehler in der menschlichen und medizinischen Behandlung auf. Wenn Sie als verantwortliche Angehörige nicht zufrieden sind mit den Informationen des Therapeuten, sollten Sie ihn darauf ansprechen.

Lassen Sie sich als Angehörige vom Therapeuten konkrete Vorschläge machen, wie Sie dem Patienten helfen können. Zum Beispiel sollten Sie folgende Fragen eindeutig klären:

- Wie werden die Medikamente am besten eingegeben?
- Welche Medikamente müssen wann in welcher Menge eingenommen werden? Gibt es dafür eine eindeutige schriftliche Festlegung des Arztes?
- Welche Untersuchungen können und sollen die Angehörigen regelmäßig vornehmen?
- Auf welche Veränderungen müssen sie besonders achten?
- Welche Notfallmaßnahmen können Angehörige einleiten?
- Welche Vorschläge über Ernährung sind wichtig?
- Wie soll das Zimmer des Kranken gestaltet werden?
- Welches Bett ist am günstigsten?
- Welche Literatur ist für den Patienten und für die Helfer empfehlenswert?
- Welche Musik kann dem Kranken helfen, seine Stimmung zu stützen?
- Ist es ratsam, Spezialinstitutionen einzuschalten und zu nützen wie Blindenbibliothek, Fachkliniken, Literaturdienste zu bestimmten Themen, Fachgeschäfte usw.?
- Sind Buchkassetten zum Hören oder entsprechend aufbauende Videofilme sinnvoll?
- Ist es gut, die Sozialstation um Hilfe zu bitten?
- Brauchen Sie Nachbarschaftshilfe?
- Möchten Sie den zuständigen Geistlichen informieren?
- Wieviel und welchen Besuch kann der Patient bekommen?

- Helfen dem Kranken orthopädische Hilfsmittel?
- Welche Selbsthilfegruppen wissen Bescheid über die Krankheit und bieten Hilfe an?
- Welches Verhalten dem Kranken gegenüber ist empfehlenswert?
- Welche Unterstützung bekommen Sie im Rahmen der Pflegeversicherung?
- Wer bezahlt die Rechnungen?
- Was kostet die Therapie?
- Welche Eigenanteile muß ich bezahlen?
- Wie kann ich durch Aufzahlen bei kassenunüblichen Leistungen eine umfassendere Behandlung bekommen?

10.2 Vorschläge für die Arbeit im Team

Eine Gruppe von Menschen, bestehend aus Angehörigen, Nachbarn und anderen, die gerne etwas für den Kranken und die Familie tun möchten, sind eine ideale Zusammenstellung von Helfern für Sie und den Kranken, den Sie gut versorgen wollen. Sammeln Sie gezielt Informationen, und entwickeln Sie gemeinsam eine Strategie, wer was macht, und wer wofür verantwortlich ist. Das zeigt Ihnen Aktionsmöglichkeiten. Sie erkennen, daß Sie etwas Sinnvolles tun können, statt hilflos zuschauen zu müssen, was mit Ihnen und dem Patienten geschieht. Dadurch verbessern Sie Ihre Lage, denn Untätigkeit, Unsicherheit und Angst sind schwieriger zu ertragen als die Gewißheit, mit einer schwierigen Krankheit fertig werden zu müssen und aktiv etwas tun zu können. Zielgerichtete Aktivität macht hoffnungsvoll!

Nehmen Sie sich zu Hause Zeit, um Ihre Fragen an den Arzt zu notieren, bevor Sie in seine Sprechstunde gehen. Vereinbaren Sie mit der Arzthelferin einen etwas längeren Gesprächstermin, sonst bringen Sie den Arzt unter noch mehr Zeitdruck als er ohnehin schon hat. Zeigen Sie ihm den Fragenkatalog, und besprechen Sie Punkt für Punkt. Wenn Sie sich auf Ihr Gedächtnis verlassen, wird es Ihnen wahrscheinlich in Ihrer Aufregung einen Streich spielen, und Sie werden sich zu Hause ärgern, was Sie alles von seinen Antworten vergessen oder gar nicht erfragt haben.

Schreiben Sie die Informationen des Arztes wie zum Beispiel die Dosierungen von Medikamenten und Anwendungen genau auf, wenn der Arzt Ihnen nicht von sich aus eine klare schriftliche Verordnung gibt. Oder nehmen Sie die Gespräche mit ihm auf Tonband auf. Wenn Sie etwas nicht verstehen oder beunruhigt sind, ist es unbedingt nötig, den Arzt danach zu fragen. Vielleicht ist ihm gar nicht klar, wie unklar die Zusammenhänge für Sie sind.

Untersuchungen haben ergeben, daß sich Patienten beim Verlassen des Sprechzimmers in der Arztpraxis bereits an die Hälfte des Gesprächs nicht mehr erinnern können, und zu Hause wissen sie durchschnittlich noch zehn Prozent davon. Ich erlebe es häufig, daß Patienten, denen ich im Sprechzimmer dreimal hintereinander langsam und mit zählenden Fingern erklärt habe, daß sie das Medikament morgens, mittags und abends je 1x nehmen sollen, draußen die Arzthelferin an der Rezeption fragen, wie sie denn die Tabletten einnehmen sollten.

Ich habe im Laufe der Jahre die Erfahrung gemacht, daß ich mit solchen Patienten und Angehörigen sehr gut zurechtkomme, die klare Fragen stellen, Notizen machen und sich dann auch an die Antworten halten. Sie sind kompetente Mitarbeiter im besten Sinne, besonders natürlich im Interesse des Patienten. Ich finde es gut, wenn ich eine Fragenliste durchsprechen kann. Das gibt auch mir das Gefühl, zielsicher und am Bedarf des Patienten und der Angehörigen zu arbeiten. Übrigens braucht es insgesamt wesentlich weniger Zeit, wenn wichtige Fragen einmal richtig besprochen werden, als immer wieder Fehler nicht zu erkennen oder nur halb zu korrigieren.

Verzetteln Sie sich nicht in Überaktivismus. Es ist sinnvoll und kraftsparend, meist auch kostensparend, wenn einzelne Handlungen sorgfältig überlegt und im Team besprochen werden. Oft wissen die Teammitglieder günstigere Möglichkeiten, das Ziel zu erreichen, wenn in Ruhe überlegt wird und Beziehungen genützt werden können.

Wenn Sie nicht neben dem Kranken schlafen und trotzdem mit ihm auch nachts verbunden sein wollen, hilft Ihnen eine einfach zu installierende Babyphon-Sprechanlage aus dem nächsten Baumarkt oder Kinderfachgeschäft. Sie überträgt auch leise

Geräusche wie Husten oder Räuspern und kann bei Bedarf abgeschaltet werden. Diese Anlage können Sie auch kurzzeitig dem Nachbarn geben, wenn Sie nicht erreichbar sind. Ein tragbares Telefon ermöglicht es Ihnen, für Besorgungen außer Haus zu gehen. Kurzwahlnummern und Tasten mit großen Ziffern sichern die leichte Bedienung für den Patienten.

Die Teammitglieder brauchen Bezugspersonen, mit denen sie ihre eigenen Ängste und Sorgen bearbeiten können, zum Beispiel den Hausarzt, Freunde und Familienmitglieder. Deshalb sind regelmäßige Treffen und Gespräche für die Teammitglieder sehr wichtig, um deren Konflikte und Stimmungstiefs, ihre Unsicherheiten und Fragen zu bearbeiten und sie zu stützen. Nur mit Teamarbeit kann eine gute Versorgung des Patienten erfolgreich werden. Deshalb muß klar sein, wer das Team führt. Auch ohne dominierend und autoritär zu sein, können Eltern die Kinder führen und Grenzen setzen. Im besten Fall sind Eltern Partner, die einander und die anderen Teammitglieder in ihrer Individualität achten und deshalb sorgsam und verständnisvoll miteinander umgehen.

Die Familie muß gemeinsam eine Lösung finden. Einzelaktionen sind meist nicht so gut. Das Team kann durch Nichtfamilienmitglieder erweitert werden, zum Beispiel durch Nachbarn, Freunde, Helfer von der Sozialstation oder durch Nachbarschaftshilfe oder Besuchsdienste über die Kirche. Es gibt viele Menschen, die gerne stundenweise Hilfe übernehmen, zum Beispiel auch Rentner, die geistig und körperlich noch gut dazu in der Lage sind und sich damit einen neuen Lebensinhalt verschaffen.

Machen Sie eine Liste der Dinge, die erledigt werden müssen und um die Sie fremde Menschen bitten können: Einkäufe, Fahrten, Kochen, Vorlesen, Begleitung zum Arzt oder zu Untersuchungen. Ein Ausflug in den nächsten Park oder ein langsamer Spaziergang um den Häuserblock kann von einem Mitglied des Teams begleitet werden. Gemeinsame Aktivitäten wie Sport, Vereinstätigkeiten, musizieren, basteln und andere unterstützen den Teamgeist und motivieren auch den Patienten zu neuen Leistungen. Auch hier gilt: Nur wer genau informiert ist, kann sinnvoll helfen und sich eine bestimmte Tätigkeit heraussuchen.

Während einer schweren Krankheit müssen die Aufgaben des Kranken sorgfältig durch einen Stellvertreter erfüllt werden, damit der Kranke Zeit und Ruhe hat, gesund zu werden. Sterbende können besser loslassen und sich auf ihren Weg vorbereiten, wenn sie wissen, daß ihre Verantwortung für die Lebenden von einem anderen Menschen richtig übernommen wurde. Die Finanzen der Familie müssen so organisiert und die Geschäfte des Kranken so geführt werden, daß er sie entweder nach der Genesung in möglichst gutem Zustand wieder übernehmen kann oder sie die Hinterbliebenen nach dem Tod des Kranken in vernünftiger Weise weiterführen können.

Drängen Sie Ihre Hilfe bei Bekannten oder Verwandten nicht auf, sondern bieten Sie an, diese oder jene Hilfe gerne zu übernehmen. Warten Sie ab, ob das Angebot angenommen wird. Wenn Sie eine Aufgabe übertragen bekommen, die Sie gut und gerne erledigen können, setzen Sie sich im Rahmen Ihrer Möglichkeiten beherzt ein. Beachten Sie dabei die Grenzen Ihrer körperlichen und seelischen Kräfte. Sie lernen damit auch einen natürlichen Umgang mit der Krankheit und dem betroffenen Menschen.

Wichtig ist, daß jedes Teammitglied einen klar abgegrenzten Bereich übernimmt. Das bedeutet, daß jeder für seine Aufgaben zuständig ist, selbständig denken und handeln kann und seine Meinung respektiert wird. Wenn jeder im Team seine guten Eigenschaften und Begabungen einbringen kann, hat er die beste Möglichkeit, damit erfolgreich zu sein und dem Kranken optimal zu nützen und für sich selbst ein befriedigendes Gefühl zu erhalten. Dieses wiederum wird ihn motivieren, seine Aufgabe im Team weiter zu verrichten. Viele Menschen ziehen sich nur deshalb von Schwerkranken zurück, weil sie nicht wissen, was sie konkret tun und wie sie sinnvoll helfen können. Dieser Rückzug wird Ihnen oft von den Patienten oder ihrer Familie als fehlendes Interesse ausgelegt.

Wenn Sie Arbeit an andere Teammitglieder delegieren, müssen Sie gleichzeitig die damit verbundene Verantwortung delegieren! Wenn Sie nur die Arbeit delegieren und für sich selbst das Lob beanspruchen, kommen sich die Mitglieder ihres Teams wie unselbständige, abhängige Handlanger vor, und das reduziert ihre Motivation erheblich! Wenn Sie als Teammitglied aber die Verantwortung für Ihre Tätigkeit, Ihren Beitrag spüren, Mitspracherecht genießen und gelobt und konstruktiv geleitet und sinnvoll kritisiert werden, entwickeln Sie mehr Selbstwertgefühl, Motivation und persönliches Wachstum, während Sie helfen.

10.3 Der Kranke entscheidet mit!

Wenn Sie in der Familie Entscheidungen treffen und eine Strategie für den Kranken entwickeln, soll der Kranke ein wesentliches Entscheidungsrecht haben. Das setzt voraus, daß er und alle Teammitglieder in die Informations- und Entscheidungsprozesse so weit wie möglich einbezogen werden. Auch das ist ein Grund, ihn über Dinge, die ihn direkt betreffen, richtig und umfassend zu informieren. Wenn Sie das nicht tun, bevormunden oder entmündigen Sie ihn.

Das bedeutet auch, daß der Patient in der Krankheit seine Eigenständigkeit behält, für sich verantwortlich ist und sich nicht wie ein Kleinkind behandeln lassen muß. Je mehr er beschützt wird, je mehr ihm alles abgenommen wird, um so hilfloser und schwächer wird er; um so deutlicher lernt er, daß er abhängig und unfähig ist. Dann fühlt er sich noch kränker als er objektiv ist.

So regrediert der Patient, das heißt er geht bewußt oder unbewußt in frühere Entwicklungsstadien zurück, um wieder hilflos zu sein und damit Hilfe anzufordern. Der Patient reagiert so, weil er es nicht gelernt hat, anders mit seiner Situation umzugehen. Es ist deshalb nicht sinnvoll, ihm Vorwürfe zu machen. Richtig ist es, ihm Wege zu zeigen, wie er sich aus seiner Unselbständigkeit selbst herausholen und damit sein schlechtes Selbstwertgefühl verbessern kann. Bei den Angehörigen wird durch die Regression des Patienten das Helfer-Syndrom aktiviert, das ich schon ausführlich besprochen habe.

10.4 Beispiele für tröstende und natürliche Begleitung durch Kinder

Auch Kinder können ins Team eingebunden werden. Sie können je nach Alter einkaufen, im Haushalt mithelfen, dem Patienten vorlesen, mit ihm spielen, seine Arme massieren oder ihn füttern. Und Kinder können etwas tun, was wir Erwachsenen in solchen schwierigen Momenten mit Kranken verlernt haben: Sie können herzlich lachen und fröhlich sein und dem Kranken damit das einfachste Zeichen von Hoffnung und Alltagsleben vermitteln. Kinder gehen mit diesen Aufgaben oft viel natürlicher und unbekümmerter um als Erwachsene. Wir Erwachsenen können von ihrer Unverfälschtheit und ihren klar geäußerten Gefühlen viel lernen, wenn wir sie nicht bereits zu sehr (v)erzogen haben, ihre Gefühle zu verändern und nur noch teilweise oder gar nicht mehr wahrzunehmen.

Herr Basler, von dem ich schon erzählt habe, war durch schwere Schmerzen bei einem bösartigen Tumor mit Knochenmetastasen weitgehend ans Bett gefesselt und erlebte bei vollem Bewußtsein, wie die beiden zweijährigen Zwillingsenkelkinder ihm ihren kindlichen Frohsinn ins Krankenzimmer brachten. Sie spielten und lachten mit ihm, sangen ihm vor und erzählten ihre kindlichen Geschichten. Ich weiß, daß diese Stunden mit den beiden Mädchen eine wunderbare Abwechslung für ihn waren, die er sehr genoß.

Als der Großvater im Sterben lag und unter der großen Sommerhitze litt, beschlossen die beiden Enkelinnen von sich aus, kleine Waschlappen anzufeuchten und ihn regelmäßig abzukühlen. Sie fächelten ihm Luft zu und sangen mit ihren mageren Kinderstimmchen „Wind, Wind, wehe!" und ruderten mit ihren Armen wie Windmühlenflügel. Vielleicht belächeln Sie diese „Kinderei", aber der Großvater war dankbar und spürte die Liebe. Als die eine Enkelin ihm am Tag vor seinem Tod einen Kuß auf den Ellbogen gab, konnte er nur noch mit schwacher Stimme sagen: „Reicht nicht!" Da bedeckte sie seinen ganzen Arm mit Küssen, und ihr Opa schenkte ihr ein letztes Lächeln.

Die älteste Tochter von Herrn Basler, also die Mutter der beiden Enkelinnen, sagte mir in einem Gespräch zweieinhalb Jahre nach dem Tod von Herrn Basler: „Die allerwichtigste Hilfe in der ganzen Krankheitsphase waren die beiden Kinder. Sie haben ihren Opa so sehr motiviert, sich immer wieder aufzuraffen und mit ihnen und dadurch mit dem Leben zu beschäftigen. Er ist ja bis zehn Tage vor seinem Tod aufgestanden, unter Schmerzen zwar und mit erheblichen Mühen, aber es war ihm wichtig, mit den Kindern zu spielen und für sie da zu sein. Und die Kinder haben eine ganz plastische und intensive Erinnerung an diese Zeit, obwohl sie damals noch sehr klein waren. Auch heute reden sie oft von ihrem Opa und wollen ihn auf dem Friedhof besuchen."

Ein anderes eindrucksvolles Erlebnis mit einem Kind hatte ich während meiner Studentenzeit in Mannheim, als ich regelmäßig Nachtwache in der damals größten Abteilung Deutschlands für Brandverletzte in Ludwigshafen machte. Auf meiner Station lebte schon seit Monaten Hikmet, ein neunjähriger türkischer Junge. Er war auf einen Starkstrommast geklettert und hatte sich schwerste, lebensbedrohliche Brandwunden zugezogen. Bei dem Unfall hatte er einen Herzstillstand erlitten und ist glücklicherweise an Ort und Stelle wiederbelebt worden. Als ich ihn kennenlernte, ging es ihm im Vergleich zu seinen schweren Verletzungen und stark bewegungsbehindernden Narben schon sehr gut. In der Klinik war er noch, um die schweren narbigen Veränderungen in den Gelenkbereichen nach und nach operativ zu entfernen und plastisch zu decken, damit er sich wieder normal bewegen konnte.

So hatte er sich hervorragend eingelebt und war mit seiner vergnügten und hilfsbereiten Art eine echte Hilfe für die Schwestern und die Patienten. Hikmet begrüßte jeden Kranken auf der Station, sprach allen gut zu und tröstete sie vor und nach den Operationen. Er fütterte die Kranken, die Handverbände hatten oder aus anderen Gründen nicht selbst essen konnten. Ein neuer Patient, der mit seinen lebensbedrohlichen Verletzungen aufgenommen und ganz verzweifelt war, sagte nach einem Besuch von Hikmet zu mir: „Dieser Junge ist wie eine Sonne auf der Station!"

Ich hatte immer den Eindruck, daß Hikmet auf seine kindlich-weise Art trotz oder gerade wegen seinem eigenen schweren Schicksal ein großartiger Seelsorger war. Er war immer präsent, nie aufdringlich; er konnte zuhören und verhielt sich auf wunderbare Weise klug, natürlich und herzlich. Nur manchmal, wenn er Heimweh nach seiner Familie hatte, die in einer weit entfernten Stadt wohnte und deshalb sehr selten zu Besuch kommen konnte, zog er sich zurück und weinte.

Aber er hatte eine gute Gabe, sich wieder selbst zu motivieren und in eine bessere Stimmung zu versetzen. Auch wenn eine neue Operation anstand, verabschiedete sich Hikmet ganz locker morgens von mir, war guter Dinge und begrüßte mich abends wieder, wenn ich zum Dienst kam. Ich erlebte einige Operationen mit ihm, und jedesmal zeigte er stolz seine neuen Verbände und begann mit neuem Fleiß seine Bewegungsübungen.

So war es für uns alle ganz normal, daß er eines Morgens zu seiner 18. Operation vorbereitet wurde. Als ich abends zur Stationsübergabe kam und mich auf ihn freute, war ich sehr erschrocken, da alle Schwestern weinend um den Tisch saßen. Als ich nach dem Grund fragte, erfuhr ich, daß Hikmet völlig unerwartet auf dem Operationstisch einen Herzstillstand bekommen hatte und trotz sofortiger Wiederbelebungsmaßnahmen verstorben war. Auch ich war zutiefst betroffen von dieser Nachricht. Und ich habe bis heute regelmäßig an ihn gedacht.

Während ich diesen Text schreibe, fällt mir ein Zitat von Albert Schweitzer[26] ein:

„Das schönste Denkmal steht im Herzen der Mitmenschen."

Für Hikmet steht ein Denkmal in meinem Herzen.

26 (1875–1965), elsässischer Theologe, Philosoph, Musiker und Arzt, Begründer des Urwaldhospitals in Lambarene, 1951 Friedenspreis des Deutschen Buchhandels, 1952 Friedensnobelpreis.

11 Will der Kranke wirklich leben?

Gewiß ist es fast noch wichtiger,
wie der Mensch sein Schicksal nimmt,
als wie sein Schicksal ist.
Alexander von Humboldt (1769-1859),
deutscher Geograph und Naturforscher

Oft trifft man sein Schicksal auf Wegen,
die man eingeschlagen hat,
um ihm zu entgehen.
Jean de La Fontaine (1621-1695),
französischer Dichter und Erneuerer der Fabel

Wir müssen unser Schicksal nehmen,
wie es kommt.
Aber wir können etwas dafür tun,
damit es kommt, wie wir es nehmen möchten.
Curt Goetz (1888-1960),
deutscher Schriftsteller und Schauspieler

11.1 Grundsätzliche Gedanken

Es muß geklärt werden, ob der Kranke wirklich gesund werden will. Das ist für manche Leser sicherlich eine provozierende Behauptung. Ich stelle sie deshalb auf, weil ich viele Menschen kennengelernt habe, die nicht wirklich gesund werden wollen, weil sie sonst Verpflichtungen übernehmen müßten, die sie nicht übernehmen wollen oder können.

Es gibt viele Menschen, die einfach müde und erschöpft sind und es als Last empfinden, weiter leben zu müssen. Sie fühlen „Es ist jetzt lang genug!" oder „Ich will nicht noch älter werden!" oder „Ich will einfach mich nicht mehr plagen müssen!" Für diese Menschen kommt im allgemeinen eine Selbsttötung nicht in Frage, sie haben aber keinen aktiven, zupackenden Lebenswillen mehr und wären dankbar, wenn sie „möglichst im Schlaf" oder „ganz schnell und schmerzlos" sterben dürften. Wenn ihnen dann eine Krankheit die Chance gibt, ihren Wunsch zu erfüllen, sind sie tief in ihrem Herzen froh um die Aussicht, „daß der Kampf endlich ein Ende hat!" Aber das dürfen viele Patienten nicht zugeben, weil die Angehörigen mit solch einem ehrlichen Geständnis nicht umgehen können und dann den Patienten zu allen möglichen Therapien zwingen und mit Schuld „motivieren".

Viele Kranke leben lange und mit beeindruckender Lebenskraft unter dem Schutzschild der schweren Krankheit. Ich kenne Familien, die jahrzehntelang von einer schwer depressiven und bettlägerigen Mutter oder einem asthmakranken Vater in Schach gehalten und unterdrückt worden sind.

Der Lebenswille muß vorhanden sein, damit ein Weiterleben möglich ist. Zum Lebenswillen ist ein Ziel nötig. Ein wesentlicher, therapeutischer Akt besteht darin, abzuklären, warum der Mensch von seinem ursprünglichen Lebensziel abkam, und wie er ein neues oder das alte wieder neu finden kann. Diese Therapie kann durchaus von der Familie bewirkt werden, zum Beispiel indem der Kranke für ein neues Ziel interessiert und begeistert wird, das ihm erstrebenswert gemacht wird.

Viele Menschen sterben erst, wenn sie eine bestimmte Aufgabe erledigt oder ein bestimmtes Ereignis noch erlebt haben. Sie haben also eine hohe Motivation weiterzuleben. Eben diese Motivation kann helfen, aus einer schweren Krankheit wieder gesund zu werden. Hilfreich sind kleine oder größere Ziele, die in absehbarer Zeit liegen: Feste und Aufgaben, für die es sich lohnt zu leben und zu arbeiten oder den Kindern oder dem Partner bei bestimmten Hausarbeiten zu helfen. Diese Ziele muß der Patient selbst setzen. Und die Familie kann ihn unterstützen.

11.2 Praktische Beispiele

In einer Studie über Menschen in Konzentrationslagern hat der Psychotherapeut Viktor Frankl herausgefunden, daß alle Überlebenden einen besonders klar definierten Lebensinn hatten! Die Literatur ist voll von überzeugenden Dokumenten für diese Erkenntnis.[27] Es gibt keinen Grund dafür, warum wir in einer besonders riskanten Lebenssituation nicht in der Lage sein sollten, trotzdem eine der Situation angemessene gute Lebensqualität aufrechtzuerhalten. Lebensqualität findet letztlich ja in unseren Gefühlen statt und ist, wenn man's genau betrachtet, nicht wesentlich oder gar nicht von materiellen Dingen abhängig.

Johanna, die ich Ihnen ganz am Anfang des Buches vorgestellt habe, hat durch eine schwere Osteoporose[28] immer wieder sehr starke Schmerzen wegen ihrer neuen Wirbelkörperfrakturen, nimmt aber selten schmerzstillende Medikamente. Dennoch sagt sie: „Es geht mir gut, ich bin zufrieden und dankbar, daß ich geliebt werde und mein Leben wach und bewußt führen und jeden Tag an meinen Büchern[29] schreiben kann."

Auch eine Krebsdiagnose ist nicht automatisch ein Todesurteil, das den Patienten und die Familie dazu zwingt, dem Leben zu entsagen. Erstens werden viele Krebskrankheiten geheilt. Das erfahren wir nur oft nicht, weil sich diese glücklichen Ereignisse zu Hause, in der Klinik und in der Arzt-

27 Beispielhaft dafür will ich Ihnen empfehlen, von Martin Gray „Des Lebens Ruf wird niemals enden" zu lesen, ein leidenschaftliches Bekenntnis zum Leben trotz tragischer Katastrophen. Das Buch ist vor einigen Jahren unter dem Titel „Schrei nach Leben" verfilmt worden.

28 Osteoporose = verminderte Kalkablagerungen im Knochen

29 Johanna hat im Alter eine frühere Liebhaberei, das Schreiben, wieder für sich entdeckt und verfaßt sehr tröstende, hoffnungsvolle Bücher.

praxis abspielen und meist nicht publik gemacht werden. Mindestens der Hälfte aller Krebskranken können wir echte Hoffnung auf eine vollständige Heilung durch die richtige Therapie machen. Allerdings muß berücksichtigt werden, daß die Prognose bei den einzelnen Krebsarten unterschiedlich ist.

Zweitens: Das Schicksal kann uns viel auferlegen, aber es kann uns nicht dazu zwingen, **wie** wir darauf reagieren! Von meinem eigenen Leben weiß ich, daß die Konflikte, die ich bewältigen mußte, obwohl sie mir manchmal unüberwindlich erschienen, immer wieder den Boden für neue und positive Erkenntnisse und Erlebnisse geschaffen haben. Ohne die Ereignisse hätte ich das Glück nicht erlebt und auch ganz sicherlich nicht so zu schätzen gewußt. Warum sollte das beim Schwerkranken oder auch beim Sterbenden anders sein?

Manchmal dachte ich: Der Sterbende hat es leichter als der Überlebende. Wenn es richtig ist, was uns die moderne Forschung vom Sterben und vom Tod vermittelt, ist es gewiß so: Hölle gibt es hier auf Erden, weil wir sie uns selbst machen, und dort, wo der Sterbende hingeht, ist Frieden. Auch das ist eine Bestätigung der universell geltenden Gesetzmäßigkeit der Polarität.

12 Wie können wir Kranke sinnvoll motivieren?

Damit das Mögliche entsteht,
muß immer wieder das Unmögliche
versucht werden.
Hermann Hesse (1877-1962),
deutscher Schriftsteller,
1946 Nobelpreis für Literatur

Hindernisse überwinden ist
der Vollgenuß des Daseins.
Arthur Schopenhauer (1788-1860),
deutscher Philosoph

Wer kämpft, kann verlieren.
Wer nicht kämpft, hat schon verloren.
Günther Hörrmann, deutscher Schriftsteller

12.1 Warum ist der Patient nicht motiviert?

Ein Kranker kann nur gesund werden, wenn er weiß, gegen wen oder was er krank geworden ist, und wofür er gesund werden will. Um diese Zusammenhänge zu klären, sind offene Gespräche unerläßlich.

Viele Patienten sind sich nicht klar darüber, daß sie bewußt oder unbewußt in die Krankheit geflüchtet sind, um sich mit bestimmten Menschen und Problemen nicht konfrontieren zu müssen. Dann ist die Krankheit eine Methode einer scheinbaren Lösung, indem der Kranke sich nicht mehr mit dem Konflikt beschäftigt. Das habe ich ausführlich in dem Buch über Achim Krüger beschrieben.

12.2 Der natürliche Umgang in der Familie

Um den Patienten möglichst gut zur Gesundheit und Eigenaktivität zu motivieren, muß der Alltag der Familie so normal wie möglich weitergeführt werden. Deshalb müssen Kranke so natürlich wie möglich in die Familie integriert werden. Sie können auch kleine Aufgaben übernehmen, wenn sie zu Hause sind. Aktiv zu sein, den Tagesablauf weitgehend selbst zu gestalten, Pläne zu machen, mit zu entscheiden, das alles bedeutet, am Leben teilzunehmen. Es verbessert ihr Selbstwertgefühl und damit ihren Heilungsprozeß, weil sie erleben, was sie noch leisten können, wofür sie gebraucht werden und wie es besser werden kann. Auch kleine Fortschritte müssen bewußtgemacht und gelobt werden.

Dazu habe ich einmal ein treffendes Beispiel von einer jahrelang bettlägerigen, depressiven Frau gelesen, die nach dem japanischen Angriff auf Pearl Harbour von Bekannten gebeten wurde, vom Bett aus ein paar Notrufe zu übernehmen. Sie entwickelte daraus einen kleinen Telefondienst zur Familienzusammenführung und wurde so aktiv dabei, daß sie lernte, innerhalb weniger Wochen wieder aufzustehen und die Aufgaben aktiv und in guter Stimmung am Schreibtisch zu erledigen. Die Aktivität war die richtige Therapie der Depression. Deshalb gibt es den Grundsatz bei der Behandlung Depressiver, sie immer vorsichtig und konstant zu aktivieren. Ständig im Bett zu bleiben, bringt für einen Depressiven eine Verschlechterung seiner Erkrankung! Auch Schwerkranke können und sollen in begrenztem Umfang gefordert werden. Damit können sie wieder Bestätigung, Erfolgserlebnisse und neuen Lebensmut gewinnen.

Jemandem alles total abzunehmen, heißt ihn zu bevormunden und ihm sein wesentliches Selbstbestimmungsrecht zu nehmen. Das führt im allgemeinen zur Verringerung seines Selbstwertgefühles, zur Selbstaufgabe und nicht zur Heilung. Es bedeutet auch, daß der Patient selbst entscheiden muß, ob und wie er wieder gesund werden will. Ihm das vorzuschreiben oder gar mit Schuldgefühlen dahin zu führen, erniedrigt den Patienten, macht ihn unselbständig und sicherlich eher aggressiv als kooperativ. Und er wird noch kränker werden als gesund.

12.3 Der Wortschatz und die Beziehung

Haben Sie sich schon einmal Gedanken über die Wirkung von verschiedenen Schildern bei uns Deutschen gemacht? „Bitte nicht eintreten!" – „Eintritt verboten!" – Spüren Sie den unterschiedlichen Ton, der gleich auch eine bestimmte Beziehung zwischen dem Menschen herstellt, der das Schild aufstellt und dem, der es liest?

Achten Sie auf einen positiven Wortschatz, und vermeiden Sie negative, entmutigende Sätze. Wenn Sie bewußt auf Ihre Wortwahl achten, werden Sie wahrscheinlich entdecken, daß Sie völlig unbewußt viele negative Formulierungen benützen. Das beginnt schon bei der Begrüßung: „Wie geht es dir?" – „Nicht schlecht!" Das können Sie auch positiv formulieren: „Mir geht es besser als gestern." Oder: „Ich wünsche mir, daß es mir besser geht."

Beachten Sie bitte den Unterschied bei den folgenden Sätzen: „Ich freue mich, daß es dir besser geht." Oder: „Ich freue mich, daß es dir nicht mehr so schlecht geht."

„Ich hoffe, daß du bei der Operation keine Komplikationen hast." Oder: „Ich wünsche dir, daß deine Operation gut für dich verläuft."

Es ist ein grundsätzlicher Unterschied, ob Sie sagen, was Sie nicht wollen, oder ob Sie wissen und sagen, was Sie wollen.

Wenn Sie aber am Stammtisch, im Wartezimmer des Arztes, beim Kaffeeklatsch und beim Einkaufstreff zuhören, werden Sie beobachten, daß es des Deutschen liebster Sport ist, den Nachbarn in der Schwere und Anzahl der Krankheitssymptome und der Menge der verordneten Tabletten zu übertrumpfen.

Hier heißt für den Patienten das Motto: „Wer viele Tabletten ißt, muß schwerkrank sein, und wer schwerkrank ist, braucht mehr Beachtung und ist wichtiger als andere!" Auch das ist ein Vorteil der Krankheit! Manche Menschen fühlen sich nicht gesund, wenn sie nicht krank sind. Und das meine ich keineswegs ironisch, sondern sehr ernst. Dahinter steckt eine besondere Tragik des Patienten, der diesen Satz auf sich anwendet.

Vermeiden Sie offensichtliche Lügen oder Banalitäten: „Es ist ja halb so schlimm!" – „Es wird schon wieder werden!" Solche Sätze sind wohl eher ein Zeichen der eigenen Betroffenheit und Hilflosigkeit als der echten Hilfsbereitschaft und Einfühlung.

Sie können davon ausgehen, daß ein normal empfindender Mensch fühlt, wie es um ihn steht. Wenn er dann mit oberflächlichen und gut gemeinten Schmeicheleien oder barmherzig gedachten Notlügen angesprochen wird, bleibt auch die Beziehung an der Oberfläche. Eine echte Begegnung, die jetzt gerade in dieser Situation so nötig und gewinnbringend sein könnte, wird unmöglich. Ein ehrliches und offenes Gespräch wird ausgeschlossen, weil der Patient merkt, daß er angelogen wird. Und wer will sich schon öffnen für jemanden, der die Unwahrheit sagt oder zeigt, daß er mit den Tatsachen nicht umgehen kann!

12.4 Positives Denken ist gesund!

Positives Denken bedeutet nicht, wie oft behauptet, Negatives grundsätzlich zu leugnen. Alles hat zwei Seiten. Es liegt an jedem von uns, wie wir etwas bewerten. Positiv denken heißt, sich bewußt für das zu entscheiden, was unserer Meinung nach positiv ist oder / und die positive Seite des Negativen darstellt. Wer positiv denken will, muß in jeder Lage immer noch die Möglichkeit in Betracht ziehen, daß die Situation auch positive Aspekte hat, auch dann, wenn wir sie im Moment nicht sehen.

Der direkte Zusammenhang zwischen einer positiven Lebenseinstellung und dem rascheren Heilungsprozeß ist bewiesen. Der amerikanische Krebsarzt Dr. Carl Simonton hat mit seiner Frau zusammen Patienten betreut und verschiedene Behandlungsmethoden angeboten: Die erste Gruppe von Kranken erhielt eine rein schulmedizinische Betreuung. Die zweite Gruppe wurde zusätzlich psychotherapeutisch versorgt. In der dritten Gruppe erhielten die Patienten die Möglichkeit, außerdem noch als Hilfe ein psychotherapeutisch wirksames Gebet in ihrer eigenen Glaubensrichtung zu erarbeiten. Diese letzte Gruppe hatte mit weitem Abstand die besten Heilungschancen.

Wir wissen bereits aus der Beobachtung der erfahrenen Ärzte und Heiler aus allen Jahrhunderten, was uns die moderne Psychoneuroimmunologie[30] beweist: Positive Einflüsse auf die Gedanken und Gefühle des Menschen stärken seine körperlichen Abwehrmechanismen meßbar, während die Abwehrkraft durch negative Einflüsse erheblich beeinträchtigt wird.

Jeder von uns weiß aus eigener Erfahrung, daß er leichter krank wird und zum Beispiel einen grippalen Infekt bekommt, wenn er sich seelisch nicht wohlfühlt. Auch die Unfallhäufigkeit ist deutlich gesteigert, wenn wir innerlich unruhig, unausgeglichen und belastet sind. Das geht sogar so weit, daß eine amerikanische Lebensversicherungsgesellschaft herausgefunden hat, daß die Häufigkeit von Unfällen auf dem Weg zur Arbeit und während der Arbeit deutlich geringer ist bei Menschen, die vom Partner zu Hause liebevoll verabschiedet werden, als bei anderen, die nicht zum Abschied gegrüßt werden oder im Streit mit dem Partner auseinandergehen.

Deshalb ist der Ausdruck der gegenseitigen Liebe auch in der positiven und manchmal strengen Ehrlichkeit hilfreich, wenn wir dem Schwerkranken vermitteln, daß wir ihn annehmen, wie er ist.

---

30 Neuer Forschungszweig, der mit modernen psychologischen und biochemischen Methoden die Wechselwirkungen zwischen seelischen Vorgängen und körperlichen Abwehrmechanismen erforscht.

12.5 Positiv denken im Sterben – ein gelebtes Beispiel

Dazu erinnere ich mich sehr eindrucksvoll an Herrn Gruber, der bis in seinem letzten Lebensjahr noch zuverlässig die Steuerangelegenheiten in der Firma seines Sohnes erledigt hatte. Als der Sohn einen anderen Steuerberater beauftragte, um den Vater zu „schonen", brach für den alten Herrn die Welt zusammen. Er fiel nach dieser Nachricht vorübergehend in eine tiefe Depression und sah keinen Sinn mehr in seinem Leben. Es wunderte mich überhaupt nicht, daß er innerhalb von wenigen Monaten aus voller körperlicher Gesundheit heraus Symptome eines Magenkrebses entwickelte. Ich sprach sehr offen über meinen Verdacht, und da Herr Gruber inzwischen wieder klar entscheiden konnte, bat er mich, keinerlei Diagnostik und Therapie zu machen, da er unter den für ihn herrschenden Umständen beschlossen hatte, nicht mehr weiterzuleben. In mehreren informativen Gesprächen über die Folgen der unterlassenen Therapie war er klar, entschieden und konsequent in seiner Haltung. Ich denke heute noch in großer Hochachtung an die Würde und Aufrichtigkeit, mit der er sich von seiner Familie und von mir verabschiedete, bevor er zu Hause starb, von seiner Tochter liebevoll gepflegt und respektiert.

Gerade in solchen Situationen zeigt sich, ob die Liebe wirklich Liebe ist oder nur ein Aneinanderhängen, um den anderen zu einem Verhalten zu verpflichten, das dem pflegenden Partner vordergründig nützt.

12.6 Besuche und Geschenke

Freundschaften und andere wichtige Beziehungen sollten unbedingt gepflegt werden, auch wenn sie durch krankheitsbedingte Begrenzungen vielleicht nur eingeschränkt gelebt werden können. Der Kranke sollte daran teilnehmen, soweit es ihm möglich ist. Wenn das Verhalten der Freunde und Bekannten den Kranken oder die Familie belastet, sollte das direkt und einfühlsam besprochen werden.

Lange und zu häufige Besuche sind für den Kranken oft eine Last, weil er müde ist und sich vielleicht verpflichtet fühlt, den Besucher zu unterhalten und auf keinen Fall Schwäche oder Erschöpfung zu zeigen. Deshalb sind kurze und positiv wirkende Besuche und ermunternde Gespräche viel hilfreicher als, wie es leider sehr häufig geschieht, dem Kranken ausführlich und dramatisch zu schildern, welche Katastrophen sonst noch bei dieser Krankheit passieren können und wer schon alles daran gestorben ist. Bevor Sie das Krankenzimmer betreten, überlegen Sie konkret, wie Sie dem Kranken Trost, Erleichterung und Freude verschaffen können. Bringen Sie sich innerlich in eine aufbauende Stimmung, besonders wenn der Kranke sich in einem sehr schwierigen Stadium seiner Krankheit befindet. In jedem Fall sind Takt und Einfühlungsvermögen unerläßlich. Dem Patienten soll es nach Ihrem Besuch besser gehen als vorher! Wenn Sie sich nicht zutrauen, den Patienten wenigstens ein bißchen aufzumuntern, sollten Sie auf den Besuch verzichten.

Ich bin einmal ins Krankenhauszimmer eines befreundeten Kollegen gegangen, der wenige Tage zuvor einen komplizierten Herzinfarkt mit Herzstillstand erlitten hatte. Manfred lag im Halbdunkel und war noch sehr schläfrig aber wach. Ich sagte nur: „Wir sind alle sehr erleichtert, daß du bei uns bist und die erste Hürde geschafft hast. Wir wünschen dir von Herzen, daß es dir rasch besser geht. Und ich bin gekommen, um dir zu sagen, daß wir sehr intensiv an dich denken. Ich werde wiederkommen." Dann habe ich ihn in den Arm genommen und den Raum wieder verlassen. Der Kollege war zu Tränen gerührt, bedankte sich herzlich für die guten Wünsche und wir haben uns wortlos verabschiedet. Ich denke, das war ein guter Besuch.

Wenn Sie den Kranken nicht besuchen wollen oder aus irgendwelchen Gründen nicht zu ihm gehen können, schreiben Sie eine Karte oder einen Brief, oder besprechen Sie eine Tonbandkassette. Das hat den Vorteil, daß der Patient sich mit Ihnen und Ihren Gedanken beschäftigen kann, wenn er sich dazu in der Lage fühlt. Den Brief oder die Kassette kann er mehrfach überdenken und „portionsweise" genießen, wie er will und kann.

Denken Sie bitte auch daran, einem Kranken mit offenen Wunden keine Blumenerde ins Zimmer zu bringen, da diese eine hervorragender Nährboden für Wundstarrkrampf- und andere krankheitserregende Bakterien ist. Das ist der Grund, warum in operativen Stationen nur Schnittblumen erlaubt sind. – Nehmen Sie bitte nachts die stark duftenden Blumen aus dem Zimmer. Sie stören sonst den Schlaf des Patienten.

Was können Sie sonst noch mitbringen, um dem Kranken eine Freude zu machen? Ich möchte Ihnen ein paar Vorschläge machen, die über die üblichen Geschenke wie Blumen, Alkohol, Süßigkeiten und Bücher hinausgehen.

Dabei ist die innere Beziehung zwischen Ihnen und dem Patienten die Grundlage der Geschenkauswahl. Es geht also nicht darum, viel Geld auszugeben! Fühlen Sie sich in die Person hinein, die Sie besuchen, und empfinden Sie Ihre Beziehung zu ihr. Was macht dem Kranken ein gutes Gefühl? Was trägt zu seiner Genesung bei?

Wenn Sie sich an gemeinsame schöne Erlebnisse erinnern, ist vielleicht ein Bild in einem hübschen Rahmen, ein Videofilm oder ein anderes Andenken daran ein sinnreiches Geschenk. Ich erinnere mich zum Beispiel, daß ein Freund meines Vaters von einer Wanderung in den Alpen ihm einen wunderschönen großen Stein mitbrachte und diesen mit den Worten überreichte: „Ich hoffe, daß unsere Freundschaft immer so fest und glatt ist wie dieser Stein. Ich habe bei der Wanderung an Dich und unseren gemeinsamen Lebens- und Freundschaftsweg gedacht!"

Versuchen Sie zu verspüren, mit welchem Gegenstand oder mit welcher Geste Sie eine glückliche Situation im Patienten ansprechen können. Wenn Ihr Bekannter oder Ihre Freundin gern anschmiegsame oder warme Gegenstände mag, können Sie eine Freude machen mit einem schönen Kissen, einem feinen Tuch oder weichen Schal. Ein besonderes Taschentuch mit beziehungsreichen Motiven oder kunstvoller Verarbeitung, eine kleine handgestickte Decke für den Nachttisch sind nur wenige Beispiele, die Sie anregen können.

Wenn Sie eine sehr persönliche Beziehung haben, ist es auch in Ordnung, wenn Sie besondere Produkte zur Körperpflege schenken: Ein Waschlappen aus edlem Frottee oder mit besonderen Farbkombinationen, das dazu passende Handtuch, ein ausgefallenes Parfum, eine geschmackvoll ausgesuchte Seife, ein gutes und unaufdringliches Rasierwasser, ein angenehmes Massageöl für den Rücken, eine schöne Serviette können Begeisterung auslösen.

Eine Unterstützung beim Essen und Spielen ist ein Bett-Tablett. Beachten Sie, daß man es auch schräg stellen kann, um ein Buch zum Lesen darauf zu legen. Der Patient wird vielleicht dankbar sein, eine gute Unterlage zum Schreiben oder Malen zu haben.

Gläubigen Menschen machen Sie eine besondere Freude, wenn Sie handschriftlich ein Buch verfassen mit Gebeten, die Sie zum Beispiel täglich mit dem Patienten sprechen. Gestalten Sie ein individuelles

Gebetsbuch mit passenden Bildern, die Sie aus Zeitschriften zusammenstellen oder selbst malen können. Gepreßte Blumen und eine Widmung machen das Buch besonders persönlich und wertvoll. Solch ein Geschenk ist ein kostbares Zeugnis Ihrer Beziehung, das weit über die Krankheit hinaus seinen Wert behält.

Wenn Sie gerne schreiben oder dichten, verfassen Sie doch ein Märchen, ein Gedicht oder eine beziehungsreiche Geschichte für den Patienten, in dem er direkt oder indirekt beschrieben eine Rolle spielt. Sie können so auf manche Weise Ihre Botschaft vermitteln, sogar eine unangenehme, die Sie vielleicht nicht so gerade heraus anbringen wollen. Aber achten Sie immer darauf, daß Sie Takt, Anstand und die Gefühle des Patienten respektieren!

Eine schöne Kerze ist ein altbekanntes Symbol für das Lebenslicht, die Erleichterung und Erleuchtung im Leid. Sie ist als Geschenk immer richtig.

Legen Sie ein Besucherbuch bereit, in das die Gäste ihre mündlichen Wünsche zur Genesung auch eintragen und das der Patient in stillen Stunden immer wieder für sich allein lesen und die damit verbundene Zuneigung nachempfinden kann. Stellen Sie Farbstifte dazu, dann wird das Buch durch die lebhafte bunte Gestaltung ein lebendiges Kunstwerk. Sie können den Besucher bitten, ein Foto von sich mitzubringen, das sie in das Buch kleben.

Haben Sie zu dem Kranken eine Herzensbindung, nehmen Sie von sich ein wertvolles und geliebtes Schmusetier und bringen es dem Patienten mit der Erklärung, daß dieses Tier jetzt auf sie / ihn aufpaßt, bis sie / er genesen ist. In diesen Fällen ist eine Leihgabe möglich.

Für Menschen, die eine innige und intime Beziehung zueinander haben, kann es ein Zeichen besonderer Verbundenheit sein, ein Kleidungsstück des gesunden Partners zu tragen oder sein Kopfkissen zu bekommen. Der vertraute Körperduft an diesem Schlafanzug oder Hemd oder Kissen ist ein wichtiges Signal der Zusammengehörigkeit und des intimen Wohlfühlens. Man sagt nicht ohne Grund: „Ich rieche dich gerne!"

Unter Liebenden kann ein Liebesbrief oder ein anderes Erinnerungsstück aus vergangenen glücklichen Tagen herzliche Gefühle wecken und die momentane schwierige Situation emotional stützen und aufbauen.

Selbstgebastelte Geschenke sind immer ein Zeichen besonderer Zuwendung: von einem kleinen Bild über Strick-, Häkel-, Stick- und Näharbeiten bis zu liebevoll verzierten Holz- und Papierkunststücken.

Denken Sie auch daran, dem Patienten etwas zu kochen oder zu backen, was er gerne mag. Was hat er bei seinem letzten Besuch bei Ihnen als besonders gut gelobt? Erkundigen Sie sich bei den mit ihm lebenden Angehörigen, ob Ihr Essens- oder Backgeschenk in der jetzigen Situation richtig ist und der Patient es auch genießen darf. Wenn Sie einem frisch am Magen operierten Freund seine

Lieblingssahnetorte bringen, erkennt er vielleicht Ihre guten Absichten, aber er ist sicherlich sehr frustriert, weil er das gut gemeinte Geschenk ablehnen muß. Und wenn er die Torte ißt, geht es ihm schlecht! Beides haben Sie nicht gewollt.

Bei dieser Gelegenheit fällt mir ein, daß mir Patienten häufig das schenken, was sie selbst nicht essen oder trinken dürfen. Denn das ist für sie wertvoll. Der trockene Alkoholiker schenkt Wein und Schnaps, der Diabetiker Pralinen, Marzipan, Kuchen und Schokolade, der Hochdruck-Patient bringt die salzigen Nüsse, und ein Patient mit hohen Cholesterin-Werten machte mir eine Freude mit zehn frischen Eiern.

Frisches Obst und gute Säfte sind bei den meisten Menschen ein gesundes und erlaubtes Geschenk.

Mit einem Gutschein für einen gemeinsamen Ausflug, einen Theater- oder Kinobesuch nach der Genesung können Sie den Blick des Patienten nach vorn richten, neue Ziele setzen und die Gedanken und Gefühle für die Zukunft motivieren.

Das ist von großer Wirkung, wenn Sie einen Menschen erfreuen wollen, der gerade an einer absehbaren Krankheit leidet oder eine Operation mit guter Prognose hinter sich hat. Es versteht sich von selbst, daß solch ein Geschenk nicht angemessen ist, wenn man davon ausgehen kann, daß der Patient sterben wird. Der Patient weiß es bewußt oder unbewußt, also machen Sie ihm nichts vor!

Denken Sie an die neue Form der Hörbücher auf MC oder CD. Sie sind ein Segen für Kranke, die aus irgendwelchen Gründen nicht sehen, nicht lesen oder kein Buch halten, aber hören können. Diese Patienten schalten sich das Hörbuch selbst ein und aus, wie sie es vertragen und wie sie sich darauf konzentrieren können. Neu auf dem Markt sind Bücher mit besonders großer Schrift für Menschen mit sehr schlechtem Sehvermögen. Auch an Lesegeräte mit extremer Vergrößerung auf einem Bildschirm sollten Sie denken. In medizinisch begründeten Sonderfällen wird es sogar von der Krankenkasse bezahlt. Außerdem gibt es beleuchtete Leselupen. Eine Leselampe ist ein sehr sinnvolles Geschenk, wenn der Patient gerne liest.

Sie machen vielen Kranken eine Freude mit besonderem Geschirr oder Besteck. Eine Tasse, ein Glas, ein Teller, zu dem der Patient einen persönlichen Bezug hat, verschönern seine Mahlzeiten, und Sie sind indirekt immer dabei!

Sie dürfen den Patienten auch fragen, ob er einen Herzenswunsch hat. Vielleicht bekommen Sie eine völlig unerwartete Bitte, die Sie gern und leicht erfüllen können.

13 Wie können die Kranken neue Ziele anstreben?

Der Weg ist das Ziel.
Lao-tse, chinesischer Philosoph[31]

Suche nicht den Schuldigen.
Löse das Problem.
Japanisches Sprichwort

Wissen und nicht danach handeln
heißt noch nicht wissen.
Buddhistische Weisheit

31 Er soll nach der Tradition 604 v. Chr. geboren sein, lebte aber wahrscheinlich im 4.–3. Jhd. v. Chr.. Das mit seinem Namen verbundene Hauptwerk „Dao de Jing" ist eine Sammlung von Sprüchen, die aber nicht von ihm stammen.

13.1 Einleitung

Jede Krankheit hat auch positive Seiten, wie wir im Kapitel 5 besprochen haben. Dazu kommen noch andere Gesichtspunkte, die entscheidend für den weiteren Verlauf der Krankheit sind. Jede Krankheit stellt eine Chance dar, Bilanz zu machen und neue Prioritäten zu setzen, neue Aktivitäten zu beginnen und andere Dinge zu lassen. Entscheidende Fragen hierzu können weiterhelfen, um Klarheit zu gewinnen. Diese Fragen sind auch sehr aufschlußreich für Schwerkranke, die wieder gesund werden, denn die daraus folgenden Erkenntnisse führen meist zu einem völlig veränderten Lebensstil und neuen Lebensziel nach der Genesung.

Ein Mensch, der sich in einen Herzinfarkt hineingetrieben hat, wird mit großer Wahrscheinlichkeit nach ehrlicher Beantwortung der folgenden Fragen sein Leben nach der Krankheit ändern. Das gilt auch dann, wenn die Änderung nur darin besteht, daß er sich in Zukunft wenigstens seiner Fehler bewußt ist, wenn er sie wieder macht.

13.2 Praktische Übungen

Wenn Sie Ihre Überzeugungen hinterfragen wollen, die Ihr Denken und Handeln, also Ihr Leben prägen, empfehle ich Ihnen, in einer ruhigen Stunde die folgenden Testfragen zu beantworten. Dr. Simonton hat sie 1992 bei dem Kongreß für Holistische[32] Medizin in Garmisch-Partenkirchen vorgestellt. Ich habe sie häufig in der Praxis mit Patienten besprochen und bin mit diesen dabei auf sehr interessante, gewichtige und weiterhelfende Erkenntnisse gekommen.

Schreiben Sie sich wesentliche Überzeugungen auf, die Ihr Leben geprägt haben, nach denen Sie in der Vergangenheit gelebt haben und die Sie heute noch haben. Versuchen Sie, möglichst klare und kurze Sätze zu formulieren.

Zum Beispiel:

- *Ich bin erfolglos.*
- *Ich bin häßlich.*
- *Ich falle in Prüfungssituationen durch.*
- *Ich bin ein guter Partner.*
- *Ich bin in Krisen unzuverlässig.*
- *Ich bin in meinem Beruf sehr gut.*
- *Meine Partnerin steht auch in der Not zu mir.*
- *Ich bin ein Pechvogel.*
- *Ich bin ein guter Vater, eine gute Mutter.*
- *Ich bin immer schuldig.*

Dann gehen Sie jede Überzeugung mit den folgenden Fragen durch.

32 holistisch = ganzheitlich

Testfragen für Patienten über ihre wesentlichen pathologischen[33] Überzeugungen

1. Beruht diese Überzeugung auf Tatsachen? (nicht bei religiösen und spirituellen Überzeugungen)
2. Schützt diese Überzeugung mein Leben und meine Gesundheit?
3. Hilft mir diese Überzeugung, meine Kurz- und Langzeitziele zu erreichen?
4. Hilft mir diese Überzeugung, meine schlimmsten Konflikte zu lösen oder zu vermeiden?
5. Hilft die Überzeugung, mich zu fühlen, wie ich mich fühlen will?

Mindestens 3 Fragen müssen bei jeder Überzeugung mit „ja" beantwortet werden, sonst ist es eine ungesunde Überzeugung.

Wenn Sie feststellen, daß Sie pathologische Überzeugungen haben, sollten Sie neue, gesunde und positiv formulierte Überzeugungen an deren Stelle entwickeln, aufschreiben und deren Umsetzung mindestens dreimal täglich in entspanntem Bewußtseinszustand visualisieren. Dazu empfehle ich Ihnen die Bücher und Kassetten von Simonton, die im Literaturverzeichnis aufgeführt sind.

Wie solch eine Visualisierungsarbeit praktisch abläuft, habe ich am Beispiel von Achim Krüger in meinem Buch „Wenn der Herbst zum Frühling wird" ausführlich beschrieben.

---

33 pathologisch = krankhaft, schädlich

Der Begriff *positiv formuliert* bedeutet, daß Sie sagen, was Sie wollen und nicht, was Sie nicht wollen. Also nicht: „Ich will nicht mehr krank sein!" sondern „Ich will gesund sein!" Das setzt voraus, daß Sie wissen, was Sie wollen. Sehr viele Menschen wissen aber nur, was Sie nicht wollen. Das ist ein grundlegender Unterschied der Erziehung und der Denkweise. Wenn Sie wissen, was Sie wollen, sind Sie gewohnt, die Verantwortung für sich zu übernehmen. Wenn Sie wissen, was Sie nicht wollen, haben Sie sich in der Vergangenheit meistens oder immer von Respektspersonen leiten lassen und selten oder nie wirklich die Verantwortung für ihr Leben übernommen. Hilfreich für diesen geistig-seelischen Entwicklungsprozeß besonders bei der Bewältigung des Sterbeprozesses sind auch die folgenden Fragen[34]:

- Was für ein Gefühl hätte ich über mein Leben, wenn ich heute sterben würde?
- Was ist mir wirklich wichtig gewesen?
- Wen habe ich geliebt?
- Was habe ich erreicht?
- Was wird von mir bleiben, wenn ich tot bin?
- Was werde ich ändern, wenn ich gesund werde?

Die ehrliche Beantwortung dieser Fragen ergibt neue Perspektiven, neue Lebensqualität und neues Lebensbewußtsein und Anregungen für Aktivitä-

34 Simonton: Heilung in der Familie, Rowohlt-Verlag

ten, gleichgültig, wie lange Sie noch zu leben haben. Diese Überlegungen können aber nur konstruktiv sein, wenn der Kranke bereit ist, klare Vorstellungen zu entwickeln, selbst aktiv etwas für sich zu tun und dann erst die letzte Entscheidung zu übergeben.

14 Bei Schwerkranken müssen wir an die Gefahr der Selbsttötung denken!

Der Gedanke an Selbstmord
hilft über manche Nacht hinweg.
Friedrich Nietzsche (1844-1900),
deutscher Philosoph

Sie können eine Diagnose nur stellen,
wenn Sie an die Diagnose denken!
Hans Erhard Bock,
ehemaliger Direktor der
Medizinischen Universitätsklinik Tübingen

Schuld ist Aggression gegen sich selbst.
Ron Smothermon, amerikanischer Psychiater

14.1 Daran denken!

Schon allein die Angst vor einer schweren Krankheit kann beim Patienten in der Panik den Wunsch auslösen, seinem Leben aktiv ein Ende zu setzen. Wir müssen in jeder Phase der Krankheit an eine mögliche Selbstgefährdung des Patienten denken. Gleichzeitig gilt die Tatsache, daß das Suicidrisiko[35] bei chronisch Kranken genau so hoch oder genau so niedrig ist wie bei Gesunden!

Im ersten Halbjahr 1996 haben sich in ganz Deutschland 6.164 Menschen selbst getötet, davon mehr als doppelt so viele Männer wie Frauen. Zum Vergleich: Im selben Zeitraum kamen 4.000 Menschen bei Verkehrsunfällen ums Leben. Wie auch im Vorjahr lag der Häufigkeitsgipfel der Selbsttötungen nicht, wie häufig vermutet wird, in den dunklen Monaten des Jahres, sondern im Mai. Im Januar 1996 waren es 887 und im Mai 1.138 Menschen, die sich das Leben nahmen.[36]

14.2 Darüber sprechen!

Dabei ist es sehr wichtig, diese Gefahr anzusprechen! Dadurch steigt die Suicidgefahr nicht! Es besteht auch nicht die Gefahr, daß wir einen Men-

35 Suicid kommt von lat. sui caedere und bedeutet wörtlich: „sich selbst fällen"

36 Deutsches Ärzteblatt, 21. März 1997, zit. nach Statistisches Bundesamt

schen durch das Gespräch auf die Idee bringen, er könne jetzt sich selbst töten. Die Psychiater und Suicidforscher sind sich einig, daß es eine Art der Vorsorge darstellt, über Suicidgedanken zu sprechen anstatt den Patienten mit seinen Phantasien alleinzulassen. Wir müssen im Gespräch darauf hinweisen, daß Gedanken an eine Selbsttötung normal sind. Meist äußern Patienten ihre Gedanken deshalb nicht, weil sie Angst haben, als „verrückt" eingestuft und sofort in die Psychiatrische Klinik eingewiesen zu werden. Diese Angst können wir Ärzte und Sie als Angehörige ihnen zum Beispiel mit den folgenden Sätzen nehmen: „Es ist normal, daß Menschen in Ihrem Zustand darüber nachdenken, ihr Leben selbst zu beenden. Geht es Ihnen auch so?"

Wir sollten das Wort Selbst**mord** im Gespräch vermeiden, da es in unserer Gesellschaft moralisch sehr negativ belegt ist und bei den Menschen, die darüber nachdenken, sich umzubringen, im allgemeinen große Schuldgefühle auslöst.

14.3 Die Entwicklung kennen!

Um Menschen mit Suicidgedanken besser zu verstehen, möchte ich kurz darstellen, wie es meistens zu dieser Entwicklung kommt. Im allgemeinen stehen Kränkungen[37] des Säuglings ganz am Anfang des

37 Beachten Sie bitte die wörtliche Bedeutung: *Kränkung* heißt *Krankmachung!*

Dramas. Das kleine Kind hat zum Beispiel den Wunsch, gefüttert zu werden und wird abgelehnt. Es empfindet diese Ablehnung als Kränkung und wehrt sich mit Geschrei. Wenn die Mutter ihre Art von Aggression beziehungsweise Zurückweisung weiterführt, entsteht eine neue Kränkung. Solche Beispiele reihen sich im Laufe eines Lebens aneinander, und das Kind und der Heranwachsende erleben immer wieder Aggression und Gegenaggression. Dabei ist wichtig, wie jeder einzelne Mensch diese Verweigerungen empfindet und ob er lernt, eine gewisse Frustrationstoleranz zu entwickeln, die ihm erlaubt, mit einem normalen Maß an unvermeidlichen und zumutbaren Zurückweisungen umzugehen, ohne daran Schaden zu leiden. Dazu ist ein gesundes Selbstwertgefühl notwendig.

Wenn aber immer mehr Kränkungen empfunden werden, auf die der Mensch nicht angemessen reagieren darf, er also seine eigene Aggression nicht zeigen darf, bleibt seine Aggressionsenergie sozusagen in ihm stecken. Und da Energie nicht verschwinden, sondern sich nur umwandeln kann, richtet sich schließlich die Energie gegen den gekränkten Menschen selbst. Man nennt das eine *Aggressionsumkehr*. Der Mensch wird „sauer" und bekommt zum Beispiel ein Magengeschwür, weil auf Grund der inneren Erregung eine vermehrte Menge Magensäure produziert wird. Er „frißt alles in sich hinein" und wird dabei von der eigenen Säure, dem Symbol für Aggression, aufgefressen und „ärgert sich ein Loch in den Magen". In diesem saueren Magenmilieu gedeihen die Bakterien besonders gut, von denen wir seit einigen Jahren wissen, daß sie das Geschwür auslösen. Neu daran ist, daß das Magengeschwür eine Infektionskrankheit ist!

Je mehr ein Mensch sich gegen sich selbst wendet, um so mehr wird er alle Signale seiner Umwelt im Sinne einer Ablehnung deuten[38] und diese auf Grund seines verminderten Selbstwertgefühles auch als gerechtfertigt empfinden. Weil er sich als nicht mehr lobenswert sieht, glaubt er auch, nicht mehr liebenswert zu sein. Schließlich konzentrieren sich seine Gedanken so sehr auf diese Einschränkungen und Kränkungen, daß er an nichts anderes mehr denken kann. Das bezeichnen wir als *Einengung.* Die Gedanken drehen sich im Kreis und werden immer enger und auswegloser. Der Mensch kann nur schwer wieder aus diese Denkspirale herausfinden. Deshalb ist es problematisch für ihn, Hilfe zu erbitten, weil er sich selbst für viel zu wertlos hält, um der Hilfe wert zu sein.

Das ist auch der Grund, warum es so wichtig ist, den Menschen auf seine möglichen Suicidgedanken anzusprechen, um ihm sein Schuld- und Minderwertigkeitsgefühl wenigstens zu verringern und eine Gelegenheit zu geben, aus seinem Gedankenkarussell herauszufinden und einen neuen Weg zu sehen.

Wenn zu der Einengung noch ein akutes Ereignis in Form einer zusätzlichen Kränkung auftritt, kann

38 Sie erinnern sich: Unsere Wahrnehmung verändert unsere Wahrnehmung!

es zu intensiven Suicidgedanken und deren prompter Umsetzung kommen. Denn der Mensch erlebt sich jetzt nicht nur als **nicht lobenswert** und **nicht liebenswert,** sondern auch als **nicht lebenswert.** Er ist dann bereit, die Aggression, die er immer entwickelt hat, gegen sich selbst anzuwenden. Deshalb muß man bei jedem Suicid fragen, wem denn der Mord wirklich gegolten hat. Dabei ist zu berücksichtigen, daß viele Gründe, viele Tropfen sich addieren, um das Faß zum Überlaufen zu bringen. Und dabei ist der erste genau so wichtig wie der letzte.

Der Patient sehnt sich danach, in die absolute Ruhe zurückzukehren, in der er glaubt, sich wohlzufühlen und vor Angriffen und Kränkungen sicher zu sein. Und er stellt sich vor, all das im Tode zu finden. Das ist eine besondere Form der Regression, also des Rückschritts in ein sehr frühes Entwicklungsstadium.

Mir fällt dabei Frau Schneider ein, eine alte Dame, die ich über mehrere Jahre im Altenheim betreut habe. Sie war aus den ehemaligen Ostgebieten geflohen, hatte im Krieg und auf der Flucht ihren Mann und alle fünf Kinder verloren und lebte jetzt mit einer typischen Altersdepression vor sich hin jammernd im Heim. Sie klagte nie über ihre Vergangenheit, sprach nicht über die vielen Verluste, sondern stellte ihre körperlichen Beschwerden wie Gelenkschmerzen, Kopfschmerzen und Schlafstörungen in den Vordergrund. Auch bei mehreren Gesprächen, in denen ich versuchte, an die Ursachen ihrer Depression zu kommen, erzählte sie nie etwas von der Tragik, die sie durchgestanden hatte. Obwohl ich jahrelang ihr Hausarzt war, erfuhr ich ihre Leidensgeschichte erst nach ihrem Tod. Die Depression war eine Möglichkeit für sie, ihre Aggression zu leben, die sie auf natürliche Weise nicht nach außen zeigen konnte, weil sie immer gelernt hatte, Erniedrigungen zu dulden und Kränkungen zu ertragen. Ihr schweres Schicksal lastete auf ihr, und keiner ahnte, welche explosive Kraft sich in ihr angestaut hatte.

Eines Tages sprang Frau Schneider aus dem vierten Stock des Heims in die Tiefe. Erst bei näherem Befragen des Pflegepersonals wurde deutlich, daß für sie die letzte und entscheidende Kränkung darin bestanden hatte, daß die Schwester ihr nicht sofort die Haare waschen konnte, als die Patientin es verlangte, sondern freundlich um einen Moment Geduld bat, weil zuerst eine andere Heimbewohnerin versorgt werden mußte. So konnte ein kleiner Funke eine große Bombe zünden, weil sich genügend Sprengstoff angesammelt hatte.

Dieses Ereignis führte dazu, daß die Pflegedienstleiterin des Heimes mich bat, eine Reihe von Fortbildungsveranstaltungen für das Personal zum Thema Suicid und Suicid-Vorsorge abzuhalten.

14.4 Eine grundsätzliche Frage

Ist es richtig, einen Prozeß künstlich zu beenden, der nicht auf natürliche Weise beendet ist? Ich denke, jeder einzelne muß seine Entscheidung selbst für sich treffen. Unsere Aufgabe als Mitmenschen besteht darin, Hilfe in der Verzweiflung anzubieten. Auch wenn wir die Probleme der schwerkranken Patienten nicht lösen können, stellt ein Gesprächsangebot schon eine Möglichkeit der Erleichterung dar. Dabei sollten wir bedenken, daß wir niemanden zum Gespräch zwingen können und respektieren müssen, wenn wir in einer gut gemeinten Unterhaltung nicht als Partner angenommen werden.

Ganz sicher bewirkt aber ein hoffnungsvolles Gespräch mit einem suicidgefährdeten Menschen eine Minderung der Suicidgefahr. Solange wir im Kontakt bleiben und miteinander reden, besteht Hoffnung, den schwerwiegenden Entschluß zum Suicid abzuwenden und dem Verzweifelten neue Perspektiven zu eröffnen.

Wir müssen uns klar darüber sein, daß wir einen Suicid nicht verhindern können, wenn der Patient wirklich entschlossen ist, seinem Leben ein Ende zu setzen. So tragisch das ist, und so viele Schuldgefühle in den Angehörigen nach solch einer Katastrophe entstehen mögen, müssen wir letztlich akzeptieren, daß wir auch mit modernsten medizinischen und psychotherapeutischen Mitteln nur begrenzte Möglichkeiten der Behandlung und wirklichen Einschätzung der Gefährdung besitzen.

14.5 Das tragische Beispiel

Ich habe als Klinikarzt im Notarztwagendienst Herrn Brenner kennengelernt, einen schwer depressiven Mann, der selbst das Rote Kreuz alarmiert und in seiner Verzweiflung um Hilfe gebeten hatte. Als wir in seiner Wohnung ankamen, trafen wir einen tief niedergeschlagenen und hilflosen Mann, der große Messer und eine bereits geknüpfte Schlinge auf den Tisch gelegt hatte. Der schwarze Anzug hing am Schrank. Über der Brust und den Armen von Herrn Brenner bluteten einige oberflächliche Schnitte, die er sich zugefügt hatte. Nach einem längeren Gespräch, das wegen seiner Depression von seiner Seite sehr zäh und langsam ablief, erreichte ich schließlich, daß er freiwillig in die Psychiatrische Klinik mitging, um sich dort behandeln zu lassen.

Drei Wochen später sprach mich ein Rettungssanitäter an, der an jenem Sonntag alles miterlebt hatte. Er berichtete, er habe heute Herrn Brenner aus der Klinik abgeholt, weil dieser von den Ärzten als nicht mehr gefährdet eingeschätzt wurde und auch selbst um seine Entlassung gebeten hatte. Eine Stunde nach seiner Ankunft zu Hause stürzte sich Herr Brenner vom Balkon seiner Wohnung und war sofort tot.

14.6 Die Lehre daraus

Es ist ein Fehler zu glauben, wer immer über Suicid redet und ihn androht, begehe ihn nicht. Und es ist ebenso falsch, davon auszugehen, wer nichts rede und nach außen von seinen inneren Kämpfen nichts zeige, sei nicht gefährdet.

Ich denke, jeder Leser kennt die wahren Geschichten von Menschen, die immer so freundlich, völlig unauffällig und ausgeglichen gewirkt haben und deshalb eines Tages um so unerwarteter irgendwo tot aufgefunden wurden. Die nähere Erforschung der Todesursache ergab eine Selbsttötung.

Ich halte es für falsch, solche Menschen für ihre Tat zu verurteilen. Ich kann gut nachvollziehen, daß wir Überlebenden enttäuscht, verbittert, ratlos wütend und traurig über eine solche tödliche Entscheidung eines nahestehenden Menschen sind. Aber ich denke, wir haben kein Recht, weder ein moralisches noch ein religiöses, ihn deshalb menschlich abzulehnen. Aufgrund unserer Eigenverantwortung wird jeder Mensch auch die Konsequenz erleben und erfüllen müssen, gleichgültig, ob es eine Wiedergeburt gibt oder nicht.

Leider ist es auch so, daß wir letztlich einen Suicid nicht verhindern können, wenn ein Mensch fest entschlossen ist, sein Leben wirklich aktiv zu beenden. Wir müssen das akzeptieren, auch wenn es uns noch so schwer fällt und wir alles tun, um eine solche Tat zu verhindern.

Ich denke, es führt nie zu einem guten Ergebnis, wenn wir einem anderen Menschen Schuld aufladen. Die „Motivation" mit Schuld ist eine der gemeinsten und wirkungsvollsten Methoden, einen Mitmenschen klein und unselbständig zu halten. Er hat keine Chance, aus eigenem Antrieb konstruktiv zu sein.

Wenn Sie einen Menschen mit Schuld unterdrücken, machen Sie sich selbst zum Unterdrücker. Wollen Sie, daß das bekannt wird?

Welches Motiv hat ein Beschuldiger, dem Mitmenschen Schuld aufzuladen, die diesen niederdrückt und ganz bestimmt nie aufrichtet? Meiner Meinung nach stellt die Verteilung von Schuld immer eine Machtbestrebung dar, in der ein Beschuldigter der Unterlegene ist und der Beschuldiger sich manchmal sogar unter dem zynischen Vorwand, es ja nur gut zu meinen, über den angeblich Schuldigen stellt. Lesen Sie dazu im Anhang auf S. 426 bitte „Die verschiedenen Sichtweisen."

Aus einer schuldbeladenen Seele können keine freien Gedanken und keine echte Eigeninitiative wachsen. Ich bin in der täglichen Praxis und in privaten Begegnungen immer wieder erschüttert über die katastrophalen Folgen, die eine schuldaufbürdende Erziehung für das ganze Leben hervorruft. Statt dessen halte ich es für viel angemessener, darüber nachzudenken, welche Qualen und peinigenden Überlegungen in einem Menschen abgelaufen sein müssen, der sein Leben selbst beendet hat. Es steht fest, daß die meisten Menschen, die Suicid begehen, wirklich gerne leben wollen, aber eben nicht unter den Bedingungen, die sie bedrücken.

Ich will nicht darüber diskutieren, ob ein Mensch das Recht hat, sich das Leben zu nehmen. Denn das ist meines Erachtens eine Glaubensfrage, und jeder sollte für sich entscheiden. Ich finde es auch nicht richtig, wenn wir versuchen, unsere eigene Meinung einem anderen Menschen aufzuzwingen, und schon gar nicht mit der Last der Schuldgefühle. Ich glaube, es ist auch unehrlich, einem Menschen Vorwürfe über seine Suicidgedanken oder Suicidversuche zu machen. Diese Vorhaltungen entspringen häufig der eigenen Erschütterung und Hilflosigkeit oder der Betroffenheit, sich selbst für Versäumtes schuldig zu fühlen. Denn ich glaube, es gibt keinen Menschen, der nicht schon darüber nachgedacht hat, wie es denn wäre, wenn er sich selbst das Leben nehmen würde. Das ist normal.

Wichtig ist, wie wir mit diesen Gedanken umgehen, wie wir wieder zum Leben zurückfinden und die Kraft spüren, weiterzuleben und den Mut zu haben, dem nächsten Tag wieder offen zu begegnen. Das können wir schaffen, wenn wir einem gefährdeten Menschen in dem dunkelsten Moment seiner Existenz wenigstens einen kleinen Schimmer vom Licht der Freundschaft, der Liebe oder des Glaubens vermitteln.

Die Chinesen haben das Sprichwort: „Ein Wort, das von Herzen kommt, macht dich für drei Winter warm." Dazu genügt es manchmal, einfach dazusein und nicht zu kritisieren und nicht zu den vielen bereits erlittenen Kränkungen noch die Erniedrigung der Verständnislosigkeit und der Vorwürfe hinzuzufügen.

Es kann hilfreich sein, dem niedergedrückten Menschen zu zeigen, daß wir ihn annehmen mit all seinen Schwächen und Unzulänglichkeiten und versuchen, ihm bedingungslose Liebe zu zeigen. Denn die wahre Liebe kennt keine Bedingungen, sondern nimmt den Menschen, wie er ist.

Gerade in diesen Verzweiflungssituationen kann aus diesem Funken Vertrauen und Zuwendung eine neue Hoffnung erwachsen, daß wir von Mitmenschen angenommen und von einer höheren Macht getragen werden und daß schwierige Lebenslagen immer auch eine Quelle für Neuentwicklungen darstellen.

14.7 Die Entscheidung, die Sichtweise zu wählen

Das griechische Wort *krisis* bedeutet *Wendepunkt, Höhepunkt, Entscheidung.* In der chinesischen Schrift wird das Wort *Krise* aus den beiden Wörtern *Chance* und *Gefahr* zusammengesetzt. Es sieht also aus wie eine Gleichung:

Krise = Chance + Gefahr

Wenn wir darüber nachdenken, stellen wir fest, daß sich dahinter eine einfache und richtige Philosophie verbirgt. In jedem Konflikt stecken immer die Möglichkeiten zur Weiterentwicklung, zum inneren Wachstum und zu neuen weiterführenden Erkenntnissen. Im ganzen Universum gibt es keine Entwicklung, die ohne eine Herausforderung, eine Krise, ein Problem entstanden ist. Alle Eigenschaften, die Pflanzen, Tiere und Menschen im Laufe der Jahrtausende entwickelt haben, sind aus Krisen entstanden, zum Beispiel aus der Notwendigkeit zu überleben, sich gegenseitig zu unterstützen, sich zu verteidigen, miteinander zu kommunizieren.

So können wir unter diesem Gesichtspunkt überlegen, daß die Krise, in der wir stecken, mit Sicherheit eine solche Chance birgt. Dann stellt sie eine lösbare Aufgabe, eine lohnende Herausforderung, eine Gelegenheit zum Gewinn dar. Wenn wir aber die Gefahrenseite in unserer Vorstellung überwiegen lassen, sehen wir den sicheren Untergang, die vernichtende Lage, die hoffnungslose Katastrophe.

14.8 Das Gefühl gewinnt!

Wie wir uns einstellen, wird es geschehen. Ich will auch bei dieser Gelegenheit darauf hinweisen, daß Angst eine hervorragend wirksame Beeinflussung des Unterbewußtseins darstellt, daß genau das geschieht, wovor wir uns fürchten. Denn unser Unterbewußtsein speichert die stark gefühlsbeladenen Bilder, die wir uns von der gefürchteten Situation machen und führt uns genau dahin.

Es ist auch eine bekannte Tatsache: Wenn Gefühl und Verstand miteinander streiten, gewinnt letztlich immer das Gefühl. Auch wenn es erst sehr spät und dann zum Beispiel mit körperlichen Symptomen siegt. Es ist also wichtig, daß wir darüber nachdenken, was wir wollen und nicht uns vorstellen, was wir nicht wollen.

Wenn Sie in Ihrer Angst vor Krankheit sich lebhaft und gefühlsintensiv als krank erleben, wird Ihr Unterbewußtsein von diesen häufigen Bildern wirksam geprägt. Da es keine kritische Funktion hat, führt es für Sie aus, was Sie auf Ihr geistiges Videoband gespeichert und immer gesichert haben.

Auch in der verzweifelten Lage eines Schwerkranken, der mit Suicidgedanken belastet ist, weil er keinen Ausweg sieht, kann es gelingen, Hoffnung aufzuzeigen.

In der täglichen Sprechstunde und am Krankenbett hilft mir immer wieder das Gesetz des Glücks, das ich an den Beginn des Buches gestellt habe. Auch wenn es schwerfällt, etwas zu ändern oder etwas als unveränderbar anzunehmen und die Einstellung zu verändern, sind dies die einzigen wirklichen – wirkenden! – Möglichkeiten, sinnreich und wirkungsvoll mit einer konfliktbeladenen Situation umzugehen.

15 Der heimliche Gedanke

Die Zukunft hat viele Namen.
Für die Schwachen ist sie das Unerreichbare.
Für die Furchtsamen ist sie das Unbekannte.
Für die Tapferen ist sie die Chance.
Victor Hugo (1802-1885),
französischer Schriftsteller

Der Mensch fürchtet den Tod nur,
weil er noch nicht glücklich genug gewesen ist.
Karl A. Varnhagen (1785-1858),
deutscher Kritiker und Schriftsteller

15.1 Die Situation der Angehörigen und Pflegepersonen

Auch Pflegepersonen leiden oft sehr stark unter dem schlechten Zustand des Patienten, besonders wenn die Lage hoffnungslos erscheint, der Kranke langsam und unaufhaltsam dahinsiecht oder zu allem Elend des Patienten auch noch die Ängste und Ekelgefühle des Helfers bei der Versorgung des Kranken kommen. Wir glauben dann manchmal, ein gnadenvoller Tod sei würdiger und wünschenswerter als der jetzt bestehende und quälende Zustand. Insofern ist es verstehbar, daß Angehörige, Teammitglieder und medizinische Hilfspersonen den Tod des Patienten wünschen.

Als gesundes Familienmitglied wissen Sie, daß Ihr Wunsch sich letztlich gegen den Patienten richtet, und das löst im allgemeinen Schuldgefühle aus. Es ist sicherlich in Ordnung, dem Patienten alles für ihn Gute zu wünschen, auch wenn dies möglicherweise sein Tod ist. Klar muß dabei nur sein, daß wir nicht wissen können, was wirklich für den Patienten gut und richtig ist. Wir sehen die Lage aus unserer Sicht, und selbst wenn wir die Situation des Patienten aus seinem Blickwinkel betrachten wollen, können wir nur mit unseren Gedanken versuchen, seine Gedanken zu überlegen.

Hier müssen wir bedenken, daß der häufigste Denkfehler heißt:

„Ich denke, der andere denkt, wie ich denke."

Dieser Satz ist die Basis aller Mißverständnisse.

15.2 Die Situation des Patienten

Wir können auch nicht erkennen, was aus einer übergeordneten Sicht das Schicksal des Patienten ist. Oder, um es religiös zu formulieren: Wir wissen nicht, was Gott mit dem Kranken vorhat. Wir müssen davon ausgehen, daß ein seelisch-geistiger Entwicklungsprozeß in einem Menschen abläuft, solange er noch lebt, auch wenn dieses Leben rein äußerlich betrachtet auf ein absolutes Minimum reduziert ist. Diesen Vorgang dürfen wir meiner Meinung nach nicht aktiv beenden.

Andererseits kann ich verstehen, daß ein Schwerstkranker unter bestimmten Bedingungen nicht mehr leben will und nach klarer Abwägung aller Gesichtspunkte beschließt, seinem Leben ein Ende zu setzen. Ich respektiere das, wenn ich es auch für sehr tragisch halte. Meines Erachtens müssen wir solchen Menschen unbedingt alle Möglichkeiten anbieten, im Gespräch zu bleiben und Hilfe zu finden, um das als unerträglich empfundene Leben weiter tragen zu können.

Als Außenstehende, auch als Familienmitglieder können wir nur versuchen, dem Kranken sein Leben lebenswert zu gestalten, wobei wir uns bewußt sein müssen, daß er das Wort *lebenswert* definiert und nicht wir! Das bedeutet, daß wir mit dem Patienten über **seinen** Sinn und Wert des kranken Lebens sprechen müssen. Dabei ist zu berücksichtigen, daß wir dem Patienten unsere Sicht nicht aufzwingen dürfen und können. Und der Patient hat sehr wahrscheinlich eine andere Meinung, weil er in einer ganz anderen Lage ist als wir Gesunden. Was wirklich wichtig ist, können wir letztlich wohl gar nicht entscheiden oder behaupten, denn wir kennen die Pläne der Schöpfung für den Patienten nicht. Für mich ist nur klar, daß jeder Mensch die Verantwortung trägt für sein Handeln und sein Unterlassen. Er wird also irgendwann dafür Rechenschaft ablegen und die Konsequenzen aus seinem Tun ziehen müssen.

Ansonsten denke ich, daß der Satz „Ich liebe dich!" auch bedeutet: „Ich akzeptiere dich so, wie du bist, und wenn du gehen willst, lasse ich dich gehen." Jemanden festhalten, heißt ihn zu verlieren. Wir können nur etwas oder jemanden wirklich gewinnen, wenn wir bereit sind loszulassen. Um so größer und schwieriger ist die Aufgabe, auch den Schwerkranken, die nicht mehr gesund werden, eine optimale menschliche und fachliche Pflege zu geben. Das schließt eine individuelle und hervorragende Schmerztherapie ebenso ein wie einen geistigen und geistlichen Beistand.

16 Die Grundlagen einer guten Schmerzbehandlung

Schmerz ist eine grundlegend unangenehme Empfindung, die dem Körper zugeschrieben wird und dem Leiden entspricht, das durch die psychische Wahrnehmung einer realen, drohenden oder phantasierten Verletzung hervorgerufen wird.
Engel (1969)

*Schmerz ist nur ein Symptom,
dessen Entstehung und Lokalisation immer
exakt abgeklärt werden wollen,
da seine Ursachen sehr vielfältig sein können.*
Bonica (1979)

*Vielleicht ist die Hoffnung die
letzte Weisheit der Narben.*
Siegfried Lenz (*1926), deutscher Schriftsteller

16.1 Schmerz betrifft den ganzen Menschen

Das ist leicht zu erkennen, wenn wir uns eine schmerzvolle Verletzung zuziehen. Nicht nur die körperliche Unverletztheit, sondern auch die seelische Verfassung verändern sich: Ärger, Wut, Hilflosigkeit, Ausgeliefertsein sind nur einige Gefühle, die sofort auftauchen. Wir alle wissen aus eigener Erfahrung, daß Schmerzen unsere Denkvorgänge erheblich beeinträchtigen. Wer starke Schmerzen hat, kann nicht frei denken und handeln. Deshalb ist es unbedingt wichtig, einen Kranken von seinen Schmerzen sofort und anhaltend zu befreien. Nur so ist er in der Lage, aktiv an seiner Genesung mitzuarbeiten oder, wenn eine Heilung nicht mehr möglich ist, seine geistig-seelische Entwicklung zum Tode hin bewußt zu erleben.

Hermann Hesse formulierte das so:

„Der Schmerz ist ein Meister, der uns klein macht, ein Feuer, das uns ärmer brennt, das uns vom eigenen Leben trennt, das uns umlodert und allein macht."

16.2 Die Medikamenteneinnahme

Jede Schmerztherapie muß zum Ziel haben, daß die gute Lebensqualität des Patienten so weit wie irgend möglich erhalten bleibt. Deshalb müssen die Einnahmehäufigkeit und die Dosis der Medikamente nach Rücksprache mit dem Patienten so gewählt werden, daß die Schmerzen nicht wieder auftreten, sondern dauerhaft unterdrückt werden. Das bedeutet, daß die nächste Tablette eingenommen werden muß, **bevor** die Wirkung der letzten Tablette so weit nachgelassen hat, daß der Schmerz wiederkommt. Eine Einnahme „nach Bedarf" oder nach dem üblichen Schema „3 x 1 täglich" ist deshalb bei chronischen Schmerzen nicht sinnvoll. Denn die neue Tablette hat eine gewisse Anlaufzeit bis zur vollen Wirkung, und so lange hat der Patient wieder Schmerzen und braucht mehr Medikamente.

Bei sterbenden Patienten, die von Schmerzen gequält werden, ist eine Verstärkung der Schmerzen im Laufe der fortschreitenden Krankheit zu erwarten. Deshalb müssen die Dosierung und manchmal auch die Medikamente gewechselt werden. Das oft erwähnte Argument der Suchterzeugung oder drohenden Drogenabhängigkeit entfällt, weil erwiesen ist, daß Morphin in retardierter[39] Form nicht süchtig macht.

Es gibt mehrere Arten von Schmerzen, je nachdem wie sie entstehen. Und wir kennen verschiedene Typen von Schmerzmitteln, die bei bestimmten Schmerzarten besser oder weniger gut wirken und die Beschwerden verschieden stark lindern. Die möglichen Nebenwirkungen dieser Medikamente sind zu beachten und bei Bedarf mit zusätzlichen

39 Es wirkt verzögert, anhaltend und zeigt keine raschen Anflutungs- und Abklingverläufe, die Abhängigkeit verursachen können.

Medikamenten oder anderen Maßnahmen zu mildern.

Besprechen Sie als Angehörige und als Patienten die Schmerztherapie ausführlich mit Ihrem betreuenden Arzt. Lassen Sie sich die Dosierung und die Wirkung genau und klar verständlich erklären. Die Dosierung sollte einfach, exakt und individuell für den Patienten festgelegt und leicht anwendbar sein. Das heißt, eine trinkbare oder leicht schluckbare Tablette ist meist die günstigste Verabreichungsform. Auch stark wirksame Medikamente wie Morphium gibt es als Tropfen oder in Retardkapseln, die man öffnen und in Form von winzigen Kügelchen auf Joghurt gestreut essen kann.

Scheuen Sie sich nicht nachzufragen, wenn Sie etwas nicht verstanden haben. Die Art und die Dosierung der Schmerztherapie müssen regelmäßig überprüft und manchmal angepaßt werden, weil sich der Zustand des Patienten jederzeit verändern kann.

Die Schmerzempfindung ist subjektiv sehr unterschiedlich, deshalb sind auch die erforderlichen Dosen von Schmerzmitteln unterschiedlich, nicht nur wegen des verschiedenen Körpergewichtes, das aus pharmakologischen Gründen einen Einfluß auf die Medikamentenauswirkung hat. Der Patient sollte deshalb seine Schmerzmedikamente nach einem individuell vereinbarten Schema selbst einnehmen können, wenn er dazu in der Lage ist.

16.3 Alternative Methoden der Schmerzlinderung

Es gibt außer Medikamenten auch andere wirksame schmerzlindernde Methoden, die alleine oder in Verbindung mit Medikamenten unterstützend helfen können. Ich denke dabei an Akupunktur, Visualisierungsverfahren wie Autogenes Training und Silva mind control, Atemtherapie, physikalische Methoden wie Massagen, Krankengymnastik, Wärme- und Kältebehandlung, pflegerische Maßnahmen wie Einreibungen, Wickel oder passende Lagerung.

Einem geübten Arzt oder einem speziell ausgebildeten Anästhesisten[40] stehen viele moderne schmerzstillende Methoden zur Verfügung von regelmäßigen Spritzen über Katheter, die eingepflanzt werden und als Zufuhrweg für das Schmerzmittel benutzt werden, bis zu Nervenblockaden und operativen Schmerzbekämpfungsmethoden. Für jeden Patienten und jede Situation existieren individuell einsetzbare Techniken, die Schmerzfreiheit ermöglichen.

16.4 Das Trio Schmerz, Sorgen und Schlafentzug

Es besteht eine enge Zusammenwirkung und wechselseitige Verstärkung dieser drei Phänomene! Sie unterhalten einen wahrhaft verheerenden und zermürbenden Teufelskreislauf.

40 Narkosearzt. Viele niedergelassene Anaesthesisten haben sich auf Schmerztherapie spezialisiert.

Sorgen in jeder Hinsicht, Frustration, Ärger, das Gefühl der Zurückweisung, Angst und andere negative Empfindungen und Gedanken verstärken die Schmerzen subjektiv. Das heißt der Patient leidet unter den Schmerzen stärker, als wenn er sich seelisch wohl und ausgeglichen fühlen würde. Die Einsamkeit, die der Schmerz bewußt macht, verschärft die Lage zusätzlich. Schmerzen machen natürlich Sorgen und Angst. Wie lange geht der Schmerz noch? Hört er überhaupt wieder auf? Nicht ohne Grund gehören chronische Schmerzen auch zum hoch wirksamen Programm der Folterknechte aller menschlichen Generationen. Sie zermürben auch stärkste Charaktere und stürzen hoffnungsvollste Menschen in tiefste Verzweiflung.

Menschen, die man nach den schlimmsten Erfahrungen ihres Lebens fragt, antworten neben zwischenmenschlichen Konflikten meist mit einem Erlebnis, das ihnen starke körperliche Schmerzen ausgelöst hat. Es ist auch bekannt, daß heftige Schmerzen viel besser ausgehalten werden, wenn man weiß, daß sie mit Sicherheit in Kürze aufhören. Wie verheerend ist es dann, wenn der Mensch erfährt, daß ihm seine Schmerzen nicht geglaubt und nicht gelindert werden!

Wenn der Schmerz den Schlaf raubt, ist die Katastrophe komplett. Schlafentzug ohne Schmerzen ist schon allein eine Foltermethode, macht aggressiv und senkt die Lebens- und Widerstandskraft, weil wir unsere Kräfte nicht auftanken können. Die Angst, Schmerzen zu haben **und** nicht schlafen zu können, erhöht also den Schmerz, die Angst und die Sorgen vor der nächsten Nacht!

Ganz wichtig ist die Erkenntnis, daß die Schmerzschwelle angehoben wird, also der Patient weniger Schmerz empfindet, wenn er sich in angenehmer Gesellschaft befindet, aktiv sein kann, sich geborgen fühlt und keine Angst und keine Depression hat. Das bedeutet, daß die soziale Lage des Patienten einen entscheidenden Einfluß darauf hat, wie der Kranke seinen Schmerz erlebt.

Deshalb sind auch Medikamente gegen Angst und Depression wirksame Schmerzmittel, wenn die sozialen Voraussetzungen dafür gegeben sind. Wir müssen also den Patienten eine angemessene emotionale Unterstützung vermitteln und sie zu eigener Aktivität anregen, um bei der Linderung der Schmerzen mitzuhelfen. Schlafstörungen müssen konsequent behandelt werden.

Oft hat die Schmerzäußerung des Patienten einen auffordernden Charakter: Der Patient will dem Angehörigen oder dem Pflegepersonal etwas ganz anderes mitteilen als den Schmerz, nämlich daß er mehr Zuwendung oder Ruhe haben möchte oder etwas anderes, was er entweder nicht bewußt erkennt oder nicht klar äußern kann oder will.

Daraus ergibt sich ein Grundsatz der Schmerztherapie:

Wir müssen den Menschen behandeln und nicht den Schmerz.

16.5 Gute Informationen sind wichtig!

Leider kommt es häufig vor, daß chronisch kranke Patienten trotz all dieser Methoden Schmerzen haben. Untersuchungen haben ergeben, daß im allgemeinen die Dosierung der Schmerzmittel niedrig war, weil die Ärzte entweder nicht genau informiert sind oder Sorge haben, zu hoch zu dosieren.

Und viele Ärzte haben keine Erfahrung mit der Anwendung von Betäubungsmitteln wie Morphium und ähnlichen Präparaten. Oft werden zum Beispiel die stuhlgangfördernden Hilfen bei Morphintherapien vergessen, obwohl bekannt ist, daß Verstopfung eine typische Nebenwirkung der opiumähnlichen Medikamente ist. Außerdem sind die bürokratischen Vorschriften für deren Anwendung recht kompliziert.

Viele Patienten empfinden ein Betäubungsmittel wie Morphium als Makel, und einige berichten über negative Reaktionen von seiten ihrer Bekannten oder Verwandten, die wegen der angeblichen Ge-fährdung und Suchtentwicklung Bedenken äußerten.

Gute Schmerztherapie zu machen, ist eine schwierige Aufgabe und eine dauernde Herausforderung für den Arzt und das Pflegepersonal.

Nach übereinstimmender Meinung von Schmerzspezialisten und der geltenden Rechtssprechung stellt es bei den gegebenen Möglichkeiten einen ärztlichen Kunstfehler und eine menschliche Unterlassung dar, Schwerkranke dauerhaft an Schmerzen leiden zu lassen.

Leider wissen viele Ärzte sehr wenig über eine gute Schmerzbehandlung. Auch ich hatte während meines Studiums zu diesem Thema keine besondere Ausbildung. In einer Studie über 1,1 Millionen Patienten aus 330 deutschen Hausarztpraxen innerhalb von drei Jahren hat Prof. Zenz[41] von der Universität Bochum folgendes festgestellt: Von den in der Studie erfaßten 28.000 Krebspatienten erhielten nur 1,9% innerhalb dieser drei Jahre ein starkes Betäubungsmittel wie Morphium oder ähnliche Medikamente. Rund ein Drittel der Verschreibungen waren falsch, weil der Zeitraum zwischen den Dosierungen zu groß war. Eine verschwindende Minderheit von 0,001 Prozent der Krebskranken wurde gemäß dem Stufenschema der Weltgesundheitsorganisation zur Schmerztherapie behandelt, das seit 1986 ständig verbessert wird und bei den meisten Ärzten unbekannt ist.

In einer Kontrolluntersuchung fand Prof. Zenz[42] heraus, daß auch die inzwischen erfolgte Lockerung der Verschreibungsregeln für Betäubungsmittel nur bei zehn Prozent der Ärzte eine Veränderung ihres Verordnungsverhaltens bewirkt hatte. 95 Prozent der Ärzte waren der Meinung, daß keiner ihrer Patienten Morphiumpräparate braucht. Jeder dritte Arzt hatte nicht einmal die für die Verschreibung notwendigen Spezialrezepte in der Praxis.

41 Zenz: Journal of Pain und Symptom Management, 1995, 10; 187–191

42 Zenz: Journal of Pain and Symptom Management, 1996, 12; 109–111

Außerdem wies Prof. Zenz[43] in einem weiteren Artikel nach, daß Morphiumpräparate auch bei schwersten Rückenschmerzen oder Nervenerkrankungen, die von nichtbösartigen Krankheiten herrühren, nicht mehr Nebenwirkungen haben als bei der Behandlung von Krebsschmerzen.

Es muß auch berücksichtigt werden, daß langsam und anhaltend wirkende Morphinpräparate durch die Schmerzlinderung dem Patienten eine wesentlich bessere Aktivität erlauben und damit seine Unabhängigkeit fördern. Außerdem herrscht international Einigkeit darüber, daß bei vernünftiger Anwendung von Opiaten keine Suchtgefahr besteht.

Viele Gedanken, die ich in diesem Kapitel aufgezählt habe, stehen auch in der sehr aufschlußreichen Broschüre von Dr. med. Thomas Schlunk „Schmerzbehandlung bei Tumorpatienten", Herausgeber: Interdisziplinäres Tumorzentrum der Eberhard-Karls-Universität, Herrenberger Str. 23, 72070 Tübingen, Tel. 07071 – 29 52 35.

Die Broschüre kann dort angefordert werden und einen kompetenten Ratgeber für das betreuende Team darstellen.

Außerdem gibt es für Ärzte Fachbücher und auch für Patienten eine Fülle von hervorragender Informationsliteratur. Die Mundipharma GmbH z.B. bietet Broschüren zu den Themen Schmerzkontrolle, Tumorschmerz, Schmerztherapie und alternative

43 Zenz: Journal of Pain and Symptom Management,1992, 7; 69–77

Therapieformen bei Schmerzen an; außerdem einen Ratgeber für Betroffene „Der chronische Schmerz“ und einen Video-Film „Palliativmedizin heute“. (Was Palliativmedizin ist, können Sie ausführlich im nächsten Kapitel lesen.) Dieses Servicematerial können Sie bei Mundipharma GmbH, Postfach 1350, 65533 Limburg/Lahn, oder Mundipharma Str. 6, 65549 Limburg, Tel. 01 30 – 85 51 11, anfordern.

Außerdem hat die Deutsche Hospizstiftung ein neues Verzeichnis von Schmerztherapeuten in Praxen und Kliniken veröffentlicht. Die Zahl der bei der Stiftung registrierten Mediziner ist inzwischen auf 873 angestiegen. Sie können unter der Telefonnummer 02 31-73 80-7 30 Auskünfte über Behandlungsstellen und Rehabilitations- und Kureinrichtungen erfragen.

17 Was ist eine Palliativstation? Was ist Palliative Care?[44]

Wie der Mensch als Ganzheit in seinem Lebensraum steht, so wird er als Ganzheit auch von Krankheit betroffen, selbst wenn sie sich nur lokal bemerkbar macht, durch Chronifizierung[45] abgeschwächt verläuft oder durch Gewöhnung unterschwellig geworden ist.

Hans Erhard Bock, ehemaliger Direktor der Medizinischen Universitätsklinik Tübingen

Eine gute Sterbebegleitung ist eine ganzheitliche Versorgung, die alle körperlichen, geistigen, seelischen und sozialen Bedürfnisse des Kranken so umfaßt, daß der Patient bis zu seinem Tod menschenwürdig **leben** *kann.*

---

44 sprich: pälljeitiw cär

45 Chronifizierung = dadurch, daß die Krankheit langsam und andauernd verläuft.

17.1 Definitionen und Zahlen

Das lateinische Wort *pallium* bedeutet *Mantel, Schutzmantel,* und so hüllt die Arbeit auf der Palliativstation einen mildernden, liebevollen, schützenden Mantel über die unheilbare Krankheit eines Menschen. Das englische Wort *care* bedeutet viel mehr als *Sorge.* Es meint auch *Pflege, Obhut, Sorgfalt, ärztliche Behandlung, verantwortlich sein für, aufpassen, achtgeben.*

Dies wird sehr gut zusammengefaßt in der Definition der Weltgesundheitsorganisation:

„Palliative Care ist die wirksame ganzheitliche Care von Patienten, deren Krankheit kurativ[46] nicht mehr behandelbar ist. Dabei stehen die erfolgreiche Behandlung der Schmerzen und weiterer Symptome sowie die Hilfe bei psychologischen, sozialen und seelsorgerischen Problemen an erster Stelle. Das Ziel der Palliative Care ist, die bestmögliche Lebensqualität für Patienten und deren Familien zu erreichen."

Ich möchte im weiteren Verlauf des Buches ausnahmsweise bei dem englischen Wort *Palliative Care* bleiben, weil es wesentlich umfassender ist und viel mehr den eigentlichen Charakter der Arbeit beschreibt als unser deutsches Wort *Schwerkrankenpflege.* Wir verstehen unter *Pflege* nur die

46 lat. curare = heilen

manuelle Arbeit, die von der Krankenschwester am Krankenbett gemacht wird. Das wäre für einen palliativ zu behandelnden Patienten (übrigens auch für jeden anderen Menschen!) aber viel zu wenig. Um es mit einem Schlagwort zu sagen, das in der Krankenpflege abwertend benützt wird: Es wäre nur eine *Satt-still-und-sauber-Pflege,* also nur eine Versorgung, bei der äußerliche Dinge ohne Rücksicht auf menschliche Bedürfnisse und Werte „abgehakt" werden. Eine gute Krankenschwester und ein guter Arzt verstehen unter guter Pflege automatisch eine ganzheitliche Pflege. Das bedeutet, die seelischen, körperlichen, geistigen und sozialen Gesichtspunkte als gleichwertige Ziele in die Versorgung einzubeziehen.

Das entspricht der Definition des Wortes Gesundheit der Weltgesundheitsorganisation bei deren Gründung 1948:

„Gesundheit ist ein Zustand völligen körperlichen, seelischen und sozialen Wohlbefindens und nicht nur das Freisein von Krankheiten."

In unserer deutschen Sprache benützen wir die Wörter *Palliativstation* und *Palliativeinheit* für in sich abgeschlossene Krankenstationen einer Klinik mit klar definiertem Arbeitsgebiet und eigenem Personal.

Im Jahre 1900 wurden in Deutschland 10 Prozent der Sterbenden in Krankenhäusern versorgt. Heute sind es etwa 60 Prozent, in Großstädten sogar etwa

80 Prozent. In Deutschland gibt es 28 Palliativstationen in Krankenhäusern, 268 ambulante Hospizdienste, 31 stationäre Hospize mit insgesamt 304 Betten (davon 13 mit Hausbetreuungsdiensten) und 6 Tageshospize.[47] In den letzten Jahren wurde ein Förderprogramm des Bundesgesundheitsministeriums begonnen, in dessen Rahmen 11 Palliativstationen im ganzen Bundesgebiet eingerichtet wurden. Ein besonderer Pflegesatz für diese Stationen kommt aus der Sicht der Kostenträger nicht in Frage!

Bis jetzt wurden die Hospize ohne Rechtsgrundlage teilweise von den Krankenkassen mitfinanziert. Da seit dem 1.1.1997 vielen Hospize wegen der unsicheren Finanzierung die Schließung drohte, hat sich die Bundesregierung jetzt entschlossen, die Bezahlung der Hospize über die Krankenkassen gesetzlich zu regeln. Vorschläge gibt es dazu bereits.[48]

In Großbritannien als dem Mutterland der Hospizbewegung sind seit 1967 immerhin 207 stationäre Hospize mit rund 3000 Betten eingerichtet worden, und es haben sich inzwischen über 200 Ärzte in der palliativen Behandlung von Patienten ausbilden lassen. 18 Prozent der krebskranken Patienten sterben in Großbritannien in Hospizen, 60 Prozent der Krebskranken werden palliativ zu Hause behandelt.[49] In Kanada gibt es sogar an der Universität Alberta schon den weltweit ersten Lehrstuhl für Palliativmedizin.

---

47 Deutsches Ärzteblatt Nr. 4 vom 24. 1. 1997
48 Deutsches Ärzteblatt Nr. 4 vom 24. 1. 1997
49 Ärzte-Zeitung 12. 11. 1996

In den Krankenhäusern macht sich nur sehr zögerlich die Bereitschaft breit, spezielle Stationen für Sterbende einzurichten. Durch die derzeitige Ausbildung der Ärzte und die Glorifizierung der instrumentellen und gerätebezogenen Medizin wird das wohl auch noch lange so bleiben. Die wachsenden Bestrebungen, Medizin menschlicher und Sterben würdiger zu gestalten, gedeihen nur langsam angesichts der großen Widerstände in der Lobby der Pharmaindustrie und der rein schulmedizinisch ausgebildeten Ärzte. Viele Hausärzte würden ihre sterbenden Patienten gern noch häufiger zu Hause behandeln, wenn sie gut genug ausgebildet wären und angemessen für den enormen zeitlichen und ärztlichen Aufwand bezahlt werden würden.

Hospize sind Pflegeeinrichtungen, die nicht einem Krankenhaus angeschlossen sind, sondern von privaten oder kirchlichen Trägern außerhalb von Krankenhäusern -zum Beispiel in Seniorenheimen- als Pflegeeinheiten eingerichtet werden. Sie arbeiten mit dem Ziel, Palliative Care zu betreiben. Der Hausarzt macht die ärztliche Betreuung, Schwestern und Laienhelfer übernehmen die Pflege, Seelsorger kümmern sich um das geistliche Wohl der Patienten.

Hospize erbringen auch ambulante Dienste mit dem besprochenen Personal, wo es möglich ist. Eine Versorgung der Patienten in ihrem häuslichen und privaten Bereich wird der stationären Betreuung immer vorgezogen, wenn die Voraussetzungen bestehen.

Die Palliativstationen sind nötig geworden, weil versorgungsbedürftige Patienten, die zum Beispiel nach Operationen „ausbehandelt" sind, also auf einer sogenannten Akutstation aus Platz- und Personalgründen nicht weiter betreut werden können, trotzdem aus verschiedenen Gründen stationär versorgt werden müssen.

Die Arbeit der Palliative Care unterscheidet sich auch grundlegend von der kurativen, heilenden Versorgung. Die Methoden und Ziele sind völlig verschieden. Bei der kurativen Medizin gehen wir davon aus, daß der Patient nach den therapeutischen Eingriffen wieder gesund, auf jeden Fall soweit wieder hergestellt wird, daß er überleben und nach Hause entlassen werden kann. Ein palliativ behandelter Patient kann manchmal auch nach Hause entlassen werden, aber wir gehen davon aus, daß es ihm im Laufe der Zeit schlechter gehen und er zu Hause oder nach der Wiederaufnahme in der Palliativstation sterben wird.

17.2 Die Aufnahmekriterien für eine Palliativstation

Es sollen Patienten aufgenommen werden, „deren Betreuungsbedarf die Möglichkeiten einer anderen primär behandelnden Abteilung übersteigt."[50] Eine „primär behandelnde Abteilung" ist zum Beispiel

50 Zitat aus dem Förderprogramm des Bundesgesundheitsministeriums

ein Altenheim, eine Akutklinik oder eine ambulante medizinische Versorgungsstelle wie Arztpraxis oder häusliche Betreuung durch die Sozialstation.

Es geht also darum, Menschen mit erheblich störenden Symptomen aufzunehmen, die woanders nicht ausreichend gemildert werden können. Dazu gehören zum Beispiel Schmerzen, Atemnot, Husten, Appetitlosigkeit, Übelkeit, Erbrechen, Darmverschluß, Verunstaltungen durch geschwürig zerfallene und wachsende Tumore, Lähmungen bis zur kompletten Querschnittslähmung, Verwirrtheit durch Hirnmetastasen oder andere Ursachen, massive Wasseransammlungen in den Extremitäten, in der Lunge, im Rippfellbereich oder im Bauchraum.

Meistens liegen mehrere dieser Symptome vor, und sie beeinträchtigen den Menschen nicht nur körperlich ganz erheblich, sondern setzen seine seelische Verfassung und damit auch seine Lebensqualität drastisch herab.

17.3 Die Einweisung in eine Palliativstation

Der Patient selbst, der Hausarzt und die Angehörigen können um eine Aufnahme bitten. Durch die geringe Bettenzahl bestehen verständlicherweise in den einzelnen Stationen Wartelisten, die Sie aber nicht abschrecken sollten, trotzdem einen Versuch der Einweisung zu machen, wenn Sie das für notwendig halten.

17.4 Die medikamentöse Schmerztherapie

Diese Therapie ist eine unverzichtbare Grundlage der Palliativmedizin. Wir haben sie bereits im letzten Kapitel ausführlich besprochen. Deshalb will hier nicht mehr darauf eingehen.

17.5 Die Strahlentherapie

Sie dient zur Verkleinerung von Tumoren, um Schmerzen zu beseitigen oder zu lindern und Frakturen durch wachsende Tumormetastasen zum Beispiel in der Wirbelsäule zu verhindern, damit die Statik des Körpers so lange wie möglich aufrechterhalten bleibt und der Patient sich noch bewegen kann. Die palliative Strahlentherapie hilft auch zur Minderung von einengenden Tumormassen im Bereich der Speiseröhre, der Luftröhre, der Bronchien und im Bauchraum. Damit können lebenswichtige Passagen offengehalten werden.

17.6 Chirurgische Maßnahmen

Operative Methoden umfassen künstliche Darm-, Blasen-, Nierenausgänge bei unheilbaren Tumoren, die ein Passagehindernis darstellen, außerdem künstliche Eingänge im Gesichts- und Halsbereich, um Atmung und Nahrungszufuhr sicherzustellen. Die Implantation von vorübergehenden Herzschrittmachern und Drainagen zum Abfluß von Lungen- oder Bauchraumflüssigkeit gehören ebenfalls dazu. Chemotherapie kann palliativ zur Tumorverminderung eingesetzt werden.

17.7 Die grundlegenden Bedürfnisse

Die erwähnten Stützen der Palliativmedizin Schmerz-, Strahlen- und chirurgische Therapie sichern die absolut unverzichtbaren menschlichen Lebensbedürfnisse: Schmerzen werden gelindert, die Nahrungsaufnahme gesichert und die Ausscheidung erleichtert.

Dies ist nötig, um dem Patienten auch bei schwerer Erkrankung noch das Gefühl zu vermitteln, als Mensch würdig leben zu können.

17.8 Die pflegerischen Maßnahmen

Die pflegerische Leistung ist bei der Palliativmedizin eine grundlegende und unerläßliche Hilfe, die viele Herausforderungen an die fachliche und menschliche Qualifikation und Kompetenz stellt. Neben der beruflichen Ausbildung über Wissen, medizinische Zusammenhänge und Therapie- und Pflegeverfahren sind hier ganz vorrangig Eigenschaften gefordert wie:

- psychologisches Feingefühl
- ausgeprägte Kommunikationsfähigkeit

- Interesse an der Arbeit und Liebe zum Patienten
- viel Geduld
- Aushalten unangenehmer, bedrückender und hoffnungslos erscheinender Situationen
- Mitleid zu haben, ohne mitzuleiden
- Eigenständigkeit und Entscheidungsfähigkeit
- Konfliktfähigkeit
- die Einstellung, daß Teamgeist vor Individualismus steht.

Es ist wichtig, sich als Beteiligter klarzumachen, daß alle pflegerischen Handlungen an einem schwerkranken Menschen auch seelsorgerische Aspekte haben! „Und dabei ist eine phantasievolle und individuelle Pflege gefordert, bei der die Pflegepersonen den Mut zur intuitiven Entscheidung haben müssen."[51]

Ein wichtiger Aspekt der Pflege und der psychosozialen Betreuung besteht auch darin, das Schwinden der Kräfte und Fähigkeiten wahrzunehmen, anzunehmen und zu bearbeiten. Den Verfall der Kräfte und des Körpers zu verleugnen oder zu verharmlosen, heißt den Kranken offen zu belügen, denn er weiß es besser.

„Jetzt geht es darum, zu fragen, was der Kranke noch selbst oder mit Hilfe tun kann. Es geht nicht mehr darum, über Vergangenes zu klagen, sondern sich im Sinne einer Trauerarbeit davon zu lösen."[51] Dann kann gemeinsam das Bewußtsein auf das

51 Schwester Barbara Kärcher in ihrem Vortrag am 22. 11. 1996 in Renningen. Frau Kärcher arbeitet auf der Palliativstation im Marienhospital Stuttgart.

noch Verbleibende gerichtet und der Wert des Daseins darin erkannt werden. Die Wertigkeiten verschieben und begrenzen sich auf das absolut Wichtige.

Da es sich bei der Versorgung von palliativ behandelten Patienten scheinbar um eine dem gewünschten Erfolg entgegen arbeitende Pflege handelt, muß den betreuenden Menschen klar sein, daß das angestrebte Ziel nicht „heilen zur Gesundheit" heißt, sondern „Hilfe zum schmerzfreien, angstfreien und würdevollen Sterben".

Die psychologische Herausforderung ist neben der körperlichen Belastung eine schwere Bürde für die pflegenden Schwestern und die Mitarbeiter des psychosozialen Dienstes. Für sie ist es unbedingt wichtig, funktionierende Mechanismen zu entwickeln und ständig anzuwenden, damit sie mit den Eindrücken und Gefühlen aus ihrem Dienst zurechtkommen und diese richtig verarbeiten. Die Pflegenden haben zwar nur eine begrenzte Dienstzeit, sind aber rasch verbraucht, wenn sie nicht darauf achten, sich immer wieder zu kräftigen. Noch schwieriger ist es natürlich für Angehörige, die rund um die Uhr zu Hause im Dienst sind. Darüber habe ich im Kapitel „Helfer-Syndrom" schon gesprochen.

Diese vorhin aufgezählten Eigenschaften sollten eigentlich alle Personen haben, die mit der Betreuung Schwerstkranker etwas zu tun haben. Man kann sie nicht an der Schule lernen. Sie sind ein Ergebnis menschlicher Entwicklung, die durch eigene Erfahrung, Praxis, Kommunikation mit den Patienten und anderen Pflegenden und die individuelle Lebenseinstellung geprägt werden. Es ist also ein Zeichen der Reife, wie weit wir bei der Beschäftigung mit unseren Mitmenschen gelangen.

17.9 Die psychosoziale Betreuung

Auch die psychisch und sozial ausgerichtete Hilfe anerkennt den ganzheitlichen Gedanken einer Erkrankung, insbesondere bei den meistens vorliegenden Krebserkrankungen. Das heißt, es gibt einen Zusammenhang zwischen seelischen, geistigen, körperlichen und sozialen Belangen. Um einen Menschen ganzheitlich zu behandeln, müssen wir alle beteiligten Bereiche ansprechen und so weit es geht ausgleichen. Alle Pflegepersonen, Angehörigen und Psychologen, Ärzte und Seelsorger, die sich mit palliativ zu betreuenden Menschen beschäftigen, sollten sich bewußt sein, daß sie in jedem Moment den Patienten psychosozial beeinflussen. Auch wenn Sie sich – in welcher Rolle auch immer! – verweigern, nicht ans Bett kommen, nicht anrufen, nicht antworten, ist das eine Art von Kommunikation, die vom Patienten sehr wach wahrgenommen **und** gedeutet **und** bewertet wird.

Auf der Palliativstation übernehmen Psychologen und Theologen den überwiegenden Teil der psychosozialen Betreuung. Es ist sehr wichtig, daß diese Personen eine spezielle Ausbildung für diese außergewöhnliche Tätigkeit haben, um dem Patienten gegenüber angemessen reagieren und mit sich selbst richtig umgehen zu können.

Zur psychosozialen Betreuung gehören stichwortmäßig aufgereiht Themen wie

- Unterstützung bei der Krankheitsverarbeitung und in der Auseinandersetzung mit dem Sterben und dem Tod
- psychotherapeutische Methoden speziell für Tumorpatienten[52]
- kreativtherapeutische Methoden, Anleitung zu Entspannungsübungen
- psychologische Schmerzbehandlungsverfahren wie verschiedene Hypnose-Therapiemethoden
- Vermittlung weiterführender Hilfsangebote bei der Entlassung
- Klärungshilfen für Angehörige bei familiären Schwierigkeiten
- Ermutigung zur Begleitung von Patienten
- Unterstützung in der Sterbebegleitung.

Krankengymnastik, Ernährungsberatung und religiöse Seelsorge sind andere ebenfalls sehr wichtige Beiträge zur Palliative Care. Sie nehmen auch zeitlich einen großen Raum ein, weil hier grundlegende Bedürfnisse der Patienten angesprochen werden.

Unerläßlich ist eine enge Zusammenarbeit aller Beteiligten mit den anderen Abteilungen des Krankenhauses. Dadurch ist gewährleistet, daß dem

52 zum Beispiel die Methode nach Simonton.

Patienten alle Möglichkeiten der medizinischen Versorgung offenstehen, wenn die Situation das erfordert. Der Patient fühlt sich verbunden mit dem Leben draußen, und die Pflegepersonen müssen einen natürlichen Kontakt mit den Kollegen behalten, um sich ebenfalls integriert und nicht isoliert zu fühlen.

Wichtig erscheint mir auch, daß in einer Palliativstation für engste Angehörige die Möglichkeit besteht, über Nacht am Bett des Patienten bleiben zu können. Dadurch ist gewährleistet, daß der Patient sich zum Beispiel in der Nähe des Ehepartners wohl behütet und nicht allein fühlt. Dieses Gefühl der selbstbestimmten sozialen Nähe und Geborgenheit ist entscheidend für die Lebensqualität des Patienten.

17.10 Maximalmedizin und Palliativmedizin

Es ist ganz wichtig, bei dem Einsatz all der erwähnten Methoden individuell sehr sorgfältig zu überlegen, wie weit eine Therapiemethode angewendet werden darf, soll und muß.

Hier darf es sich nicht um eine Maximalmedizin handeln, die nach dem Grundsatz geht: *„Alle Möglichkeiten der Therapie müssen angewandt werden!"*

Bei der Palliativmedizin heißt das Motto: *„So viel Behandlung wie unbedingt notwendig, so wenige Eingriffe wie möglich und so viel Lebensqualität wie möglich."*

Weil die Lebensqualität vom Patienten definiert wird und nicht von den Angehörigen oder dem Pflegepersonal, muß der Patient bei allen Verrichtungen das entscheidende Mitspracherecht haben. Das setzt eine umfassende, dem Patienten entsprechende Information voraus.

Klar ist auch, daß unsere geltende Rechtssprechung und die Richtlinien der Bundesärztekammer zur Sterbebegleitung ausdrücklich keine absolute Pflicht zur Lebenserhaltung in aussichtslosen Situationen sehen.

Heinrich Pera sagt dazu: *„Ein Weiterbehandeln um jeden Preis ist unärztliches und unehrliches Benehmen."*

18 Wie kann sich der Patient gefühlsmäßig an seine Lage anpassen?

Von guten Mächten wunderbar geborgen,
erwarten wir getrost, was kommen mag.
Denn du bist bei uns am Abend und am Morgen,
und ganz gewiß an jedem neuen Tag.
Dietrich Bonhoeffer (1906-1945),
deutscher Theologe, Mitglied des
Widerstandes gegen Hitler.
Das Gedicht wurde im
Konzentrationslager geschrieben.

Dies ist das Ende und gleichzeitig der Anfang.
Letzter Satz von Dietrich Bonhoeffer
unmittelbar vor seiner Hinrichtung
im KZ Flossenbürg

Im wesentlichen gibt es vier Quellen, aus denen der schwerkranke und sterbende Patient Kraft bekommt, um seine Einstellung der Situation anpassen zu können.

18.1 Die erste Quelle: Der Glaube

Für viele ist der religiöse Glaube eine hilfreiche Kraft. Die ganz persönliche Beziehung zu Gott oder/ und zur Kirche zeigen Möglichkeiten des Verständnisses und des Trostes auf. Dabei spielt eine gute menschliche Beziehung zu einem Geistlichen eine unterstützende Rolle. Sie ist aber sicherlich nicht unbedingt nötig. Andererseits kann gerade diese menschliche Beziehung Schwierigkeiten des Patienten überbrücken, die er vielleicht mit dem Glauben oder der kirchlichen Organisation hat. Ich denke, es ist hilfreich, davon auszugehen, daß ein rechter Glaube auch ohne die Zugehörigkeit zu einer bestimmten Kirche durchaus möglich ist und für den individuellen Menschen besser sein kann als die (v)erzwungene Mitgliedschaft oder Maximen und Rituale, die der Patient nicht akzeptieren kann.

Ich kann mich an einige Begegnungen erinnern, in denen es für die Patienten eine segensreiche Hilfe war, daß ein ihnen bekannter Geistlicher zu einem oder mehreren Gesprächen kam und so den Patienten stützte und ihm Mut auf seinem Weg vermitteln konnte. Solche persönlichen Begegnungen hängen meines Erachtens überwiegend mit den zwischenmenschlichen Beziehungen zusammen und weniger mit der Organisation, die dahintersteht. Leider sind die meisten Pfarrer ebenso wie die Ärzte psychologisch für diese letzten Stunden nicht gut genug geschult. Ich denke, es reicht einfach nicht aus, ein Gebet aufzusagen, ein paar mehr oder weniger unverbindliche Floskeln zu sprechen, eine Schmerz- oder Beruhigungsspritze zu geben, sein Bedauern auszudrücken und sich mit einem warmen Händedruck zu verabschieden.

Wichtiger, ja geradezu fundamental entscheidend für alle Beteiligten ist, dabeizubleiben, sich auf die Situation einzulassen und den Mut zur Nähe zu haben. Und vielen Menschen machen Nähe und Gefühle Angst. Diese gilt es auszuhalten und damit mehr und mehr zu bewältigen.

18.2 Die zweite Quelle: Die Bezugspersonen

Großartige Stützen für die emotionale Anpassung in diesem Entwicklungsprozeß sind häufig Ehepartner oder andere Familienmitglieder oder gute Freunde. Auch hier bewähren oder entwickeln sich feste Bindungen, um in der letzten großen gemeinsamen Aufgabe auf eine neue Basis hinzuwachsen. Jetzt kann eine Form der Kommunikation gefunden und geübt werden, die weitgehend ohne Worte auskommt und mehr und mehr zu einem Verständnis der Herzen reift. Herr Gruber sagte zu mir kurz vor seinem Tod: „Jetzt geht es nur noch um die Qualität der Herzen."

„Wir helfen den Patienten, ihr Leben zu verlängern, wenn wir bereit sind, über ihr Sterben und den Tod zu sprechen. Wir sind beschützter als wir denken, und geliebter als wir wissen!" sagte Pfarrer Dr. Steinhilper bei einem Vortrag.

18.3 Die dritte Quelle: Der Patient selbst

Viele Menschen haben im Laufe ihres Lebens so viel Stärke erworben und ein solch gutes seelisch-geistiges Fundament gebaut, daß sie auf diesem auch und gerade in ihrer letzten Lebensphase sicher und ohne zu wanken standhaft bleiben können. Sie schaffen es, durch ihren Glauben, ihre Lebensweise, ihre Erfahrungen mit sich und anderen einen inneren Schatz an Reichtum zu sammeln, daß sie bewußt und dankbar das Vergangene loslassen und freudig auf die Zukunft zugehen können.

Dem 84-jährigen Herrn Lehmann, der im Laufe der letzten zehn Jahre schon zwei verschiedene schwere Krebserkrankungen mit großen operativen Eingriffen überlebt hatte, mußte ich erklären, daß er von der letzten Krebserkrankung eine Lungenmetastase entwickelt hatte. Ich sprach mit ihm über die Konsequenzen, die wir jetzt daraus ziehen sollten. Bei allen anderen Untersuchungen hatten wir keine weiteren Ansiedelungen des Tumors gefunden, so wäre grundsätzlich eine Lungenoperation möglich gewesen. Herr Lehmann reagierte ganz ruhig: „Das mit der Metastase habe ich mir gedacht. Jetzt bin ich bereit, meinen Weg ohne Operation zu gehen. Es geht mir ja noch gut. Ich kann meine verbleibende Zeit genießen und dankbar sein für alles, was ich bis jetzt erlebt habe." Er sagte das ganz offen und ohne jede Bitterkeit. Und ich bin voller Respekt für diesen Mann.

Ähnlich habe ich es von Herrn Gruber gehört, der einen bösartigen Tumor am Mageneingang hatte. Er konnte kaum mehr essen, weil die Passage fast vollständig verschlossen war. Eine Operation wollte er nicht mehr haben und begründete das mit diesen Sätzen: „Ich weiß schon eine Weile, daß dieser Krebs da wächst und bin absichtlich spät zu Ihnen gekommen. Ich habe meine Aufgaben erfüllt, und eine Operation käme zu spät, denn ich habe nur noch kurze Zeit zu leben. Ich werde es aushalten, wenig zu essen und mir geistige Nahrung zuführen, solange ich kann." Er begnügte sich mit ein paar Bechern flüssiger Kost, las gute Literatur, verabschiedete sich überall mit klaren Sinnen, legte sich zu Bett und verstarb wenige Tage später. Die Gespräche mit ihm in seinen letzten Tagen werde ich nie vergessen, denn sie gehören zum Kostbarsten, was ich an Begegnung bis jetzt erlebt habe. Herr Gruber strahlte so viel Ruhe und Gelassenheit aus, so viel innere Stärke und Bescheidenheit, daß deutlich wurde, was es bedeutet, sich in Demut und Entschlossenheit mit seinem Leben zu bescheiden. Auch hier spürte ich das große Geschenk, Sterbende begleiten zu dürfen.

18.4 Die vierte Quelle: Der Arzt

Eine wichtige Quelle der Kraft ist für viele Menschen ihr Arzt, dem sie vertrauen. Meist liegt dieser Beziehung eine langjährige Bindung zugrunde, die reich ist an gemeinsamen Erlebnissen, in denen sich die Basis für den letzten Weg geformt hat. Der Arzt muß offen und ehrlich sein und gleichzeitig bedachtsam und respektvoll genug auf die individuellen Wünsche des Patienten eingehen.

In einer Langzeitstudie seit 1989 bei chronisch Kranken konnte festgestellt werden, daß die Patienten zu 80 Prozent den Trost vom Arzt erwarten. Danach erst folgen Verwandte, Krankenschwestern und Seelsorger.[53]

Ich bin überaus dankbar und habe es gerne angenommen, daß Patienten mir in solchen Lebenssituationen ihr Vertrauen geschenkt haben. Beide Männer, von denen ich gerade erzählt habe, sagten: „Bei Ihnen bin ich in guten Händen. Ich weiß, daß Sie mir helfen, so weit Sie können."

---

53 Besel: Zeitschrift für Allgemeinmedizin 1996, S. 1278–1282

18.5 Das Ziel der emotionalen Anpassung

Bei der Sterbephase sollten wir dem Patienten die Einsicht vermitteln, daß der Sinn und Wert der Entwicklung darin liegt, **wie** jemand mit dem Leiden und Sterben fertig wird, wie die Selbstverwirklichung erreicht und die Selbstbeschränkung gleichzeitig angenommen wird. Deshalb ist es unerläßlich wichtig, bei allen Gesprächen und Beratungen vorrangig auf die individuellen Wünsche und Bedürfnisse des Patienten einzugehen. Das schließt alle körperlichen, seelischen, geistigen und sozialen Belange des Patienten ein. Ich halte es für falsch, aus irgendwelchen Gründen Themen oder Bereiche auszusparen, die der Patient bearbeitet und besprochen haben will.

18.6 Wer kann sich am besten anpassen?

Elisabeth Kübler-Ross[54] fand heraus, daß es eine bestimmte Menschengruppe gibt, die besonders geeignet ist, die verschiedenen Stufen des Sterbens nach der Entdeckung ihrer tödlichen Krankheit zu durchschreiten. Diese Menschen haben gemeinsame Merkmale:

Erstens sind sie bereit, sich mit für sie wichtigen Menschen in vollem Umfang über ihre gegenwärtigen Erfahrungen auszutauschen. Zweitens begeg-

54 Kübler-Ross: „Reif werden zum Tode", GTB-Sachbücher

nen sie anderen Menschen auf der gleichen Ebene, das bedeutet, sie befinden sich in einem Dialog, der beiden Partnern einen echten und gleichberechtigten Austausch über Gefühle und Denken ermöglicht. Und drittens akzeptieren sie das Gute und das Schlechte, weil sie in ihrem neuen Lebensbezugsrahmen andere Wertvorstellungen entwickelt haben, in denen eine solch wertende Beurteilung keinen Platz mehr hat. Das Gute und das Schlechte haben einen übergeordneten und wertfreien Sinn bekommen.

Elisabeth Kübler-Ross hat nachgewiesen, daß ein solcher Umgang mit dem Sterbensprozeß eine Wiederverpflichtung zum Leben und einen optimalen Weg zu höchster Reife darstellt.

19 Wie können wir trösten?

Hebe deine Augen auf,
und du wirst die Sterne sehen.
Sprichwort von den Philippinen

Bei großen Schmerzen wirken
Worte wie Fliegen auf Wunden.
Sprichwort aus Frankreich

Trost gibt der Himmel,
von den Menschen erwartet man Beistand.
Ludwig Börne (1786-1837), deutscher Publizist,
Ankündigung der Zeitschwingen

19.1 Allgemeine Gedanken

Einem Schwerkranken und Sterbenden Trost zu geben, ist immer etwas sehr Subjektives. Für den einen bedeutet eine Umarmung Trost, für den anderen ein beziehungsvolles Geschenk, für den dritten ein gemeinsames Essen oder ein gutes Gespräch, miteinander zu weinen und zu lachen. Es sind die kleinen Gesten, die trösten.

„Sie geben das Gefühl, angenommen zu sein trotz der Gebrechlichkeit der Körperfunktionen; geliebt zu werden auch mit den unangenehmen Gerüchen, die der Kranke nicht mehr verbergen kann; geachtet zu werden trotz einer schweren Krankheit und in die menschliche Gemeinschaft eingeschlossen zu werden trotz der Ausgrenzung, die jede schwere Erkrankung mit sich bringt."[55]

Ein guter Trost gibt dem Menschen das Gefühl, immer noch als Mensch in seiner Ganzheit gesehen und behandelt zu werden, obwohl der Betroffene sich schon nicht mehr als ganz und schon gar nicht als heil erlebt. Vielleicht schaffen wir Begleitpersonen es, dem Patienten einen neuen und weiterführenden Dialog mit sich selbst zu ermöglichen. Dazu müssen wir unsere eigenen emotionalen Schwingungen verfeinern und andererseits ertragen, daß wir auch in vielen Bereichen unwissend und deshalb unsicher sind.

---

55 Ruth Morlok, Krankenschwester, ehemalige Pflegedienstleiterin eines Seniorenstiftes, jetzt Leiterin einer Schule für Altenpflege.

Auf jeden Fall müssen wir im Dialog bleiben. Das setzt voraus, daß wir hören, zuhören, ausreden lassen und bewußt reden und im richtigen Moment mit dem Patienten zusammen schweigen. Die meisten Menschen schweigen aneinander vorbei, so wie sie aneinander vorbeireden.

19.2 Praktische Vorschläge

Leider haben viele Menschen die Eigenart, ihre Ratlosigkeit, Betroffenheit und Sprachlosigkeit mit einer Flut von Wörtern zuzudecken, weil sie ihre eigene Spannung nicht anders bewältigen können, als mehr oder weniger Belangloses oder Unpassendes zu sagen, obwohl oder gerade weil ihnen die Lage des Patienten und ihre eigene so unwohle Gefühle vermittelt.

Besser, hilfreicher und ehrlicher wären eine kleine Karte, eine Blume und der Satz: „Auch ich bin sprachlos, ratlos und weiß nicht, wie ich trösten kann. Aber vielleicht hilft dir dieser Satz, meine Verbundenheit zu spüren." Schwerkranke und Sterbende können ruhiger und friedvoller sein, wenn sie sich geliebt fühlen.

In südlichen Ländern gibt es die Sitte, einen Ehepartner nicht allein zu lassen, wenn er oder sie um den Verstorbenen trauert. Ein Freund oder ein Nachbar bleiben einfach im Haus des Trauernden und vermitteln ein Gefühl der unaufdringlichen Gegenwart und Nähe. Es geht dann nicht um dauerndes Reden, sondern einfach um die Anwesenheit eines Mitmenschen und die Möglichkeit, einen Gesprächspartner zu haben, wenn der oder die Trauernde es wünscht. Dabei hat der Trauernde immer die Möglichkeit, sich zurückzuziehen oder die Nähe zu suchen.

20 Glaube, Liebe, Hoffnung

Glauben heißt wissen,
daß es ein Meer geben muß,
wenn man einen Bach sieht.
unbekannt

Es gibt doch nichts anderes,
wofür es sich lohnt zu leben, als die Liebe.
Wim Wenders (*1945), deutscher Filmemacher

Wir hoffen immer auf den nächsten Tag.
Wahrscheinlich erhofft er sich einiges von uns.
Ernst R. Hauschka (*1926),
deutscher Aphoristiker

Im Laufe der Jahre, die ich als Arzt gearbeitet und mich mit Kranken und Gesunden beschäftigt habe, traf ich immer wieder auf drei wichtige Begriffe und Sätze, die für mich hilfreich und bedeutungsvoll sind. Diese drei Begriffe sind in dem bekannten Zitat aus dem 1. Apostelbrief von Paulus an die Korinther zusammengefaßt:

„Nun aber bleibet Glaube, Liebe, Hoffnung, diese drei. Aber die Liebe ist die größte unter ihnen."

20.1 „Nach eurem Glauben wird euch geschehen!" (Matthäus 9, Vers 29)

Die wichtigste Voraussetzung zur Gesundung ist der Glaube, daß eine Gesundung überhaupt möglich ist. Der Glaube an eine übergeordnete Kraft, wie sie in unserer christlich orientierten westlichen Welt zum Beispiel Gott darstellt, ist die stärkste Hilfe, um diese Heilung zu bewerkstelligen. Deshalb ist sicherlich das Gebet die effektivste seelische Heilungsmethode, wenn sie von vollständigem Vertrauen getragen wird.

Wir müssen unbedingt die religiöse Überzeugung eines Patienten respektieren, auch wenn wir selbst vielleicht eine andere oder keine religiöse Bindung haben. Wenn der Patient sich in seiner Glaubensausübung bestärkt und geborgen fühlt, stellt diese Haltung eine außergewöhnliche Unterstützung zu seiner Heilung dar, die wir nützen sollten.

Wenn Sie mit einem Kranken beten wollen, dann fragen Sie zuerst, ob er das möchte. Drängen Sie Ihr Angebot nicht auf, wenn Sie spüren, daß der Patient zögert, auf Ihren Wunsch einzugehen. Wenn der Patient Sie um ein gemeinsames Gebet bittet, gehen Sie darauf ein, wenn es Ihrer Überzeugung entspricht. Heucheln Sie keine Zustimmung. Ein unehrliches Gebet ist ein schlechtes Gebet.

Wenn Sie für einen anderen Menschen oder sich selbst in der Stille beten wollen, möchte ich Ihnen einen Gedanken nahelegen, der mich in solchen Situationen leitet, und von dem ich glaube, daß er jeder auch noch so verzweifelten Lage gerecht wird: Es ist richtig, die eigene Hilflosigkeit und auch Wut auf eine bestimmte bedrohliche Krankheit oder Lebenssituation in diesem Gebet zum Ausdruck zu bringen. Wir brauchen dafür kein schlechtes Gewissen zu haben.

Andererseits ist es richtig, ein klares Wunschbild zu formulieren, das wir erleben und verwirklicht haben wollen. Unser Unterbewußtsein braucht eindeutige Zielvorstellungen, um uns auf den Weg zu bringen, den wir wirklich (im wahrsten Sinne des Wortes!) haben wollen. Dann allerdings ist es nötig, von unserer inneren Verkrampfung und Fixierung auf dieses Bild loszulassen, damit unser Unterbewußtsein arbeiten und es erfüllen kann. Und wir sollten uns bewußt sein, daß es über uns einen viel größeren Willen gibt, dem wir uns unterordnen müssen und dürfen, weil ER den besseren Überblick hat und den Plan kennt, nach dem wir angetreten sind. Das entspricht dem bekannten Satz:

„Ich habe einen Wunsch, und DEIN Wille geschehe!"

Dies ist eine Form von Loslassen, die auf einem unbegrenzten Vertrauen beruht, daß wir und andere das bekommen, was richtig ist. Auch wenn wir im Moment überhaupt nicht einsehen oder akzeptieren können, daß gerade das gut sein soll, was in uns so große Not verursacht. In diesen Fällen bedeutet loslassen, unseren Wunsch, unseren Konflikt oder einen kranken Menschen dem zu übergeben, der allein in der Lage ist, etwas Grundlegendes zu ändern. Wer so loslassen kann, trägt keine Last mehr auf den Schultern und hält nichts fest. Er hat beide Hände frei, um eine Gnade zu empfangen. Wer verzweifelt klammert, hat keine Hand frei, um ein Geschenk entgegenzunehmen.

Je mehr wir uns in eine Sache oder ein Ziel verbeißen und fixieren, um so weniger hat es eine Chance, Gestalt anzunehmen und Wirklichkeit zu werden. Oder, um es anders zu formulieren: Die Energie, die wir verbissen einsetzen auf dem Weg zu einem Ziel, ist das Hindernis auf diesem Weg.

Die religiöse und geistig orientierte Literatur aller Kulturen der letzten Jahrtausende ist voll von Beispielen, Bildern, Geschichten und Gleichnissen zu diesem Thema.

20.2 „Ein Mensch braucht Liebe, um Mensch zu werden."[56]

Die Liebe führt uns dazu, den Weg eines geliebten Menschen anzunehmen als seine Entscheidung, auch wenn sich unsere Wege in diesem Leben trennen. Das ist die Liebe, die alles hofft, alles glaubt, alles trägt. Die wahre Liebe läßt einen geliebten Menschen los, wenn er wirklich gehen will, sei es im Rahmen einer partnerschaftlichen Entwicklung oder bei einer todbringenden Krankheit. Und sie fühlt sich dennoch verbunden mit diesem Menschen! Echte Liebe ermöglicht uns, andere Menschen und Lebewesen zu begleiten. Wir sind dann dankbar für den gemeinsamen Teil des Weges und helfen einander.

Über die Liebe will ich Ihnen noch die beiden besten Bücher empfehlen, die ich zu diesem Thema kenne: von Erich Fromm „Die Kunst des Liebens" und von Peter Lauster „Die Liebe".

20.3 „Im Zweifelsfall ist Hoffnung immer richtig."[57]

Die Hoffnung versichert uns, gerade in den schwierigsten Momenten des Lebens zu wissen, daß die Morgendämmerung unmittelbar nach dem dunkelsten Teil der Nacht folgt. In diesen dunklen Stunden

56 Dr. med. Bernie Siegel, Prognose Hoffnung, ECON-Verlag
57 Dr. med. Bernie Siegel, Prognose Hoffnung, ECON-Verlag

ist die Hoffnung eine Erleichterung und eine Erleuchtung.

Auch wenn es keine Hoffnung mehr auf Heilung gibt, so können wir immer noch auf einen milden Verlauf oder einen Stillstand der Krankheit hoffen, auf Schmerzfreiheit, gute Pflege, liebevolle Betreuung, fachlich kompetente Versorgung, Zuverlässigkeit des Pflegeteams, Zuwendung und Anwesenheit von nahen Angehörigen und Freunden.

Selbst wenn wir wissen, daß der Patient sterben wird, können wir Hoffnung vermitteln auf einen Übergang in der vom Patienten gewünschten Umgebung und in der Anwesenheit von geliebten Menschen, auf die Liebe seiner Mitmenschen, auf ein Gebet, eine Aussegnung, einen geistigen und geistlichen Beistand, auf Frieden mit sich und der Umwelt, auf ein Leben nach dem Sterben entsprechend dem Glauben des Patienten. Und für fast alle Menschen ist es wichtig, daß sie wissen, daß ihre Schulden getilgt werden und ihr begonnenes Lebenswerk Bestand hat.

20.4 Gelebte Beispiele

Meine von mir sehr hoch geschätzte ehemalige Deutsch- und Klassenlehrerin, Frau Schwarze, erkrankte an einem Krebsleiden. Ich traf sie kurze Zeit vor ihrem Tod in dem Seniorenstift, in dem sie ihre letzten Wochen verbrachte. Sie erzählte mir ganz offen ihre Geschichte und ihre Diagnose. Bei einem meiner nächsten Besuche zwei Tage vor ihrem Tod schenkte sie mir ein letztes sehr intensives und prägendes Gespräch. Ich war tief beeindruckt von ihrer Ruhe und Gelassenheit. Als ich sie nach dem Grund dafür fragte, antwortete sie ganz präzise: „Mich stützen fünf Dinge: mein Glaube, mein erfülltes Leben, die Liebe, die ich jetzt empfange, die Tatsache, daß mein Buch gerade noch gedruckt worden ist, und daß ich mich ganz bewußt auf meinen Weg vorbereiten kann."

Bei meinem nächsten Besuch zwei Tage später war sie schon mit ihrem Bewußtsein fast völlig eingetrübt. Für kurze helle Momente leuchteten ihre Augen mich freundlich und erkennend an und ein paar verstümmelte Wortfetzen kamen wie Boten aus dem Jenseits zu mir herüber. Ich verabschiedete mich mit einem Händedruck und einem „Danke für alles!". Sie erwiderte den Blick, bevor sie die Augen schloß. Nach einer ganzen Weile verließ ich auf Zehenspitzen das Zimmer, um ihren Weg nicht zu stören. Ich war mir dankbar klar darüber, daß ich wieder einen der großen Momente meines Lebens erlebt hatte.

Eine andere Begebenheit mag zeigen, wie Nähe trösten kann. Frau Münchinger, eine ältere Dame, die ich über längere Jahre als Hausarzt betreut hatte, entwickelte alle Zeichen eines Bauchspeicheldrüsenkrebses. Als sie sich nicht mehr selbst zu Hause versorgen konnte, veranlaßte eine Freundin von ihr, daß Frau Münchinger ein Zimmer im Seniorenstift bekam. Die beiden Frauen hatten über viele Jahre in einem Freundeskreis ihre Freizeit unter der Woche und im Urlaub damit verbracht, gemeinsam zu zeichnen und zu malen und waren eng freundschaftlich verbunden. Innerhalb von kurzer Zeit war das neue Zimmer mit Gegenständen aus der ehemaligen Wohnung möbliert, und die vertrauten Bilder hingen an der Wand.

Über die liebevolle Pflege und die vielen kurzen Besuche von Freunden sagte Frau Münchinger einmal bei meinem Besuch zu mir: „Jetzt weiß ich, was auf mich zukommt, und ich bin glücklich, daß ich jetzt endlich mir erlauben kann, all die Liebe anzunehmen, die ich erfahren darf. Schauen Sie, hier hat die Schwester mir frische Milch gebracht. Das ist ein wunderbares Geschenk. Und meine Freundinnen haben mein Zimmer hier im Pflegeheim mit ihren und meinen Bildern geschmückt und meine Lieblingsmöbel hereingestellt. Zum erstenmal in meinem Leben habe ich das Gefühl, daß ich alles dankbar annehmen darf, was mein Leben mir gibt, auch diese letzten Tage sind ein Geschenk der Liebe. Wenn Sie mich noch einmal besuchen wollen, müssen Sie bald kommen. Ich darf bald gehen."

Nebenbei bemerkt: Frau Münchinger war ein lebhaftes Beispiel dafür, welche wohltuende Veränderung in einem sterbenden Patienten vor sich geht, wenn die ursprünglich eher spröde und nach außen kühl wirkende Wesensart sich in echte Herzlichkeit und für Mitmenschen fühlbare Wärme wandelt.

Am Tag ihres Todes lag sie in einem Dämmerschlaf, eine Freundin saß an ihrem Bett und wartete darauf, daß die Patientin ihren letzten Atemzug machen würde. Die andere Freundin, die ihr das Zimmer im Seniorenstift vermittelt hatte, war zu diesem Zeitpunkt außer Haus unterwegs und erst als sie ans Bett kam mit den Worten „Jetzt bin ich da!" und Frau Münchingers Hand nahm, seufzte Frau Münchinger erleichtert und hörte auf zu atmen.

21 Die Ratgeber sollen Hoffnung vermitteln.

Die Hoffnungen guter Menschen
sind Prophezeihungen,
die Besorgnisse schlechter sind es auch.
Ludwig Börne (1786-1837),
deutscher Publizist,
Fragmente und Aphorismen

Man darf das Schiff nicht
an einen einzigen Anker
und das Leben nicht
an eine einzige Hoffnung binden.
Epiktet (50-138 n. Chr.),
griechischer Philosoph

Man lebt nicht,
wenn man nicht für etwas lebt.
Robert Walser (1878-1956),
schweizerischer Schriftsteller

21.1 Die Hoffnung und ihre Grenzen in uns

Kranke und deren Angehörige brauchen Menschen, von denen sie sich beraten lassen und auf deren Sachverstand und menschliches Einfühlungsvermögen sie sich verlassen können. Von diesen Ratgebern hängt sehr viel ab: nicht nur die sachliche Information, sondern auch die richtige und situationsgerechte Verarbeitung der Botschaften. Die Art und Weise, **wie** die Ratgeber Informationen mitteilen, ist oft viel wichtiger und folgenschwerer als die reine Information.

Suchen Sie sich deshalb zuversichtliche und hoffnungsvolle Ratgeber, und vertrauen Sie dann auf den Therapeuten und die Ratgeber, die Sie gewählt haben. Ein guter Therapeut ist ein Mensch, der dem Patienten und den Teammitgliedern auch bei einer tödlichen Diagnose noch Hoffnung aufzeigen kann. Das kann er nur, wenn er selbst diese Hoffnung hat!

Wer ganz hoffnungslos ist, sollte zu einem Therapeuten gehen, schon allein, um mit sich und dem Patienten wieder hoffnungsvoller umgehen zu können. Der Patient merkt es, wenn die Teammitglieder keine Hoffnung mehr haben, und das entmutigt ihn nur noch mehr.

Außerdem ist Hoffnungslosigkeit auch für die Angehörigen eine kaum zu ertragende Last, durch welche der oft schon schwierige körperliche Zustand für den Kranken noch erheblich erschwert wird. Das Risiko des totalen Zusammenbruches eines Helfers wird durch Hoffnungslosigkeit und das

Gefühl des Sinnlosigkeit und des Ausgebranntseins erheblich gesteigert. Dann müssen die Teammitglieder noch einen Patienten mehr versorgen. Das muß durch kluge Einsicht in die Kraft und die Grenzen der einzelnen Personen vermieden werden.

Ein Mensch kann nicht über längere Zeit völlig ohne Hoffnung leben. Jemand, der dem Patienten jede Hoffnung nimmt, entzieht ihm die seelische Grundlage zum Leben und beschleunigt damit die Resignation des Kranken und die negative Entwicklung des Krankheitsverlaufs.

21.2 Ein Beispiel erlebter Hoffnung

Bei dem 46-jährigen Herrn Fahrer wurde ein nicht operierbarer Hirntumor festgestellt. Er bekam schwere Schwindelanfälle und Orientierungsstörungen sogar im eigenen Haus und konnte sich weder in der vertrauten Stadt noch zu Hause zurechtfinden. Dann wurde er in den nächsten Monaten blind, da der Tumor auf den Sehnerv drückte. Seine Frau mußte ihn ständig begleiten. Das Ehepaar hatte ein behindertes Kind in der Pubertät, ein gesundes zehnjähriges Mädchen und einen kleinen Säugling. Diese kurze Schilderung zeigt schon die erdrückende Problematik und Tragik der Familie.

Nachdem ein besonders „einfühlsamer" Oberarzt in der Klinik beim Betrachten des Computertomogramms jede Hoffnung auf Genesung zerstört hatte mit dem Satz „Da können Sie gleich wieder nach Hause gehen, Sie sind nicht zu retten!" versuchten wir, Herrn Fahrer zu Hause so weit wieder aufzubauen, daß er in den nächsten Monaten noch bewußt seine Familie erleben und sich daran freuen konnte, wie der kleine Säugling heranwuchs und von der mittleren Tochter und der Mutter betreut wurde. Er sah hoffnungsvoll, daß sich die Familie nach seinem Tod weiter gut versorgen könnte.

Er schaffte es auf meine Anregung hin, wesentliche Gespräche mit den Familienmitgliedern zu erledigen und sein Leben aufzuräumen. Dann führte er ein entscheidendes und klärendes Gespräch mit seinem Chef, der ihn schwer gekränkt hatte. Diese Unterredung hat den Patienten sehr erleichtert. Da kam Hoffnung auf ein Abschiednehmen vom Arbeitsplatz und von der Familie auf, erfüllt von innerem Frieden.

Schließlich ließen seine Kräfte nach, und Herr Fahrer konnte nicht mehr aufstehen. Er sagte zu mir: „Ich hoffe, daß ich in Frieden zu Hause sterben darf." Auch da war die Hoffnung. Eine Klinikeinweisung kam nicht in Frage. Alle Beteiligten waren bereit, Herrn Fahrer zu Hause zu betreuen, und hofften, daß der Übergang gnädig sein möge. Ich besuchte ihn am Schluß dreimal täglich, einfach, um ihm zeigen, daß ich für ihn da war. Seine Frau war sehr dankbar dafür, daß sie von den Geschwistern des Mannes viel Hilfe bekam.

Eines Nachmittags war es so weit. Alle seine Geschwister waren im Zimmer. Seine Ehefrau saß am Sofa, auf das er sich gelegt hatte. Der Pfarrer und ich saßen daneben. Ich werde den Frieden und die Ruhe nie in meinem Leben vergessen, die ich in diesen Stunden spürte. Es wurde über ein oder zwei Stunden überhaupt nichts gesprochen. Außer der liebevoll streichelnden Bewegung der Ehefrau über den Kopf ihres Mannes bewegte sich nichts im Zimmer. Alles war gesagt. Jetzt galt es, ganz bewußt und wach diesen Moment zu leben und zuzulassen, ihn auszuhalten und die geradezu unheimliche Größe des Augenblicks und die Freude zu fühlen, daß ER es gut mit ihm gemeint hatte. Ich beobachtete, wie die Atemzüge Herrn Fahrers in den Armen seiner Frau langsamer und langsamer wurden. Dann war ganz sacht einfach kein nächster Atemzug mehr da. Das war für mich erfüllte Hoffnung. Und hoffentlich für Herrn Fahrer auch.

22 Bilder aus dem Unbewußten

Der Tod ist ein Rufer.
Der Sterbende hört seine Stimme.
nach Carl Gustav Jung (1875-1961),
schweizerischer Psychologe und
Psychoanalytiker

22.1 Über die Funktion unseres Unbewußten

Sie können davon ausgehen, daß Sie nur etwa fünf Prozent ihrer geistigen Aktivitäten und Vorgänge bewußt wahrnehmen. Die restlichen 95 Prozent laufen unbewußt oder unterbewußt ab. Und die wesentlichen und lebensentscheidenden geistigen Vorgänge kommen aus dem Unbewußten. Sie steuern uns von dort, und wenn wir sie uns nicht bewußt machen, können wir sie nicht aktiv verändern. Wie also können wir sie uns bewußt machen, um davon zu profitieren? Es gibt eine enorme Menge an Literatur zu diesem Thema, so daß ich Ihnen mit Sicherheit nur winzige Bruchstücke aus dem Wissen über unser Unbewußtes hier aufschreiben kann. Bestimmt ist das weltweit bekannte Wissen auch nur ein verschwindend kleiner Teil dessen, was es über dieses Kapitel des Menschen zu lernen gibt.

22.2 Die Träume

Ein wichtiger Weg zu unserem Unbewußten sind unsere Träume. Bilder sind die Sprache unseres Unterbewußtseins, wir müssen sie nur lesen und verstehen lernen. Wenn wir schlafen, arbeitet unser Gehirn weiter und verarbeitet unsere Eindrücke vom Tag, unsere Erlebnisse, Gefühle und Erwartungen. Dann gibt es eine wichtige zusätzliche Informationsquelle: Unser Unbewußtes hat einen Anschluß an ein kosmisches oder allgemeines Wissen, das wir im Bewußtsein nicht befragen können. So läßt es sich erklären, daß Menschen eindeutige Vorahnungen haben, die auch so oder in veränderter Form eintreten. Wir müssen lernen, unsere intuitive Begabung anzunehmen und zu nützen.

Viele von uns wissen von Menschen in unserem Umfeld, die eines Morgens plötzlich erkannt haben, daß sie im Traum zum Beispiel einen Unfall hatten und das dringende Gefühl verspüren, ausgerechnet an diesem Morgen nicht mit dem geplanten Flugzeug, sondern mit der Bahn die geplante Reise anzutreten. Später am Tag stellte sich heraus, daß das Flugzeug abgestürzt ist. Hier haben diese Menschen eine direkte Botschaft aufgenommen und bewußt umgesetzt.

Es gibt ein paar grundsätzliche Regeln, um Träume deuten zu können. Eine heißt: Träume haben ein Gesicht nach vorn und eines nach hinten. Das heißt, sie sagen etwas aus über Befürchtungen, Ängste und Ahnungen. Wobei das geträumte Ereignis nicht so wie geträumt eintreten mußt. Es hat lediglich symbolischen Charakter. Der Traum verarbeitet bereits Erlebtes, das uns besonders beschäftigt hat oder für dessen Verarbeitung wir im Laufe des Tages keine Zeit hatten.

Bei der Deutung von Träumen sollten Sie beachten, daß Sie als Träumender charakteristische Züge jeder Person und Figur im Traum verkörpern. Das heißt, auch wenn negative oder für Sie gegnerische Aktivitäten oder Gedanken im Traum auftauchen, hat es etwas mit Ihnen und Ihrer momentanen Verfassung zu tun. Sie können daraus unbewußte Strömungen und Züge erkennen, wenn Sie offen sind, negatives und damit verbesserungsfähiges an sich zuzugestehen. Sie sollten deshalb den Traum zuerst einmal für sich selbst deuten. Auch die Psychoanalyse nützt die Selbsterkenntnisfähigkeit, indem sie mit den Träumen des Patienten arbeitet und die Gedanken und konstruktiven Überlegungen bewußt macht.

Es gibt Traumlexika, in denen zu jedem Symbol eines Traumes gleich die Bedeutung mitgeliefert wird. Ich möchte Sie warnen, diesen Büchern in Form einer Übersetzung von der Traumsprache in die Intellektsprache so zu trauen, wie es dort steht. Denn ein Lexikon kann nie Ihre individuelle Situation berücksichtigen. Gerade dieses macht den kunstvollen und wunderbaren Zauber und den reichen Schatz aus, den Sie nützen können, wenn Sie Ihren eigenen Traum eben gerade in diesem Moment Ihres Lebens träumen und ihn dann frisch aus dem Gedächtnis aufschreiben und selbst oder mit Hilfe von Fragen eines geschulten Therapeuten deuten. Wenn Sie diesen Traum ein paar Jahre später wieder träumen, kann er eine völlig andere Bedeutung haben, weil sie dann in einer anderen Lebenslage sind.

22.3 Die gemalten Bilder und ihre Symbole

Es gibt besonders bei Kindern die häufig beobachtete Sprache in ihren gemalten Bildern. Alle Ärzte und Angehörigen, die Erfahrung mit krebskranken Kindern gesammelt haben, wissen, daß in den Bildern der Kinder Botschaften versteckt sind, die man lesen kann, wenn man die Sprache kennt. Elisabeth Kübler-Ross hat eindrucksvolle bebilderte Bücher darüber geschrieben. Es ist zum Beispiel bei einem Kind so gewesen, daß bei dem Bild eines Hauses, dem Symbol unseres Lebensgebäudes, Fenster eingezeichnet waren, von denen das fünfte ganz schwarz war. Beim Nachrechnen konnte man feststellen, daß das Kind fünf Monate nach dem Malen dieses Bildes starb. Oder auf einer Blumenwiese standen mehrere Blumen leuchtend nebeneinander, aber die vierte von links ließ den Kopf hängen. Das Kind starb vier Wochen später. Es gibt dazu viele, viele Beispiele, die verblüffend deutlich sind, daß auch die Kritiker nicht mehr von irgendwelchen Zufällen reden können.

Kinder haben viel besser als wir Erwachsene einen Zugang zu ihrem Unbewußten, weil sie noch nicht so vernünftig (v)erzogen sind wie wir. Sie äußern ihre Meinung ohne Rücksicht, ob das angenehm ist oder nicht. Kinder wissen, was los ist. Sie können es vielleicht nicht so gelehrt ausdrücken wie wir, aber wir sollten auf sie hören. Wenn wir die Botschaften wahrnehmen – als wahr nehmen – und erkennen, daß sie tatsächlich der Wahrheit entsprechen, macht das sehr betroffen. Ich möchte Ihnen später von dem achtjährigen Axel erzählen, der genau wußte, wann seine Therapie noch Erfolg hatte und wann es Zeit für sein Testament war.

Achten Sie auf Symbole. Aus unbewußten Gründen beschäftigen sich zum Beispiel viele Schwerkranke noch mit dem Gedanken und Wünschen, eine Reise zu machen, bevor sie die letzte große Reise antreten. Deshalb sollten wir ihnen diese irdische Reise gönnen und sie dabei unterstützen. Das große Meer, der weite Himmel, die endlose Blumenwiese, die sich an eine trostlose Sandwüste anschließt: das sind aussagekräftige Bilder. Elisabeth Kübler-Ross hat uns von inzwischen weltweit bekannten Beispielen erzählt. Das Kind sagte: „Wenn ich sterbe, ist das, wie wenn eine Raupe sich verpuppt, aus dem Kokon ausschlüpft und ein bunter Schmetterling wird." Ein anderes Kind sagte: „Wenn ich sterbe ist das, wie wenn ich einfach in ein anderes Haus umziehe!" Spüren Sie die Herrlichkeit, die Freiheit, die Losgelöstheit von irdischen Konflikten, die in diesen Bildern stecken?

22.4 Der Tagtraum[58]

Es gibt spezielle Techniken, mit denen wir bei Erwachsenen und bei Kindern diese unbewußten

58 Eine hypnoseähnliche Technik, die bei wachen Patienten in sehr entspannter Bewußtseinslage durchgeführt wird und dem Patienten einen direkten Zugang zu seinen unterbewußten Bildern erlaubt. Das Fachwort für diese Technik heißt *Katathymes Bilderleben.*

Bilder hervorholen, anschauen und therapeutisch bearbeiten können. Das Beispiel von Frau Saite, die panische Angst vor dem Tod hatte, soll das veranschaulichen. Sie träumte häufig den gleichen Traum:

Es klopft an ihrer Wohnungstür, der Tod tritt in Gestalt eines Skelettes ein und fordert sie auf mitzukommen. Sie bekommt sofort Panik und rennt dem Tod davon, erkennt aber, daß das nicht geht. Er ist immer bei ihr.

Jedesmal wachte sie schweißgebadet, völlig verstört und weinend auf.

Nach einigen Gesprächen wagten wir es, in der Therapiestunde den Traum in Form eines Tagtraumes nachzuträumen. Ich versprach ihr, sie bei ihren Bildern und Gefühlen zu begleiten und ihr soweit ich konnte zu helfen.

Als sie entspannt auf der Liege lag, entwickelte sie das gefürchtete und bekannte Bild: Der Skelettmann kam herein. Sie begann zu weinen, und ich versuchte, sie zu einem Gespräch mit dem Skelett anzuregen. Zuerst konnte sie das natürlich auf Grund ihrer Gefühlsüberwältigung nicht schaffen. Aber nach und nach erkannte sie, daß dieses Skelett sehr freundlich mit ihr umging, und so konnte sie sich doch schließlich in ein Gespräch einlassen. Dabei erklärte ihr der Tod, er sei selbst sehr einsam und verzweifelt, weil er von allen abgelehnt werde. Er habe doch nur die Aufgabe, sie zu begleiten und an ihr Ziel zu bringen. Schließlich fragte sie, was denn das für ein Ziel sei. Er bat sie, einfach mitzukommen, er wolle es ihr zeigen. Er dürfe aber leider nicht sagen, wo er sie hinführe. Nach anfänglichem Zögern ging sie mit, noch sehr ängstlich, aber doch mit wachsendem Vertrauen zu dem einsamen und sehr menschlich wirkenden Tod. Er führte sie einen immer heller werdenden Gang entlang vor eine große Tür. Dort ließ er sie stehen, verabschiedete sie sehr freundlich und lud sie ein, die Tür zu öffnen. Dahinter sei ihr Ziel. Er selbst könne leider nicht hineingehen.

Nach der Verabschiedung öffnete sie langsam das große Tor und stand vor einer Lichtgestalt, die sie herzlich begrüßte: „Ich bin Gott, und ich freue mich, daß du so vertrauensvoll gekommen bist." Sie konnte mit Gott sprechen und sich beruhigen lassen. Sie empfand dabei ein sehr warmes und beglückendes Gefühl. Dann verabschiedete sie sich und kam zurück auf dem Weg, den der Tod sie geführt hatte, aber der Skelettmann war nicht mehr zu sehen.

Die Patientin war fassungslos über die unerwartete Wendung der Geschichte und begann erneut zu weinen. Denn jetzt spürte sie ein glückliches Erkennen, eine Erleichterung von ungeheurem Ausmaß und eine enorme Dankbarkeit über dieses Erlebnis. Sie hatte diesen Traum nie wieder und war jedenfalls in den nächsten zwei Jahren, in denen ich sie immer wieder traf, ohne Angst vor dem Tod.

22.5 Was lernen wir daraus?

Ich will Sie ermutigen, mit Schwerkranken und Sterbenden über ihre Träume zu sprechen und die Patienten zu unterstützen, die Träume noch einmal nachzuempfinden, während Sie dabei sitzen und mit dem Patienten reden können. Vieles kann klar und lösend besprochen werden. Schauen Sie die Bilder des Unbewußten an, dafür haben wir sie. Das sind wichtige, manchmal lebensentscheidende Botschaften.

Unser Unterbewußtsein schickt uns die richtigen Bilder im passenden Moment, auch oder gerade wenn sie manchmal unangenehm sind und uns tage- oder wochenlang begleiten oder verfolgen. Das heißt nur, daß wir die Botschaft entweder nicht erkannt, nicht verstanden oder / und nicht angemessen umgesetzt haben. Wenn wir die Lektion gelernt haben, kommt die Botschaft nicht mehr. Das haben wir bei Frau Saite erlebt.

Deshalb müssen wir dem nachgeben, was uns nachgeht. Oder, um es ein bißchen lockerer zu formulieren: „Dort wo die Angst sitzt, geht's lang." Das ist ein bekannter Spruch aus der Psychotherapie.

Wir müssen uns klar sein, daß unser Unbewußtes immer wach ist, auch und gerade, wenn wir schlafen. Es ist wissenswert und unbedingt zu beachten, daß der Gehörsinn der erste Sinn des Menschen ist, der sich beim Embryo zu Beginn der Schwangerschaft entwickelt, und der letzte, der im Sterben verschwindet. Auch Bewußtlose und Sterbende und Narkotisierte hören. Deshalb müssen wir sehr achtsam sein, was wir in der Gegenwart dieser Menschen sagen und tun. Denn ihr Unterbewußtsein hört und sieht alles. Das erinnert mich mit Schrecken und sehr peinlichen Gefühlen daran, daß am Operationstisch manchmal Witze erzählt und mit herzhaftem Gelächter begleitet werden.

Diese Zusammenhänge haben aber auch sehr positive Konsequenzen. Man hat nämlich herausgefunden, daß man während einer Narkose dem bewußtlosen Patienten beruhigende Worte zuflüstern kann, die seine seelische Verfassung und seine körperlichen Funktionen stabilisieren. Damit kann man unter anderem erreichen, daß er nach der Operation angstfreier erwacht. Durch spezielle Hypnosetechniken kann man diese Ereignisse, die während der Bewußtlosigkeit geschehen sind, aus dem Unterbewußtsein nach der Operation wieder abfragen.

22.6 Zwei eindrucksvolle Beispiele

Herr Kraft, ein junger Mann, den ich als Hausarzt betreute, verunglückte mit dem Auto so schwer, daß er mit vielen komplizierten Brüchen, inneren Verletzungen und einer tiefen Bewußtlosigkeit einige Wochen auf der Intensivstation lag. Seine Mutter kam verzweifelt zu mir und fragte, was sie denn für ihn tun könne, er liege ja nur da, und sie könne nicht mit ihm sprechen. Dann erklärte ich ihr, daß auch Bewußtlose hören und Botschaften aufnehmen. Sie solle neben ihn sitzen, seine Hände halten und ihm beruhigend zureden. Er würde mit Sicherheit ihre Nähe spüren, die Ruhe empfinden und insbesondere das Gefühl haben, nicht allein, sondern in Begleitung einer lieben Person zu sein. Abgesehen davon würde es ihr das Gefühl vermitteln, aktiv für ihn da zu sein und ihm zu helfen. Sie befolgte den Rat für die Zeit seiner Bewußtlosigkeit. Nachdem Herr Kraft wieder wach war und nach der Rehabilitation in meine Praxis kam, sprach ich ihn auf seine Eindrücke während der Bewußtlosigkeit an. Er konnte ganz klar berichten, daß er immer gespürt hatte, daß jemand neben ihm saß und von dieser Person Ruhe und Liebe ausgingen.

Eine wesentliche Geschichte, die ich seiner Mutter zur Ermutigung für die ungewohnte Tätigkeit am Bett ihres Sohnes erzählt hatte, war diese: Als ich noch in der Kinderklinik tätig war, wurde von der Chirurgie der neunjährige Rolf auf meine internistische Station verlegt, der bei einem Verkehrsunfall mehrere komplizierte Frakturen und ein schweres Schädel-Hirn-Trauma erlitten hatte. Er lag nach Verheilung seiner Brüche auf meiner Station, weil er immer noch bewußtlos war und keiner wußte, ob er noch einmal aufwachen würde. Ich muß gestehen, daß ich in meiner Unerfahrenheit die Chancen für Rolf sehr gering einschätzte. Jeden Tag kam die Mutter aus einer entfernt liegenden Stadt zu uns, setzte sich mit einer unendlichen Geduld an sein Bett, erzählte ihm Geschichten, sang ihm Lieder vor, streichelte und massierte ihn und half der Krankengymnastin bei ihren Übungen mit dem bewußtlosen Jungen. Ich muß ehrlicherweise gestehen, daß ich insgeheim die Frau etwas belächelte und damals glaubte, sie beruhige eigentlich nur sich selbst mit ihrem Tun.

So ganz „nebenbei" habe ich dann erfahren, daß sie kurz vor Rolfs Unfall ihren Mann durch eine Krankheit verloren hatte und noch mitten in der Trauerphase war. Und so dachten wir, daß sie sich auch ablenken würde mit den Besuchen bei Rolf. Sie sagte einmal zu mir in einer stillen Stunde ganz ruhig: „Wissen Sie, ich muß alles für Rolf tun. Noch einen aus der Familie zu verlieren, das kann ich nicht! Ich weiß, daß er aufwacht!"

Die Schwestern berichteten immer wieder, daß Rolf tagsüber sehr unruhig war und sich nicht ansprechbar dauernd hin und her bewegte. Aber wenn die Mutter ins Zimmer kam und ihn auch nur kurz ansprach, wurde er ruhig. Es schien so, als ob er ihr zuhörte, wenn sie wieder ein Märchen erzählte oder ein Lied sang. So begann auch ich, an meiner hoffnungslosen Meinung zu zweifeln. Eines Tages, kurz vor Rolfs zehntem Geburtstag, erzählte Rolfs Mutter ihm, wie es wäre, wenn er jetzt gesund zu Hause feiern könnte. Dann würde sie ihm seine Lieblingsspeise als Festessen machen. In diesem Moment öffnete sich langsam Rolfs Mund, und ganz leise, langsam und gut verstehbar kam das Wort „S-p-a-g-h-e-t-t-i" heraus.

Wir waren fassungslos, weil wir das nicht erwartet hatten. Ich schämte mich über meinen Pessimismus und meine etwas abschätzige Meinung, die ich über die Mutter gehabt hatte. Gleichzeitig spürten wir alle eine riesige Freude und Dankbarkeit über das, was uns wie ein Wunder vorkam und vielleicht ja auch wirklich eines war.

Von diesem Moment an ging's rasch bergauf mit Rolfs Heilung. Er wurde wacher und wacher, begann mit Hilfe seiner Mutter fleißig Gymnastik zu machen und lernte an Krücken wieder völlig von neuem zu gehen. Da er schwere Bein- und Hüftfrakturen gehabt hatte, war das sehr kompliziert. Aber diese Frau, seine bewundernswerte Mutter, hat es geschafft, ihm immer wieder Mut zu machen. So konnte Rolf einige Monate nach seiner Einweisung auf eigenen Beinen das Krankenhaus verlassen.

Ich habe oft an ihn gedacht. Etwa zehn Jahre später, als ich längst meine eigene Praxis hatte, meldete die Arzthelferin „jemand, der Sie nur mal kurz sprechen will.“ Als er herein kam, erkannte ich ihn nicht sofort, aber als er seinen Namen nannte, umarmte ich ihn in einer herzlichen Freude. Er war mittlerweile ein gutaussehender junger Mann geworden, mitten in einer soliden Berufsausbildung. Und wenn ich nicht sehr genau hingeschaut und hingehört hätte, wären mir sein minimaler Gehfehler und ein ganz kleiner Sprachfehler nicht aufgefallen.

Diese beiden jungen Männer sind mir ein lebendiges Beispiel geblieben, daß wir immer hoffen sollten.

23 Musik als Hilfe

Wo die Sprache aufhört, fängt die Musik an.
E.T.A. Hoffmann (1776-1822),
deutscher Schriftsteller

Die Welt ist eine optimistische Schöpfung.
Beweis: Alle Vögel singen in Dur.
Jean Giono (1815-1898),
französischer Schriftsteller

Nichts geht mehr, nur Bach hören,
das geht noch.
Pfarrer Hirsch vor einem Bach-Konzert
der Yehudi-Menuhin-Festwochen in Gstaad
am 21.8.1968 am Abend der sowjetischen
Invasion in der Tschechoslowakei

Musik ist die gemeinsame
Sprache der Menschheit.
Henry Wadsworth Longfellow (1807-1882),
amerikanischer Schriftsteller

Gott ist der höchste Musiker.
Ich bin nur ein Instrument, auf dem er spielt.
John McLaughlin

23.1 Wie können wir Musik einsetzen?

Nicht nur, weil ich ein großer Musikliebhaber bin und mir ein Leben und Sterben ohne Musik gar nicht vorstellen kann, schreibe ich dieses Kapitel. Ich denke, Klänge sind ein enorm wichtiger Bestandteil unseres Universums und täglichen Lebens, und die Musik ist unverzichtbare Kultur. Unsere Kulturgeschichte und die anderer Völker haben in diesem Punkt eine wegweisende Übereinstimmung.

Wer die Werke von Joachim Ernst Behrendt[59] kennt, hat spätestens dort erfahren und gelernt, welch elementare Kraft der Klang hat, und wie sehr wir davon beeinflußt werden, ob wir wollen oder nicht. Behrendt hat in seinem Buch „Hinübergehen" sehr tiefe Gedanken über Sterben und Musik niedergelegt und diese mit den letzten Werken von bedeutenden Musikern verknüpft. Eine zusätzliche CD-Kassette macht die literarisch verarbeiteten Stücke hörbar und fühlbar.

Aber Sie müssen nicht unbedingt lesen, um Musik zu genießen: Sie zu hören oder noch besser, sie selbst zu machen, ist mehr an Erlebnis und trägt in jeder Beziehung zu Ihrer Gesundheit bei. Sie sind aktiv und beeinflussen Ihr Immunsystem sehr posi-

---

59 Deutscher Musikwissenschaftler, Mitgründer des Süddeutschen Rundfunks, u.a. Autor des weltweit meistverkauften Jazzbuches der Geschichte („Das neue Jazzbuch"), Produzent unzähliger Rundfunksendungen und Schallplatten. Wichtige Werke für dieses Kapitel: „Nadabrahma", „Die Welt ist Klang", „Vom Hören der Welt", „Hinübergehen" – alle bei Zweitausendeins-Verlag in Frankfurt/Main erhältlich.

tiv. Wer Hausmusik liebt und gewohnt ist, sich und anderen damit regelmäßig Freude zu machen, sollte in der Krankheit unbedingt weiter musizieren, solange es möglich ist. Dann haben auch die Mitspieler Gelegenheit, an Ihrer Begeisterung und der Wärme der Freundschaft teilzunehmen. Das schafft eine enge Herzensbindung und bereichernde Erinnerungen an die schweren Stunden und die aktive Bewältigung der belastenden Umstände. Solche gemeinsamen Musikerlebnisse und die daraus erwachsende Freude sind auch für die Gesunden ein Geschenk.

Wenn Sie wegen Ihrer Krankheit nicht mehr spielen können, laden Sie Freunde ein, bei Ihnen zu musizieren. Wenn auch das nicht geht, werden Ihre Musikfreunde sicherlich gerne eine Kassette für Sie bespielen, die Sie in der Klinik oder der Ruhe der häuslichen Umgebung anhören können, wie es für Sie gut ist.

Sorgen Sie dafür, daß Sie Ihre Lieblingsmusik am Bett haben. Die heutigen technischen Möglichkeiten und Kopfhörer im Krankenhaus, wenn Sie einen Bettnachbarn haben, lassen das mit geringem Aufwand zu. Es ist ein sicherer Beitrag zu der Stabilisierung Ihrer Stimmung und Ihres Lebensgefühles.

Solange Sie können, sollten Sie Musik auch als Ansporn zur Bewegung sehen: Von der Musikgymnastik zu Hause bis zum Tanz mit dem Ehepartner bei einem Fest sind den Möglichkeiten meist durch die fortgeschrittene Krankheit nur körperliche

Grenzen gesetzt. Selbst wenn Sie körperlich behindert sind, schaffen Sie es vielleicht noch, im Bett die Hände und Beine nach Musik ein wenig zu bewegen.

Denken Sie bitte immer daran, daß gerade die Musiktherapie inzwischen eine wesentliche Stütze auch bei der Behandlung und Betreuung Schwerkranker geworden ist. Sie wirkt lockernd, depressionslösend, stimmungsaufhellend und aktivierend, wenn sie richtig ausgesucht ist. Genau das brauchen Sie, wenn Sie krank sind.

23.2 Welche Musik ist geeignet?

Musik, die Schwerkranken helfen kann, muß nicht todernst sein! Gerade heitere, besinnliche und etwas unterhaltender wirkende Musik kann durchaus passend und zur jeweiligen Stimmung richtig sein. Lassen Sie sich also bitte durch die folgenden Beispiele nicht davon abhalten, regelmäßig auch die leichte Muse zu genießen!

Ich möchte mit Ihnen eine kleinen Spaziergang durch die Musikliteratur machen, um nur ein paar Werke zu nennen, die Ihnen Freude, Tiefsinn, gute Gefühle und Besinnlichkeit bescheren könnten. Nehmen Sie die Vorschläge als meine sehr persönlichen Gedanken. Jeder von Ihnen hat seine Lieblingsmusik, und das ist gut so. Vielleicht kommen jetzt noch ein paar Stücke dazu, wenn Sie sich auf das Erlebnis einlassen, Werke und Aufnahmen auszuprobieren, die für Sie Neuland sind oder bekanntes aus anderer Sicht vermitteln.

Es gibt eine Fülle von Meditations- und Entspannungsmusik, teilweise mit begleitenden Texten, die Sie in einem guten Musikladen finden. Viele dieser Musikstücke sind auf langsame Barockmusik eingestellt und folgen der Taktzahl von 60 Schlägen pro Minute, weil man festgestellt hat, daß dieser Herzrhythmus uns am besten beruhigt.

Ich will Sie auf gute Unterhaltungsmusik aufmerksam machen, bevor ich zur ernsten Musik komme. Harry Belafonte besingt in seinem Lied „Try to remember"[60] vergangene schöne Zeiten zu zweit, Shirley Bassey bestätigt in „I am what I am"[61] sich und dem Rest der Welt, daß sie zu sich steht und keine Entschuldigungen braucht und Ihren Weg entschieden und nach jeder Niederlage stärker geworden ist. Reinhardt Mey hat einen sehr sensiblen Text über den „Mann am Fenster" verfaßt, den er immer am Fenster gegenüber sah und dessen Stelle er für andere Menschen nach dem Tod dieses Mannes eingenommen hat. Die Gruppe PUR hat eine sehr einfühlsame Musik dazu komponiert.

„My Way" von Frank Sinatra (in verdeutschter Form von Harald Juhnke zu seinem 60. Geburtstag herausgebracht) ist eine Bilanz des Lebens mit all seinen Höhen und Tiefen im Angesicht des letzten Vorhangs auf der Bühne des Lebens, eine Rückschau und immer wiederkehrende Bestätigung:

60 Versuch, dich zu erinnern!
61 Ich bin, was ich bin!

I did it my way: Ich tat es auf meine Weise. Ganz ähnlich auch Edith Piafs Lebensergebnis: „Je ne regret rien".[62]

Die Lieder von Konstantin Wecker „Stirb mir net weg!" und „The last song"[63] von Elton John sind bewegende Zeugnisse, wie die AIDS-Problematik in der Musik Einzug gehalten hat. Wecker hat sein Lied geschrieben für einen AIDS-kranken Freund und teilt seine Angst und seinen Zorn auf die Gesellschaft mit ihm. Elton John singt das Lied eines AIDS-Kranken, der „gebrechlich wie ein Vogel und so leicht wie der Schatten an der Wand" von seinem Vater besucht wurde, mit dem er sich entzweit hatte. In dem Lied von „Kathy und Cindy" erzählt Reinhardt Mey die erschütternde Geschichte zweier junger Mädchen, die drogenkrank sind und ihren Weg suchen. Der Schauspieler Mario Adorf hat die sehr stimmungsvolle und mit guten Texten versehenen CD „Al dente" gemacht. Darauf singt er nach einer gesprochenen Einleitung über Carusos letztes Liebeslied.

Der österreichische Liedermacher Ludwig Hirsch hat einen sehr einfühlsamen Text und eine bewegende Musik geschrieben zu seinem Titel „Der große schwarze Vogel". Hier bittet ein Sterbender, vom Krankenbett weggeholt zu werden und in den Himmel hineinfliegen zu können. Das Lied ist emotional sehr mitreißend **und** sehr hoffnungsvoll!

62 Ich bereue nichts!
63 Das letzte Lied

Ich bin durchaus der Meinung, daß solche Texte für einen Schwerkranken nicht nur eine Erinnerung an sein eigenes Leben, eine Unterstützung seiner eigenen Problematik und Erkenntnisse sein können, sondern auch eine echte Hilfe, nicht allein zu sein, sich in den Texten und mit der guten Musik geborgen zu fühlen. Gabriel Marcel[64] bezeichnete die Musik als „Heimat der Seele". Sie kann heilen und trösten.

Bei der ernsten, klassischen Musik beginnt für mich ein weiter Bogen bei dem „Stabat mater"[65] von Pergolesi, das dieser große Meister in der ersten Hälfte des 18. Jahrhunderts als letztes Werk mit 26 Jahren kurz vor seinem Tod schrieb. Bachs große H-moll-Messe mit dem grandiosen „Credo" und sein letzter Choral „Vor deinen Thron tret ich hiermit", den er seinem Schwiegersohn auf dem Sterbebett diktiert hat, sind nur zwei von seinen unzähligen Geniewerken, die Sie in Ihre Sammlung aufnehmen sollten.

Bei Bach fallen mir auch die großartigen Einspielungen der Klavierwerke durch den Kanadier Glenn Gould ein, allen voran die unter Kennern legendäre Aufnahme der „Goldberg-Variationen", mit denen Gould 1951 seinen Weltruhm begründet hat. Und seit ich als Schüler die Aufnahme von Bachs Choral „Jesu bleibt meine Freude" aus der 147. Kantate gehört habe in der Einspie-

64 (1889–1973), französischer Philosoph und Schriftsteller
65 „Stabat mater dolorosa": Kirchlicher Text: „Es stand die Mutter schmerzvoll"

lung des begnadeten rumänischen Pianisten Dinu Lipatti, der diesen Choral wenige Wochen vor seinem Leukämie-Tod als letztes Stück seines Abschieds im Konzert gespielt hat, begleitet mich dieses Musikwerk, wohin ich auch gehe.

Wenn Sie Klaviermusik lieben, empfehle ich Ihnen für die wirklich ernsten Stunden Schuberts letzte Sonate in B-Dur, D.980, ein äußerst stimmungsvolles romantisches Klangbild mit wunderschönen Melodien, das so große Meister wie Artur Rubinstein, Claudio Arrau und Vladimir Horowitz in ihren letzten Lebensjahren beglückend schön und tief empfunden eingespielt haben. Chopins Nocturne in Des-Dur op. 27, Nr. 2 in zwei entrückenden Aufnahmen mit Artur Rubinstein und Dinu Lipatti werden Sie in verzauberte Stimmung versetzen. Beethovens letzte beiden Klaviersonaten op. 110 und op. 111[66] sind für mich der Gipfel der Verklärung in der klassischen Phase der Musikgeschichte für dieses Instrument. Wer absolut virtuose und feingliedrige Barockmusik mag, sei an die Sonaten von Domenico Scarlatti verwiesen. Dabei gefallen mir die hervorragenden Cembalo-Aufnahmen von Ralph Kirkpatrick und Wanda Landowska bei weitem nicht so gut wie die Klaviereinspielungen von Vladimir Horowitz, Clara Haskil, Dinu Lipatti und Arturo Benedetti Michelangeli. Sie werden ein brillantes und funkelndes Feuerwerk von herrlicher Musik erleben!

66 Ich empfehle Ihnen die Aufnahmen von Glenn Gould, Wilhelm Kempff und Arturo Benedetti Michelangeli.

Wenn Sie sehr harmonische und leicht ins Ohr gehende Musik hören wollen, empfehle ich Ihnen die Sinfonien von Mendelssohn-Bartholdy und die frühen Sinfonien und Divertimenti von Mozart und Haydn. Und wenn Sie Heiterkeit auf höchstem kompositorischen Niveau haben wollen, sollten Sie sich von Mozarts „Musikalischem Spaß" verzaubern lassen. Hier hat Mozart in einem Werk kurz vor seinem Tod mit ungebrochenem Humor alle üblichen Fehler, die ein Komponist machen kann, alle Regelverstöße und alle verpönten Schaueffekte so perfekt eingebaut, daß Sie Ihre helle Freude an diesem meisterhaften und herrlichen Unfug haben werden!

Bei Mozart fällt mir die Wahl schwer angesichts der überwältigenden Zahl herrlicher Schöpfungen, die er uns geschenkt hat. Versuchen Sie es einmal mit der Sinfonia concertante für Violine und Viola in Es-Dur, dem Klarinettenkonzert[67] in A-Dur, dem Konzert für Flöte und Harfe und Orchester in C-Dur. Lassen Sie sich von seinem letzten Werk ergreifen, dem „Requiem", das er mit 35 Jahren auf dem Totenbett schrieb. Allein das „Lacrimosa" daraus ist musikgewordene Vollendung. Gönnen Sie sich eine exklusive Aufnahme, zum Beispiel die von Helmuth Rilling mit der Gächinger Kantorei oder dirigiert von Sir Georg Solti die Live-Aufnahme aus dem Stephansdom in Wien, wo das Requiem anläßlich Mozarts 200. Todestag als Gottesdienst zelebriert wurde.

67 Mein Tip: Die Aufnahme von 1956 mit dem Jazzklarinettisten Benny Goodman, der ein hervorragend ausgebildeter klassischer Musiker war, und Charles Munch als Dirigent.

Wenn Sie großes Orchester lieben, sollten Sie „Tod und Verklärung" und „Vier letzte Lieder" von Richard Strauß, die 5. Sinfonie von Mahler mit dem ergreifenden Adagietto, das die Melodie für den Film „Der Tod in Venedig" war, Mahlers „Kindertotenlieder" und die 9. Sinfonien[68] von Beethoven, Schubert, Dvorak, Mahler und Bruckner hören.

Maurice Ravel hat mit „Pavane pour une infante défunte" ein sehr einfühlsames leises Orchester-Tanzstück für ein verstorbenes Kind geschrieben. Hier kann der Zuhörer sich in ein Wiegenlied für die Ewigkeit einfühlen.

Einen besonderen Genuß will ich Ihnen nicht vorenthalten. Wenn Sie Musik und Literatur von Weltrang verbinden wollen, lesen Sie von Stefan Zweig „Die Auferstehung des Georg Friedrich Händel"[69], in dem er die Entstehung des „Messias" beschreibt: Ein mitreißendes und ergreifendes Beispiel für Zweigs unnachahmliche Kunst, psychologische Zusammenhänge und spannungsvolle Ereignisse dramatisch und bildreich zu schildern. Hier wird fesselnd beschrieben, wie Händel sich nach einem Schlaganfall im Alter von 52 Jahren noch einmal aufraffte. Er schuf aus der Verzweiflung des Geschlagenen heraus mit neu aufkeimender Hoffnung in einer unvorstellbaren Anstrengung in knapp drei Wochen eines der großartigsten Oratorien der Musikgeschichte. Dabei zog er sich an diesem Werk und seiner Kraft empor und stabilisierte

68 Daraus besonders die langsamen Sätze!
69 Eine Kurzgeschichte in dem Band: „Sternstunden der Menschheit"

sich in einem Maße, das ihn für den weiteren Verlauf seines Lebens gegen alle Widrigkeiten gestählt hat. Auch als er Jahre danach blind wurde, schrieb er noch das Oratorium „Jephtha" und andere Meisterwerke mit ungebrochenem Schaffensdrang. Die Geschichte über den „Messias" lese ich immer, bevor ich mir eine Aufführung des „Messias" anhöre. Eine bessere Einstimmung auf das Hörerlebnis kann ich mir nicht vorstellen.

Der Frau eines schwerkranken Asthmapatienten, mit dem ich in einem Haus wohnte und den ich über mehrere Jahre betreute, gab ich einmal ein Tonband, auf das ich langsame klassische Musik und Trostgedichte aufgenommen hatte. Sie hörten sich diese Kassette in der Klinik oft gemeinsam an. Als Herr Leister schon bewußtlos war und schwer atmete, ließ seine Frau ganz leise das Band neben seinem Ohr laufen. Er wurde nach und nach ruhiger und atmete entspannter. Genau in dem Moment, als ganz am Ende des Bandes der letzte Ton des „Amen" aus dem „Messias" von Händel verklungen war, holte Herr Leister noch einmal sanft Luft und atmete zum letzten Mal aus.

Wenn Sie Kammermusik lieben, sollten Sie an folgende Werke denken: Brahms: die beiden Streichsextette und die Klaviertrios, Mozart: Streichquintett C-Dur und das Klarinettenquintett, Schubert: Streichquintett C-Dur, Beethoven: die Streich- und die Klaviertrios, die letzten Streichquartette und Smetanas 1. Streichquartett in e-moll „Aus meinem Leben", in dem er seine Ertaubung schildert. Leichtere beschwingte Musik bieten die Oktette von Mendelssohn, Schubert und Beethoven. Genießen Sie auch die herrlich heiteren und lebensfrohen Werke von Johann Strauß (Vater und Sohn), Josef Strauß und ihren Zeitgenossen.

Bei den Liedern empfehle ich Ihnen, unter den unzähligen Kompositionen von Schubert „Das Abendrot", „Nachtviolen" und das „Ave Maria". Von dem „Ave Maria" Bachs und Schuberts gibt es wahrlich unvorstellbar viele Bearbeitungen, auch solche von zweifelhaftem Wert. Ich will Ihnen etwas sehr Ausgefallenes empfehlen: Jascha Heifetz hat am Silvestertag 1926 eine Bearbeitung der Schubert-Version für Violine und Klavier eingespielt, die für mich zum Erhabensten gehört, was ich in meinem Leben bis jetzt auf Violine gehört habe. Wenn Sie das „Ave Maria" gesungen in einer grandiosen Aufnahme erleben wollen, sollten Sie zum Beispiel Jessye Norman oder Benjamino Gigli hören. Einen ganzen Kosmos von Kantaten finden Sie bei Bach. Beginnen Sie bei der „Kreuzstab-Kantate". Dort singt der Tenor eine ergreifend hoffnungsvolle Arie „Ich freue mich auf meinen Tod!"

Von allen bekannten Sängern gibt es sehr schöne Lied- und Operettenaufnahmen mit Klavier oder Orchesterbegleitung, auch mit leichteren Melodien und Texten, die ich hier nicht aufgezählt habe.

Neben den vielen großartigen Chorwerken, Messen und Oratorien von Bach, Händel, Mozart, Bruckner, Brahms und Verdi möchte ich Sie auf ein besonderes Stück aufmerksam machen: „Lux aeterna"[70] aus dem Jahr 1966 von György Ligeti ist ein Werk, in dem Sie das ewige Licht förmlich hören können, wenn ein guter Chor singt.

Wenn Sie sich nicht so sehr mit speziellen Aufnahmen beschäftigen und „nur" langsame Musik hören wollen, sollten Sie eine oder mehrere der zahlreichen guten Zusammenstellungen kaufen, die unter dem Thema „Barockmusik", „Meditation klassisch" oder ähnlich angeboten werden. Dort sind die üblichen und bekannten Musikstücke enthalten von Pachelbels „Canon" über die „Träumerei" von Schumann und „Die vier Jahreszeiten" von Vivaldi bis zur „Meditation" aus der Oper „Thais" von Jules Massenet.

Inzwischen gibt es von Delta Music GmbH, 50226 Frechen, Postfach 4007, eine Sammlung von bekannter klassischer Musik für kritische Lebenssituationen auf drei CDs und ein Begleitheft mit dem Titel „Classic care".

Aber hören Sie selbst, und machen Sie sich Ihre eigenen Eindrücke, denn der österreichische Schriftsteller Franz Grillparzer wußte ganz richtig: „Beschriebene Musik ist wie ein erzähltes Mittagessen."

23.3 Musik zur Trauerfeier

Als musikverbundener Mensch werden Sie sicherlich überlegen, welche Musik Sie bei Ihrer Trauer-

70 lat. „ewiges Licht"

feier gespielt haben wollen. Auch hier geht es darum, diese Stunde mit Erinnerungen an Ihr Leben zu füllen. Wenn Sie schon ein Testament machen, bestimmen Sie doch auch die Musik.

Wollen Sie, daß Lieder gesungen werden? Mein persönlicher Gedanke ist, daß die wenigen Menschen, die in diesem Moment noch singen können, eher einen kläglichen und weniger einen klagenden oder tröstenden Gesang zuwege bringen. Gibt es aus Ihrem Bekanntenkreis Musiker, die Ihnen letzte Wünsche erfüllen könnten? Oder wollen Sie, daß fremde Musiker engagiert werden? Alles, was Sie selbst bestimmen, stellt eine Entlastung für Ihre Familie dar, die ohnehin nach Ihrem Tod schwer mit der Trauer beschäftigt sein wird. Für sie wird es eine Genugtuung sein, Ihre Wünsche erfüllen zu können.

Ein sehr eindrucksvolles musikalisches Erlebnis hatte ich bei der Trauerfeier von Herrn Rufer. Sein ältester Sohn ging mit dem Fagott ans offene Grab und hielt eine ganz schlichte und herzliche Rede. Er sprach darüber, daß der Vater zeitlebens bei den Beerdigungen seiner Freunde, mit denen er landsmannschaftlich aus den Flüchtlingsgebieten verbunden war, als Trompeter für sie zum Abschied das „Feierabendlied" der gemeinsamen Heimat gespielt hatte. Deshalb sei es für ihn selbstverständlich und ein echter Herzenswunsch, dem Vater jetzt das „Feierabendlied" zu spielen. – Nicht nur der Himmel weinte in diesem Moment.

24 Das Testament

Ewige Rechte und ewige Freundschaft
soll man befestigen mit Schrift,
weil im Laufe der Zeit vergangener
und vergänglicher Dinge vergessen wird.
Aus dem Ehrenbürgerbrief der Gemeinde
Saas-Fee an den Schriftsteller
Carl Zuckmayer

24.1 Das Testament hilft zum Leben!

Wir gehen im Alltag meistens davon aus, daß wir einem Schwerkranken nicht vorschlagen dürfen, sein Testament zu machen, da er dann glauben könnte, wir würden ihn aufgeben oder hätten Interesse an seinem Nachlaß. Ich habe mit Schwerkranken über diese Frage gesprochen und erkannt:

Ein Testament kann sehr wohl eine Hilfe zum Leben sein und muß keinen Entschluß zum Tod darstellen. So kann der Patient sein Leben in Ordnung bringen und Anordnungen treffen, damit er besser und ruhiger leben und sich auf die im Moment wesentlichen Dinge wie die Heilung konzentrieren kann. Auch für Sterbende ist das Testament wichtig, damit sie sich auf den geistig-seelischen Prozeß konzentrieren können und sich nicht mit materiellen Dingen beschäftigen müssen.

Mein Freund Heinz erzählte neulich, daß er mit seinen fünfzig Jahren in voller Gesundheit das vergangene etwas regnerische Wochenende dazu benützt habe, einen Ordner anzulegen. Darin sind alle seine Versicherungen, Vermögensverhältnisse, Aktien, Kontonummern, Schließfächer und Verbindlichkeiten so übersichtlich zusammengestellt, daß zum Beispiel seine Frau im Falle seines Todes sofort einen vollständigen Überblick hat, um die wichtigsten Schritte gezielt einleiten zu können. Es fehlte nur noch das Testament, aber das wird er in der nächsten Zeit mit seiner Frau gemeinsam schreiben.

Ich regte an, auch noch Bestimmungen für den Ablauf der Trauerfeier und eine Adressen- und Telefonliste der wichtigsten Verwandten und Freunde beizulegen, die informiert oder um Hilfe gefragt werden können. Heinz meinte, es sei schon ein bißchen komisch für ihn gewesen, den Ordner zusammenzustellen, da er ja gerne weiter gut leben wolle. Dennoch mußte er zugeben, richtig erleichtert gewesen zu sein, als die Zusammenstellung fertig auf dem Tisch lag.

Ich erinnere mich noch gut an den Tag, als ich als junger Student einmal am Wochenende nach Hause kam und mein Vater mir in seinem Arbeitszimmer einen Ordner zeigte, auf dessen Rückenschild statt eines Wortes nur ein großes † gemalt war. Er holte ihn heraus und sagte: „Hier steht alles drin, was ihr wissen müßt, wenn ich sterbe. Ich habe den Ordner unterteilt in einzelne Kapitel, was ihr sofort, innerhalb von 24 Stunden und innerhalb von ein paar Tagen nach meinem Tod erledigen müßt! Alle nötigen Adressen, Telefonnummern und die Anordnungen für die Trauerfeier kannst du hier finden."

24.2 Das Testament ist ein Teil der Trennungsarbeit!

Herr Walter litt im weit fortgeschrittenen Stadium seiner Leukämie sehr darunter, seine heranwachsenden Kinder im Pubertätsalter nicht mehr erziehen und führen zu können. Ich schlug ihm vor, ihnen einen Brief zu hinterlassen, in dem er seine wesentlichen Gedanken zur Lebensführung niederlegte. Dieser Vorschlag befreite ihn von einer großen Last. Er schrieb diesen Brief mit Hilfe seiner Frau und übergab ihn den Kindern in einem seiner letzten Gespräche. Ich weiß von seiner Frau, daß er in dieser Beziehung erleichtert starb.

Sie können auch als Patient Ihren liebsten Angehörigen individuell besprochene Kassetten hinterlassen. Das ist sicherlich eine sehr schwierige und emotional belastende Aufgabe, aber es wäre eine sehr persönliche und bleibende Erinnerung, ein Ton- und Sinnvermächtnis zu hinterlassen.

Aus meiner Zeit als Assistenzarzt in der Kinderklinik erinnere ich mich an Axel, einen achtjährigen Jungen, der mit dem zweiten Schub einer akuten Leukämie in die Klinik kam. Er sagte bei der Aufnahmeuntersuchung: „Ich weiß, daß ich es schaffe, wieder rauszukommen, aber wir müssen schnell die Therapie machen!" Beim nächsten Schub sagte er: „Diesmal schaffe ich es nicht mehr. Deshalb habe ich etwas mitgebracht." Axel gab uns ein aus dem Schulheft gerissenes Blatt, auf dem in seiner noch ungelenken Kinderschrift stand: „Mein Taschenmesser bekommt mein Bruder, mein Fahrrad auch. Meine Bücher bekommt mein Freund Tim, und Mama soll Micki[71] füttern". Dann legte er sich ins Bett und bereitete sich mit einer für mich jungen

71 seinen Hamster

und noch unerfahrenen Arzt beängstigenden Ruhe und Gelassenheit auf seinen Übergang vor. Er starb eine Woche später.

Ein anderes wichtiges Erlebnis hatte ich als frisch niedergelassener Arzt, als ich den jungen Herrn Bayer mit einem weit fortgeschrittenen Melanom[72] zu Hause betreute. Er und seine Frau kannten die Diagnose und die Prognose, und wir konnten offen darüber sprechen. Als sich auf Grund der Hirnmetastasen Herrn Bayers Sprache zu verschlechtern begann, wurde ich eines Sonntags bei meinem Besuch mit Herrn Bayers Wunsch konfrontiert: Er wollte unbedingt ein notariell beglaubigtes Testament machen, bevor seine Sprache vollständig versagt. Glücklicherweise gelang es mir, noch an diesem Tag einen Notar ans Krankenbett zu holen, und der Patient konnte wenige Stunden später mit Hilfe des Notars ein rechtsgültiges Testament verfassen. Wir alle, die bei diesem Gespräch dabei waren, spürten, wie schwer es Herrn Bayer fiel, im Angesicht des sicheren Todes seinen letzten Willen zu äußern. Er sank erschöpft und erleichtert in das Kissen zurück, als er seine Unterschrift geleistet hatte. Am Tag danach wurde Herr Bayer bewußtlos und starb kurz darauf.

In diesem Sinn kann man als Vertrauter, als Freund und als Hausarzt auch anregen, bei unklaren Erkrankungen und in schwierigen Lebenslagen letzte Bestimmungen zu treffen, solange der Pati-

72 der sogenannte „schwarze Hautkrebs"

ent dazu in der Lage ist. Es ist emotional schwierig, solch ein Thema in einer derart kritischen Situation anzusprechen, aber wenn wir es taktvoll und im richtigen Moment schaffen, ist ein Versuch lohnenswert.

24.3 Nicht immer sind endgültige Entscheidungen des Patienten sinnvoll!

Eine wichtige Ausnahme für weitreichende Bestimmungen liegen zum Beispiel bei einem depressiven Patienten vor, der auf Grund seiner Erkrankung nicht entscheidungsfähig ist. Das bedeutet, daß ein seelisch und geistig Gesunder immer zwischen mehreren Alternativen wählen kann[73]. Ein Depressiver hat keine freie Wahlmöglichkeit.

Das läßt sich an der Geschichte des Ehepaares Lichter zeigen, das in einer verzweifelten Situation zu mir kam. Frau Lichter war der festen Meinung, daß ihr Mann ein Verhältnis mit einer Arbeitskollegin hatte und verfiel in eine tiefe Depression und wollte nur noch „möglichst schnell die Scheidung". Obwohl Herr Lichter ihr und auch mir in einem vertraulichen Vier-Augen-Gespräch wiederholt versicherte, kein Verhältnis außerhalb der Ehe zu haben, war sie völlig fixiert auf diesen einen Gedanken der Trennung, war unfähig, darüber vernünftig oder gar abwägend nachzudenken. Bei

73 Bitte lesen Sie dazu im Anhang „Die Kennzeichen einer erwachsenen psychisch gesunden Persönlichkeit" (Seite 417).

allem Verständnis für die Kränkung, die sie empfand, erkannte ich die Panik und fehlende Wahlfreiheit von Frau Lichter. Es gelang mir nach langem Gespräch, sie wenigstens dazu zu bewegen, jetzt im Moment keine Scheidung einzureichen, solange sie von ihren Gefühlen überflutet war. Wir vereinbarten mehrere therapeutische Gespräche, und Frau Lichter konnte es schaffen, aus ihrer einengenden Depression herauszukommen und mit mehr Distanz über die Situation nachzudenken. Dann erkannte sie ihre Reaktionsmechanismen und konnte sich schließlich frei dazu entscheiden, die Ehe weiterzuführen.

24.4 Wann wollen Sie keine Intensivmedizin mehr?

Diese wichtige Entscheidung können Sie ganz einfach protokollieren, indem Sie sich beim Kreissozialamt Böblingen[74] ein Formular anfordern, auf dem folgender Text steht:

„Falls ich in einen Zustand gerate, in welchem ich meine Urteils- und Entscheidungsfähigkeit unwiderruflich verloren habe, will ich, daß man auf Maßnahmen verzichtet, die nur noch eine Sterbens- und Leidensverlängerung bedeuten würden. Mein Leben soll sich in Stille und Würde vollenden. Für

74 Parkstr. 16, 71034 Böblingen.

jeweilige Probleme, die Entscheidungen über das weitere Vorgehen erfordern, verlange ich, daß die verantwortlichen Ärzte mit folgenden Personen und / oder dem folgenden Arzt meines Vertrauens Rücksprache nehmen. (Hier werden die Namen und Unterschriften eingetragen, dann geht der Text weiter.) *Mit der obigen Unterschrift bestätigen diese Personen, daß sie von meiner Patientenverfügung Kenntnis genommen haben und ich diesen letzten Willen in absoluter Frische und geistiger Unabhängigkeit unterschrieben habe."*

Diesen Text bekommen Sie als DIN A-4-Blatt für Ihre Akten und als kleines Kärtchen in Scheckkartengröße für Ihre Brieftasche oder den Geldbeutel.

Außerdem möchte ich Sie aufmerksam machen darauf, daß Sie auch ein Testament machen können für den Fall, daß jemand Sie in eine Psychiatrische Klinik einweist. Sie können mit Hilfe Ihres Arztes einen entsprechenden Text aufsetzen, in dem Sie jetzt Einfluß darauf nehmen, welche Therapieformen Sie zulassen und welche nicht. Zwei sehr kritische Berliner Rechtsanwälte, Hubertus Rolshoven und Peter Rudel, haben dazu einen ausführlichen Beispieltext verfaßt.

Ein grundlegendes Problem besteht bei diesen testamentarischen Verfügungen möglicherweise darin, daß der zuständige Arzt den Wunsch nicht kennt, sich im entscheidenden Moment nicht an den Text erinnert oder ihn nicht anerkennt und nicht befolgt, weil er die Situation des Patienten anders einschätzt. Das Beispiel von Frau Schweizer werde ich Ihnen in einem späteren Kapitel unter einem anderen Gesichtspunkt erzählen. Sie hatte auch ausdrücklich testamentarisch festgelegt, bei einem Herz-Atemstillstand nicht reanimiert zu werden. Sie wurde trotz meiner ausdrücklichen Hinweise auf diese Verfügung in der Klinik mehrfach wiederbelebt.

Grundsätzlich ist es sehr wichtig, im Rahmen der Überlegungen, wie Sie Ihre Angelegenheiten regeln wollen, möglichst alte „unerledigte Geschäfte" bedenken und bereinigen. Der altbekannte Spruch *„Lebe jeden Tag, als wäre er der letzte!"* enthält sehr viel Wahres und ist beherzigenswert. Auf jeden Fall sollten Sie Angelegenheiten, die Sie belasten und die Sie für immer entschieden haben wollen, unbedingt entschlossen bearbeiten. Das können Sie möglicherweise schon mit einem Brief oder einem persönlichen Gespräch erreichen. Es wird Sie erleichtern.

Dazu gehören auch so einfache Dinge, wie ich sie vor vielen Jahren einmal erlebt habe. Ich bekam von einem älteren Ehepaar, das ich schon lange nicht mehr gesehen hatte, einen freundlichen Brief und ein Buch, das ich ihnen ausgeliehen und längst vergessen hatte. Sie schrieben, sie seien dabei, ihr Haus zu verkaufen, ins Altenheim zu ziehen und ihre Wohnung in jeder Beziehung aufzuräumen, „... und zu unserer Entlastung(!) schicken wir Ihnen das Buch zurück."

Ein anderes Beispiel, wie man das Testament zumindest teilweise schon vor dem Tod vollziehen kann, hat mir ein befreundeter Kollege von dem Tod seines Vaters erzählt. Als dieser seinen Tod nahen fühlte, ließ er seine engsten Angehörigen kommen, verabschiedete sich nacheinander von ihnen und verteilte wichtige Dinge, die er im Laufe der Jahre angesammelt hatte und die ihm wertvoll waren.

So kann der Sterbende nicht nur von seinem Besitz Abschied nehmen, sondern auch erleben, wie die Beschenkten darauf reagieren. Diese Freude, wohl vermischt mit Trauer, ist aktive Trennungs- und Trauerarbeit für alle Beteiligten. Nehmen Sie nur das Wichtigste und Wesentliche – das, was Ihr Wesen ausmacht! – auf diesen letzten Weg mit. Sie werden erkennen, daß auch Sie in Wirklichkeit sehr wenig brauchen, um alles zu haben, was Sie zum bewußten und erfüllten Leben benötigen! Dann ist Ihr Weg leichter!

Sie erinnern sich: „Jetzt zählt nur noch die Qualität der Herzen!" Diesen Satz von Herrn Gruber habe ich schon erwähnt, aber er ist mir so wichtig geworden, daß ich ihn auch in Ihr Gedächtnis prägen will.

Denken Sie bei allen Entscheidungen in Ihrem Leben an folgenden Gedanken: Wenn Sie eine Entscheidung aufschieben, weil Ihnen die Entscheidung aus irgendeinem Grund schwerfällt, haben Sie in diesem Moment die Entscheidung getroffen **und** vollzogen, daß es so bleibt, wie es ist. Sie haben also entschieden!

25 Wollen Sie Organspender sein?

Do ut des.
Ich gebe, damit du gibst.
Lateinisches Sprichwort

Verhalte dich so, wie du es von anderen dir gegenüber erwartest.
Nach dem Kategorischen Imperativ von Immanuel Kant (1724-1804), deutscher Philosoph

25.1 Einige Informationen und Zahlen

Inzwischen sind es über vierzig Jahre her, seit die ersten Organe transplantiert worden sind. 1954 gelang in Boston die erste Übertragung einer Niere auf einen Menschen. Aber die Weltöffentlichkeit hat bei der ersten Herztransplantation die Sensation der neuen Möglichkeiten wirklich aufgenommen und breit diskutiert. Prof. Christiaan Barnard übertrug 1967 in Kapstadt einem Menschen das erste menschliche Herz. Seither hat die Zahl der Organtransplantationen sprunghaft zugenommen. Inzwischen leben weltweit über 300.000 Menschen mit einem fremden Organ.

Bei den Nieren ist die Erfolgsquote besonders hoch: Ein Jahr nach der Übertragung funktionieren noch etwa 80 Prozent der transplantierten Organe, nach fünf Jahren noch 75 Prozent[75]. Bei etwa der Hälfte der transplantierten Nieren kommt es in der Frühphase nach der Operation zu Abstoßungsreaktionen, die aber meistens durch entsprechende Medikamente eingedämmt werden können.

Die 5-Jahres-Überlebensrate bei verpflanzten Lebern beträgt bei Patienten mit chronischen Lebererkrankungen fast 80 Prozent und etwa 70 Prozent, wenn die Patienten vorher ein rasch ablaufendes Leberversagen hatten.

75 Wenn als Ersttransplantat die Niere einer Toten übertragen wird, ist die Rate um etwa zehn Prozent schlechter als bei der Transplantation einer Niere eines Lebenden.

Bei Hornhäuten ist die Funktionsdauer der Transplantate noch höher: Sie ermöglichen oft über Jahrzehnte eine gute Sehqualität.

Diese Erfolge wurden mit zunehmend verbesserter Operations- und Gerätetechnik und wachsender Erfahrung mit Medikamenten möglich, die das Abwehrsystem des Körpers und damit die Abstoßungsreaktionen gegenüber den übertragenen Organen beeinflussen.

Nur ein paar Zahlen für 1996: 510 Herzen, 699 Lebern, 108 Lungen und 102 Bauchspeicheldrüsen sind in 49 deutschen Kliniken 1995 transplantiert worden. Insgesamt stieg die Zahl der Transplantationen von 3.368 auf 3.435 innerhalb von einem Jahr. Das sind etwa 2% mehr Transplantationen als 1995. Allerdings hat die Zahl der Nierentransplantationen um 112 abgenommen bei einer Gesamtzahl von 2.016.[76]

25.2 Wann muß ein Organ transplantiert werden?

Wenn ein lebenswichtiges Organ schwere Funktionsausfälle zeigt, die medikamentös oder technisch nicht mehr ausgeglichen werden können, hat der Patient nur dann eine Überlebenschance, wenn er ein neues Organ erhält. In der breiten Öffentlichkeit ist inzwischen das Beispiel der Dialyse bekannt,

76 Bericht der Deutschen Stiftung Organtransplantation, Ärzte-Zeitung 5.2.1997

bei der mit einem hochtechnisierten Gerät Blut aus dem Körper von den Giftstoffen befreit wird, die eigentlich von der Niere ausgeschieden werden müßten. Wenn die Dialyse nicht zur Verfügung steht, stirbt der Mensch an einer Vergiftung. Auch wenn bei einer schweren Herzerkrankung Operationen an den Herzkranzgefäßen nicht oder nicht mehr möglich sind, und das Herz bei einer Herzmuskelerkrankung zu schwach arbeitet, hilft nur noch eine Transplantation eines fremden Herzens vor dem sicheren und manchmal sehr qualvollen Tod.

25.3 Der Mangel an Spenderorganen

Fast 10.000 Dialysepatienten warten auf eine Niere, Eurotransplant kann aber zur Zeit nur etwa 2.500 Nieren im Jahr vermitteln.[77] Mindestens 2.000 Menschen brauchen dringend ein neues Herz und eine neue Leber. Die Wartelisten werden immer länger, und zur Zeit können maximal etwa 2.000 Nieren pro Jahr transplantiert werden.[78] Im Durchschnitt vergehen drei bis fünf Jahre, bis für einen Patienten auf der Warteliste ein Organ zur Verfügung steht. Da ist das Warten nicht nur für die Patienten eine Form der Folter und Ungewißheit, sondern während dieser Zeit können andere Organe zusätzlich krank werden und die Operations- und Überlebenschance verringern.

---

77 Arzt und Wirtschaft 2/97

78 Die Operationszahlen sind auch durch die Personal- und Bettenkapazität eingeschränkt.

Etwa 10 bis 20 Prozent der Menschen, die auf eine Leber zur Transplantation warten, sterben bevor ein Spenderorgan zur Verfügung steht.[79]

Inzwischen werden wegen der Knappheit der transplantierbaren Nieren immer mehr Stimmen laut, die besonders strenge Kriterien für diese Transplantation verlangen, da man bei einer nicht ausreichenden Nierenfunktion mit einer regelmäßigen Dialyse weiterleben kann. Die Abhängigkeit von einer dreimal in der Woche nötigen Dialyse ist eine besonders komplizierte Situation für den Kranken. Außerdem leidet die seelische und körperliche Entwicklung von Kindern während einer schweren Nieren- und Herzerkrankung besonders stark.

Wie in den meisten europäischen Ländern werden in Deutschland 12 bis 13 Organe je 1 Million Einwohner gespendet. In den USA sind es 18 und Spanien ist mit 32 Organen auf 1 Million Einwohner an der Spitze in Europa.[80]

Die Nachfrage nach transplantationsfähigen Organen kann in Deutschland schon lange nicht mehr gedeckt werden. Seit Beginn der Transplantationen bis 1995 hat Deutschland etwa 1.500 Organe mehr bezogen, als es in den internationalen Spenderpool eingebracht hat. Österreich und die Beneluxländer haben zum Beispiel 207 Organe allein 1996 nach Deutschland importiert. Diese Situation schafft dort natürlich Unzufriedenheit und Ärger

79 Ärzte-Zeitung 28. 2. 1997
80 Arzt und Wirtschaft 2/97

und sollte auch ein Grund sein, in unserem Land möglichst rasch eine hohe Rechtssicherheit für Transplantationen zu erreichen, um das Vertrauen der Bevölkerung in die richtige Versorgung der Betroffenen zu gewährleisten.

25.4 Neue Lebensqualität

Durch eine Transplantation wird die verminderte Lebensqualität sehr oft sofort und erheblich gebessert. Die meisten Menschen können ihren Alltag nach einer Übergangsphase in uneingeschränkter Form wieder bewältigen, erfahren eine neue Lebensfreude und feiern deshalb das Transplantationsdatum oft als zweiten Geburtstag. Das ist ja auch gut einsehbar, denn sie haben ein neues Leben erhalten, für das sie besonders dankbar sind.

Dabei ist zu berücksichtigen, daß auch die Übertragung von kleinen Organteilen wie Gehörknöchelchen bei einem ertaubenden oder Hornhaut bei einem erblindenden Menschen schon ganz grundlegende Unterschiede in der Lebensqualität und Arbeitsfähigkeit der Patienten bewirken.

Ein Kollege von mir hat im Alter von 39 Jahren unerwartet eine so schwere Herzmuskelerkrankung bekommen, daß er plötzlich in einem lebensbedrohlichen Zustand war. Vorübergehend konnte seine Herzfunktion mit Medikamenten verbessert werden, aber es war klar, daß er nur mit einem neuen Herzen überleben kann. Eine für alle Beteiligten und besonders für ihn selbst quälende Zeit der Unsicherheit und ständigen Verschlechterung schloß sich an. Nach fast zwei Jahren bekam er ein Spenderherz und ist inzwischen wieder in der Lage, seine Praxis zu versehen und ohne wesentliche körperliche Einschränkungen mit seiner Familie zu leben.

Herrn Strom habe ich über viele Jahre betreut. Er bekam als recht junger Mann nach relativ kurzer Zeit an der Dialyse eine neue Niere, die aber innerhalb der ersten Tage abgestoßen wurde. Er mußte also wieder an die Dialyse angeschlossen werden, um überleben zu können. Glücklicherweise konnte rasch ein zweites Organ gefunden werden, das Herr Strom gut vertrug. So erholte er sich bald und konnte seinen Beruf als Handwerkermeister mit eigenem Betrieb wieder aufnehmen. Leider verstarb er recht jung ein paar Jahre später an einem Herzinfarkt.

25.5 Die entscheidende Frage

1996 waren in Deutschland mehr als die Hälfte der Befragten bereit, nach ihrem Tod ein Organ für eine Transplantation zur Verfügung zu stellen. Besonders hoch ist die Bereitschaft bei jüngeren Erwachsenen, hier liegt sie bei knapp 70 Prozent. Trotzdem halten sehr wenige dieser Menschen ihre Bereitschaft schriftlich fest oder benachrichtigen die nächsten Angehörigen von ihrem Entschluß. Diese könnten im Fall des Todes des Transplantationswilligen rasch und entschlossen in seinem Sinne handeln. Man schätzt, daß nur fünf Prozent der Menschen, die ein Organ spenden würden, eine schriftliche Erklärung über ihren Willen ausgefüllt haben.

1996 gingen in Deutschland 90% der Organspenden auf die stellvertretende Zustimmung der Angehörigen der Organspender zurück. Nur bei 10% der Organspender lag eine Einverständniserklärung des Spenders vor, davon nur in 4% eine schriftliche!

Die Koordinatorin für Transplantationen an der Universität Bonn, Frau Dr. Elke Backhaus, berichtete zum Beispiel, daß in ihrer sechsjährigen Arbeitszeit am Transplantationszentrum Bonn nur sieben Kandidaten für eine Organspende einen Spenderausweis bei sich hatten. Sie vertritt auch die Meinung, daß von den etwa 500.000 Menschen, die jährlich in Deutschland sterben, bei 5.500 ein Hirntod diagnostiziert wird. Davon kämen die Hälfte der Toten als Organspender in Betracht, aber nur bei 1.000 würden Organe entnommen.[81]

Herr Prof. Dr. Hirner, Direktor der Chirurgischen Universitätsklinik in Bonn, vertritt die Meinung, daß die Zahl der Organspenden verdoppelt werden könnte, wenn alle Krankenhäuser in seinem Einzugsbereich sich an dem Organspendeprogramm beteiligen würden. Die Organe, die in seiner Klinik transplantiert wurden, stammen nur aus sieben Prozent der umliegenden Krankenhäuser.[82]

---

81 Ärzte-Zeitung 28. 2. 1997
82 Ärzte-Zeitung 28. 2. 1997

25.6 Handelsware Transplantationsorgane

Es ist bekannt, daß besonders in der Dritten Welt ein lebhafter Handel mit Organen zu hohen Preisen betrieben wird. Und es gibt eine Reihe von kriminellen Vereinigungen, die sogar Menschen verschleppen, um ihnen Organe zur Transplantation zu entnehmen. Anschließend werden die unfreiwilligen Spender wieder freigelassen.

Amnesty International hat zum Beispiel auch mehrfach berichtet, daß in chinesischen Gefängnissen immer dann „ganz zufällig" die Zahl der Hinrichtungen steigt und „zufällig" ein Transplantationsteam bei der Hinrichtung anwesend ist, wenn Organe für Transplantationen gebraucht werden.

25.7 In Deutschland ist der Handel mit Organen und Transplantationen verboten.

Auch die zur Zeit im Bundestag diskutierte Neufassung des Transplantationsgesetzes enthält eine entsprechende Formulierung. Darüber besteht auch unter den Parteien im Bundestag Einigkeit. Der beste Beitrag, den wir in Deutschland gegen den Organhandel in anderen Ländern leisten können, besteht in einer ausreichend hohen Spendebereitschaft im eigenen Land.

25.8 Wann ist der Mensch tot?

In letzter Zeit ist die Organspende besonders dadurch ins Gerede gekommen, daß die Menschen Angst haben, bei Transplantationswilligen würde der Tod früher festgestellt werden, um an die Organe zu kommen. Deutschland ist neben Malta und Irland das einzige Land in Europa, das keine gesetzliche Regelung für Organtransplantationen hat. Um die rechtliche Unklarheit und die Verunsicherung der Bevölkerung zu beseitigen, wird zur Zeit im Bundestag ein Transplantationsgesetz beraten, das zu heftigen Kontroversen führt.

Zum besseren Verständnis will ich ein paar erklärende medizinische Bemerkungen machen. Bis vor mehreren Jahren ging man davon aus, daß ein Mensch tot ist, wenn sein Herz aufgehört hat zu schlagen und die Lunge nicht mehr atmet. Man nennt diesen Zustand *Herztod.* Inzwischen wissen wir, daß zu diesem Zeitpunkt immer noch Aktivität im Gehirn vorhanden sein und das Herz mit Hilfe der Wiederbelebung wieder zu schlagen beginnen kann. Erst wenn das Gehirn keine Aktivität mehr zeigt, ist der Patient irreversibel[83] tot. Man kann diese fehlende Tätigkeit im EEG[84] mit einer sogenannten Null-Linie, in einer Gefäßdarstellung mit Kontrastmittel und mit der Überprüfung bestimmter Reflexe nachweisen.

83 irreversibel = nicht mehr umkehrbar

84 EEG = **E**lektro**e**ncephalo**g**ramm = „Hirnstrommessung", ähnlich wie beim EKG = **E**lektro**k**ardio**g**ramm = „Herzstrommessung"

Wenn alle Funktionen **aller** Hirnabschnitte irreversibel ausgefallen sind, nennen wir diesen Zustand *Hirntod.*

Ein ohne Großhirn geborenes Kind atmet und hat **Stammhirn**reflexe, aber es ist nicht hirntod, obwohl es im EEG keine **Großhirn**aktivität zeigt. Trotzdem hat es keine Überlebenschance.

Der Konflikt zwischen Herztod und Hirntod konnte nur durch die moderne Intensivmedizin entstehen. Sie ermöglicht es uns, den Kreislauf eines hirntoten Menschen weiter aufrechtzuerhalten. Das bedeutet, daß die Maschinen das Blut durch den Körper pumpen und die Organe mit Blut versorgt werden. Der Patient ist warm und ausreichend durchblutet, das Herz schlägt, die Atmung wird künstlich aufrechterhalten. Gleichzeitig wissen wir, daß der Patient hirntot ist. Wenn die Maschinen abgeschaltet werden, hören alle Lebensfunktionen im Körper auf.[85]

Nun muß man wissen, daß nur ein gut durchblutetes, am Leben erhaltenes Organ transplantiert werden kann. Wenn die Durchblutung eines Organes aufhört, sterben innerhalb von wenigen Minuten die Zellen ab, und dieses Organ kann keine Funktion mehr in einem fremden Körper aufnehmen. Deshalb ist es nötig, einen hirntoten Menschen, dessen Organe transplantiert werden sollen, solange künstlich zu beatmen und seinen Kreislauf aufrechtzuerhalten, bis das Organ entnommen und

85 Streng genommen muß man hinzufügen, daß zum Beispiel die Fingernägel noch ein bißchen weiterwachsen.

die Wunde kunstgerecht wie bei jedem Operierten verschlossen ist. Anschließend werden die Maschinen abgeschaltet. Die Angehörigen können wie in jedem anderen Todesfall auch von dem Toten Abschied nehmen, und der Verstorbene kann wie jeder andere Tote bestattet werden.

Daraus wird deutlich, daß nur Organe von Menschen zur Transplantation in Frage kommen, die mit Sicherheit hirntot sind und weiter künstlich beatmet und kreislaufgestützt werden. Damit sinkt automatisch die Zahl der transplantationsfähigen Organe erheblich. Alle Menschen, die außerhalb eines gut ausgerüsteten Krankenhauses sterben, gehören zum Beispiel nicht dazu. Außerdem dürfen natürlich nur gesunde Organe transplantiert werden.

Bei der im Moment laufenden Diskussion stehen sich im Bundestag zwei grundlegende Meinungen gegenüber: Die eine mehr medizinisch ausgerichtete Gruppe vertritt die Ansicht, daß der Mensch mit dem Hirntod sicher tot ist. Diese Gruppe vertritt eine sogenannte *erweiterte Zustimmungslösung,* d.h. Organe können von einem hirntoten Menschen entnommen und transplantiert werden, auch wenn die Angehörigen auf Grund einer mutmaßlichen Zustimmung des Verstorbenen damit einverstanden sind. Diese Regelung gilt bis jetzt. Ihr ist es zu verdanken, daß relativ viele Organe wenn auch nicht genügend zur Transplantation zur Verfügung stehen. Damit gibt es auch die Möglichkeit, Organe von verstorbenen Kindern mit Erlaubnis der Eltern in schwerstkranke Kinder zu verpflanzen. 1996 waren das immerhin 245 Organe bei Kindern und Jugendlichen bis zum 16. Lebensjahr.

Die große Zahl der Gegner aus dem mehr juristisch, theologisch und philosophisch orientierten Lager bekämpfen diese Meinung. Sie meinen, daß ein Hirntoter ein Sterbender, also noch Lebender ist und verlangen, daß eine Transplantation nur vorgenommen werden darf, wenn der Verstorbene zu Lebzeiten selbst eine klare schriftliche Erlaubnis zur Transplantation seiner Organe gegeben hat. Das ist die sogenannte *enge Zustimmungslösung.*

Wenn diese Regelung neues Gesetz wird, ist klar, daß bei bisher nur 4% schriftlichen Einwilligungen zur Organverpflanzung die Transplantationsmedizin fast vollständig zum Erliegen kommt. Transplantationen bei Kindern werden ausgeschlossen, weil Kinder keine rechtsgültige Erlaubnis zur Entnahme ihrer Organe geben können. Außerdem kann man in Kinder wegen der Größenunterschiede keine Organe eines Erwachsenen einsetzen. Die im vergangenen Jahr herztransplantierten Kinder wären dann gestorben und die dialysepflichtigen blieben weiter an die Maschine gefesselt mit allen gesundheitlichen, seelischen und finanziellen Konsequenzen.

Außerdem wird durch die massive Einschränkung der Operationszahlen die Qualität der Eingriffe sofort sinken, weil gerade an der hohen Zahl von Eingriffen Qualität und Erfahrung entwickelt werden kann.

Nehmen Sie ein Beispiel: Nach einer Herztransplantation liegt die Überlebensrate bei 80 Prozent nach einem Jahr und bei 70 Prozent nach fünf Jahren. Ohne diese Transplantation sterben 80 bis 90 Prozent der Patienten, die auf der Warteliste stehen, innerhalb von zwei Jahren.

Es ist unzweifelhaft richtig, daß eine schriftliche Einwilligung eines Menschen die beste und sauberste Lösung zur Transplantation seiner Organe darstellt. Ob sie bei den vorliegenden operativen Möglichkeiten und den überwältigend guten Chancen für die Operierten als einzige(!) gesetzlich verankerte Regelung zur Transplantation sinnvoll und praktikabel und im Sinne der Kranken und der Verstorbenen ist, überlasse ich Ihrer eigenen Einschätzung, nachdem Sie dieses ganze Kapitel gelesen haben.

25.9 Wie werden die Organe verteilt?

Wenn in einer Klinik ein Patient liegt, bei dem der Hirntod durch zwei Ärzte unabhängig voneinander festgestellt wird, fragen die Ärzte die Angehörigen des Patienten, ob der Patient eine Erklärung zur Transplantation abgegeben hat oder mutmaßlich einer Transplantation zustimmen würde. Dabei ist wichtig, daß die beiden Ärzte, die den Tod feststellen, nicht dem Transplantationsteam angehören dürfen. Damit wird einem Interessenkonflikt vorgebeugt.

Wenn eine Zustimmung vorliegt, wird die zentrale Verteilerstelle *Eurotransplant* über die deutsche Verteilerstelle in Heidelberg benachrichtigt und mit den Daten des Patienten versorgt. Dort wird entschieden, wo das Organ eingesetzt wird.

1967 wurde in der niederländischen Stadt Leiden die gemeinnützige Organisation *Eurotransplant* gegründet, die über ein Computernetz unter anderem auch mit allen 33 Transplantationszentren in Deutschland verbunden ist. Hier werden Daten über bedürftige Patienten und angebotene Organe vom Computer zusammengebracht. Dabei sind die Blutgruppe, gesundheitliche Belastungen und wesentliche Eigenschaften der Gewebe entscheidend, ob Organ und Empfänger zueinander passen. Mit dem Computer ist es in Sekunden möglich, für ein jetzt transplantierbares Herz den passenden Empfänger zu finden. Dann kann ein speziell geschultes Operationsteam unter üblichen Operationssaalbedingungen das Herz aus dem toten Menschen entfernen. Dieses Team bringt das tiefgekühlte Organ zu dem herzkranken Patienten, dem das dortige Chirurgenteam das neue Herz transplantiert. Die Transportzeiten werden vom Computer bei der Verteilung mitberücksichtigt, weil diese einen wesentlichen Einfluß auf den Erfolg der Operation haben. Außerdem sind die Wartezeit auf das Organ und die Austauschbilanz zwischen den Partnerländern Kriterien für die Verteilung der Organe nach einem festgelegten Punktsystem.

Nicht berücksichtigt werden Verdienst, Ansehen oder Religionszugehörigkeit von Spender und Empfänger.

Der Patient oder seine Hinterbliebenen haben keinen Einfluß auf die Entscheidung von *Eurotransplant.* Sie erfahren auch nicht, wohin das Organ transportiert wird. Der Empfänger bekommt keinen Hinweis, von wem sein neues Organ stammt. Damit soll finanziellen Forderungen, Erpressungen oder anderen Einflüssen vorgebeugt werden.

Seit Bestehen von *Eurotransplant* wurden über diese Organisation rund 60.000 Organe vermittelt. Die medizinischen Daten von etwa 18.000 Menschen sind dort gespeichert.

25.10 Die psychische Belastung der Angehörigen

Es ist naheliegend und sehr gut verstehbar, daß die Frage nach der Einwilligung zur Transplantation die schwierigste Frage zum schmerzlichsten Zeitpunkt an die unglücklichste Familie darstellt.

Ich erinnere mich an eine junge Frau, zu der ich aus der Sprechstunde heraus von ihrer Mutter gerufen wurde. Die Tochter sei „umgefallen und liege so komisch am Boden", ich solle schnell kommen. Ich fuhr sofort los und fand die Patientin mit allen Zeichen einer akuten Hirnblutung vor. In der Klinik wurde die Diagnose mit dem Computertomogramm bestätigt. Wie in diesem schweren Fall einer unstillbaren Blutung zu erwarten war, verstarb die Frau noch am selben Tag.

Der Ehemann und die Mutter erzählten mir von den letzten Stunden in der Klinik: „Als wir wußten, daß sie mit Sicherheit sterben würde, fragten uns die Ärzte, ob wir der Entnahme einer Niere für eine Transplantation zustimmen würden. Es war schrecklich, in diesem Moment diese Frage beantworten zu müssen. Aber wir haben zugestimmt, weil wir damit das Gefühl haben, daß ihr Tod wenigstens einem anderen Menschen das Leben retten kann. Jetzt sind wir bei aller Trauer froh."

Bei unvorhergesehenen Todesfällen ist es besonders wichtig, die Angehörigen richtig zu betreuen, denn sie können den Tod nur *be-greifen,* wenn sie im wörtlichen Sinne den hirntoten Menschen anfassen und die Wirklichkeit mit eigenen Sinnen wahrnehmen und mit Ärzten oder dafür geschultem Pflegepersonal besprechen können. Ein taktvoller und möglichst einfühlsamer Umgang mit den Angehörigen durch das ganze Klinikpersonal und die Umwelt der Beteiligten ist dringend erforderlich. Wenn dies nicht gewährleistet ist, werden die Angehörigen wahrscheinlich eine schädliche Form der Trauerarbeit entwickeln.

Sich als Arzt in diesen Stunden richtig und taktvoll zu verhalten, ist außerordentlich schwierig und wichtig. Denn die Angehörigen sind im allgemeinen verzweifelt, ratlos und können deshalb möglicherweise nicht bei klarem Denken eine entschlossene Meinung im Sinne des Verstorbenen vertreten, wenn eine solche Meinung nicht bekannt ist. Eine wesentliche Hilfe für alle Beteiligten liegt nur dann vor, wenn der Patient selbst zu Lebzeiten seine eindeutige Ansicht zur Frage der Organspende festgelegt hat.

Zu einem professionell guten Umgang gehört auch eine sorgfältige Nachbetreuung der Angehörigen über längere Zeit nach der Transplantation.

All diese Gesichtspunkte und einige mehr gehen sehr eindrucksvoll aus einem Brief hervor, den ich hier mit der Erlaubnis der Verfasserin veröffentlichen darf. Sie hat ihn an eine Bundestagsabgeordnete geschrieben, um ihre Meinung zu der laufenden Diskussion über das neue Transplantationsgesetz beizutragen.

Ihr Bruder starb bei einem Motorradunfall, und sie stimmte mit ihren Eltern einer Transplantation seiner Organe zu. Dieser Brief wurde mir freundlicherweise von dem ärztlichen Koordinator des Transplantationszentrums Tübingen, Herrn Dr. Fischer-Fröhlich, zur Verfügung gestellt.

Mein geliebter Bruder!

Ich sitze an meinem Schreibtisch, und meine Gedanken gehen zurück in eine schwere Zeit – Tage und Stunden, in die Zeit, als die schreckliche Nachricht eintraf, daß Du, mein lieber Bruder, schwer mit dem Motorrad verunglückt bist (vor fast fünf Jahren). Und es ist immer noch so, als wäre es erst jetzt passiert.

Freitagvormittag: Es ist ein schöner, sonniger Vormittag, als das Telefon klingelt, unsere Schwester ist am Telefon, sie sagt mir, Du liegst sehr schwer verletzt im Krankenhaus. Panik überfällt mich, Angst, Weinkrämpfe übermannen mich. Schnell rufe ich Rudolf, Deinen Schwager, meinen Mann an, er kommt sofort. Ich richte eine kleine Tasche mit dem Notwendigsten her. Tine fährt mich zu Dir ins Krankenhaus. Während der Fahrt kreisen meine Gedanken – es ist bestimmt nicht so schlimm, es darf nicht so schlimm sein!

Wir kommen an, sofort gehe ich in Dein Zimmer auf der Intensivstation; da liegst Du, an Apparaten, ohne Haare, schrecklich, wie groß Du bist, aber ja, Du bist ja schon 22 Jahre, mein lieber kleiner Bruder. Ich weiß nicht warum, aber als ich vor Dir stehe, verabschiede ich mich innerlich von Dir, obwohl uns (unseren Eltern und mir) noch kein Arzt gesagt hat, daß Du Dein Leben beendet hast. Bange Stunden für unsere Eltern. Ich stehe neben mir, was passiert nur mit uns?

Samstagvormittag: Unsere Eltern und ich wollen gerade die Tür zur Intensivstation öffnen, da kommt uns der Neurologe entgegen und sagt zwischen Tür und Angel: „Ach, übrigens bei ihrem Sohn – Bruder ist der Hirntod eingetreten!" und verschwindet. Schock pur! Vater muß sich setzen und weint; unsere Mutter läuft weinend und schreiend den Flur der Intensivstation auf und ab, ich habe das Gefühl, ich kippe um; mir ist schlecht; ich lehne an der Wand, und langsam rutsche ich runter, also doch: Du wirst nie wieder in unserer Mitte sein. Dieser lange Flur, ich will unsere Mutter beruhigen, da sind noch andere Leute und warten – sie läßt es nicht zu. Warum geht keine Tür auf, und warum nimmt uns keiner zur Seite? Ich schäme mich – kann nicht so trauern, wie es mir zumute ist, komme mir beobachtet vor. Ich bin so aufgewühlt; ich stehe am Meer, und große Wellen kommen auf mich zu und ziehen sich wieder zurück. Endlich nach circa einer halben Stunde auf dem Flur geht die Tür auf, und ein Arzt holt uns in ein separates Zimmer. Vater und ich setzen uns, Mutter steht. Der Arzt erklärt uns nochmal, daß bei Dir der Hirntod eingetreten ist und stellt uns Fragen über Dich, wie Du warst, und ob wir uns bereit erklären, daß Du Organspender wirst.

Da waren wieder das Meer und die riesige Welle, meine erste innerliche Reaktion war **nein.** *Als die Welle sich zurückzieht, werde ich ruhiger und überlege, wie Du bist (warst). Immer liebenswert und hilfsbereit, ich komme zu der Überzeugung, Du wärst und bist damit einverstanden. Wir sagen ja. Was geht jetzt in unseren Eltern vor, ich weiß es nicht, bis heute nicht.*

Wir dürfen nochmal zu Dir. Du liegst genauso da wie gestern, nur daß jetzt ums Bett eine spanische Wand aufgestellt ist. Ich spreche mit Dir. – Du, ich habe ja gesagt zu der Organentnahme, was meinst Du dazu; ich habe das Gefühl, du sagst zu mir – es ist in Ordnung, Kleine.

Es ist fürchterlich hier in diesem Großraumzimmer. Da liegen noch andere Patienten, die bekommen alle mit, was passiert ist, unser Weinen und Klagen. Tschüß, mein Lieber, bis bald, wir werden uns wiedersehen.

Sonntagvormittag: Unsere Schwester und ich fahren nochmal zu Dir, um das Ergebnis der zwei-

ten Hirntoddiagnostik zu erfahren. Als wir ankommen, sind die Untersuchungen noch nicht ganz abgeschlossen. Uns kommt ein Chirurg entgegen, der Dich mitnehmen wird – danach –. Er ist sehr betroffen, und man fühlt sich bei ihm gleich angenommen und verstanden. Er führt uns in die Küche auf der Intensivstation, holt Kaffee und redet mit uns. Wir weinen, sind hilflos, geschockt und können nicht verstehen, daß Du uns verlassen hast. Er begleitet uns in unseren Gefühlen und nimmt sich Zeit und ist für uns da.

Nochmals gehen wir zu Dir. Ich kann kaum noch, und doch will ich Dich nochmal sehen. Der nette Arzt geht mit uns, steht abseits und ist doch da. Er sagt uns, wir sollen alles rauslassen. Er ist für uns da.

Was hast Du in der Zeit, in der wir uns nicht mehr gesehen haben, noch alles gemacht und erlebt, frage ich Dich. Das wirst Du alles von meinen Freunden erfahren, antwortest Du mir. Ja, ich will alles noch einmal für Dich durchleben, Dein Leben nochmal einatmen. Schlaf schön, und habe keine Angst, denn da, wo Du jetzt bist, geht es Dir gut.

Deine Dich immer liebende Schwester.

Die Beerdigung ist vorbei, und anstatt daß unsere Familie zusammenhält, zerfällt sie.

Monate danach, der erste Schock ist überstanden, kreisen meine Gedanken immer wieder, und ich frage mich: Was ist Hirntod? Wie geht es den Menschen, die die Organe meines Bruders bekom-

men haben? Ist es für sie etwas Selbstverständliches? War meine Entscheidung richtig? Ich fühle mich so alleingelassen mit meinen Fragen. Von außen kommen keine guten Antworten. Von Ausschlachten, nicht in den Himmel kommen, von zu wenig ärztlicher Hilfe für meinen Bruder ist die Rede! Wahnsinn pur!!! Was sind das für Menschen?

Ich rufe im Transplantationszentrum Tübingen an und werde mit dem Koordinator, Herrn Dr. Fischer-Fröhlich, verbunden. Ich schildere ihm meinen Zustand, er spricht mit mir, und wir treffen uns zu einem persönlichen Gespräch. Ich spreche alle Ängste und Fragen an, er hilft mir, endlich jemand, der mich versteht!

Später erfahre ich, daß es allen fünf Empfängern, mein Bruder hat beide Nieren, die Bauchspeicheldrüse, die Leber und sein Herz gespendet, gut geht. Es kommt so etwas wie Freude und Trost in mir hoch.

Meinen Kontakt zu Herrn Dr. Fischer-Fröhlich habe ich aufrechterhalten, auch er rief mich ab und zu an und erkundigte sich nach meinem Befinden. Das alles werde ich ihm nie vergessen. Immer wieder frage ich nach den Empfängern (anonym)!

Circa drei Jahre nach dem Tod meines Bruders fragte er mich, ob ich bereit wäre, als Angehörige in einem Dokumentarfilm mein Erlebtes zu berichten. Ich erkläre mich bereit dazu.

Es ist Februar, das Filmteam und Herr Dr. Fischer-Fröhlich sind da. Wir fangen an und müssen unterbrechen, es geht mir nicht gut. Alles Erlebte ist wie-

der da, als wäre es gestern gewesen. Wir machen nach einer Pause weiter. Ende. Betretene Stille. Plötzlich sprudelt es aus mir heraus: Geht es mir allein so, daß nach dieser langen Zeit nur ein Wort genügt, und alles ist wieder da, obwohl ich geglaubt habe, alles verarbeitet zu haben? Wie gehen andere Angehörige mit dieser Situation um? Bin ich die einzige, die sich immer wieder Gedanken macht? Gibt es ein Forum für Angehörige von Organspendern in Deutschland? Die Antwort war nein!

Sollten wir, Herr Dr. Fischer-Fröhlich und ich, es nicht versuchen, ein Forum für Angehörige zu schaffen? Miteinander reden, füreinander da sein, miteinander trauern und weinen, sich gegenseitig trösten, sich verstanden fühlen und neuen Mut weitergeben?

Wir versuchen es einfach und schreiben die Angehörigen an. Da aus Datenschutzgründen ich die Adressen nicht wissen durfte, wurde erst der Brief verfaßt und unterschrieben. Herr Dr. Fischer-Fröhlich hat dann die Adressen eingesetzt.

Einerseits war ich positiv aufgeregt, als die Briefe weg waren. Andererseits hatte ich auch ein mulmiges Gefühl. Wie werden die Menschen reagieren, die ich erreichen wollte? Viele haben nichts von sich hören lassen, aber diejenigen, die zurückgeschrieben haben, waren sehr froh, daß endlich jemand den Mut hatte, so ein Forum zu schaffen. Am Anfang waren wir 18 Personen, jetzt sind es schon 24, gemischt, jede Altersgruppe und Geschlecht ist vertreten!

Das erste Treffen wurde vereinbart, und was geschah? Wir konnten uns in den Arm nehmen, obwohl wir uns zuvor nie getroffen hatten. Man spürte eine Art Erleichterung gleich von Anfang an, obwohl wir, als wir dann unsere „Geschichten" erzählten, sehr ergriffen waren. Aber wir fühlten uns verstanden in unserem Schmerz und mit unseren Fragen, denn wir alle hatten einen geliebten Menschen verloren und ja! gesagt zur Organspende.

Wir gingen alle etwas leichter aber auf jeden Fall verstanden auseinander. Bei den nächsten Treffen haben wir dann unsere Ängste und Fragen (vor allem: wie geht es den Empfängern?) aufgearbeitet. Der Verlust wird immer unser Begleiter sein. Ich möchte mit meiner Hilfestellung für die Angehörigen wie eine Brücke sein in ein anderes Weiterleben.

Wir haben auch erarbeitet, was uns wichtig ist und war, und was für uns schmerzlich war und ist:

- *Wünschenswert wäre eine bessere Aufklärung über den Sinn der Organspende und den Tod durch irreversiblen vollständigen Hirnausfall (Hirntod).*
- *Menschen sollen lernen, daß Tod und Trauer kein Tabuthema in unserer Gesellschaft ist, sondern ein Teil des Lebens.*
- *In den Medien sollte mehr Wert auf korrekte Darstellung der Themen gelegt werden. Angehörige empfinden manchen undurchdachten Film als reine Horrorgeschichte.*

- *In der Akutsituation im Krankenhaus muß man einen ehrlichen Umgang von Ärzten und Pflegekräften mit den Angehörigen fordern. Das bedeutet, deren Ängste und Gefühle zu akzeptieren und ernstzunehmen. Fehlinformationen oder Vorenthaltungen wirken im nachhinein wie eine Lüge. Dies erfordert eine wesentlich verbesserte menschliche und fachliche Betreuung durch Ärzte und Pflegekräfte in jedem Krankenhaus bereits ab der Aufnahme, lange bevor an den Hirntod und das Danach im entferntesten gedacht wird – und das unabhängig von den Transplantationszentren.*
- *Von diesen darf man durchaus verlangen, daß sie (anonym), wenn gewünscht, den Angehörigen Informationen über die Empfänger geben und wie diese mit ihrem neuen Leben umgehen.*
- *Selbsthilfegruppen in Zusammenarbeit mit den Transplantationszentren sollten als etwas Selbstverständliches angeboten und von den Kostenträgern im Gesundheitssystem finanziert werden.*
- *Als Angehörige von Organspendern möchten wir uns nicht mit Besserwissern, Moralisten und Ethikern herumstreiten müssen.*
- *Die Entscheidung für oder gegen eine Organspende ist eine persönliche Entscheidung, die in der Familie getroffen wird, da die Familie den Verstorbenen am besten kennt.*
- *Das ist von jedem zu respektieren!*

- *Unbeteiligte sollten sich davor hüten, pauschal bestimmte Verhaltensweisen trauernder Angehöriger (nicht nur von Organspendern) zu kommentieren, da dies die Würde dieser Menschen aufs Tiefste verletzt. Jeder hat das Recht auf seinen individuellen Weg im Umgang mit dem Verlust eines geliebten Menschen.*

An die Organempfänger meines Bruders!
„Ihr habt es mir geschenkt: unser zweites Leben!"
- *Ich hätte mir gewünscht, von Euch zu hören, zu erfahren, wie es Euch geht.*
- *zu wissen, ob Ihr ledig, verheiratet seid, und ob Ihr Kinder habt.*
- *zu wissen, was Ihr nach der Transplantation empfunden habt.*
- *zu wissen, wie alt Ihr seid, ob Mann oder Frau.*
- *zu wissen, ob Ihr Euch Gedanken macht über Eure Spender und deren Angehörige.*
- *Vor allem Du, lieber Herzempfänger, Du liegst mir am Herzen, was bist Du für ein Typ, welche Hobbys hast Du?*
- *Es wäre schön, von Euch zu hören.*
- *Es wäre für mich ein großer Trost, besser mit dem Verlust meines Bruders weiterzuleben.*
- *Obwohl mir das Schicksal übel mitgespielt hat, bekam ich die Möglichkeit, aus dem Erlebten etwas Positives herauszuziehen. Ich habe dadurch Menschen wie Euch kennengelernt oder solche, die dringend auf ein Organ warten.*
- *Nicht nur für Angehörige von Organspendern*

möchte ich eine Brücke sein, sondern auch für Euch und die schwerkranken Wartenden.

- *Ja, es war richtig, ja zu sagen zur Organspende.*
- *Ich möchte mich weiter für die Organspende einsetzen und in der Öffentlichkeit versuchen, die Menschen in unserem Land zu ermutigen, sich positive Gedanken darüber zu machen.*
- *Wenn der Hirntod eingetreten ist, gibt es leider kein zurück mehr in „unser" Leben, und es ist letztlich ein schöner und tröstender Gedanke, wenn wir durch unser Ja zur Organspende schwerkranken Menschen ein neues Leben schenken dürfen.*
- *Ich danke Euch, daß ich diese Zeilen schreiben durfte.*
- *Ich will Euch nicht persönlich kennenlernen, aber von Euch zu hören, das ist mein größter Wunsch!*

Die Schwester eines Organspenders

25.11 Einige wichtige zusätzliche Informationen

Eine Organspende wird nicht finanziell entschädigt. Das ist so vorgeschrieben, damit kein Organhandel betrieben wird. Alle Kosten, die im Rahmen einer Transplantation anfallen, trägt die Krankenversicherung.

Vergleichende Zahlen zeigen, daß eine Transplantation auf lange Sicht billiger ist als die medikamentöse und apparative Behandlung. Eine Dialysebehandlung zum Beispiel kostet jedes Jahr mit

Apparatenutzung und Medikamenten etwa 80.000 DM. Die Nierentransplantation ist etwa gleich teuer, aber eben nur einmal!

Gespendete Organe werden nur für Transplantationszwecke bei kranken Menschen, nicht für wissenschaftliche Untersuchungen oder andere Zwecke verwendet. Wenn Sie Ihren Körper für wissenschaftliche Zwecke zur Verfügung stellen wollen, müssen Sie das testamentarisch festlegen und zum Beispiel ein Anatomisches Institut benennen, dem ihr Körper nach dem Tod übergeben wird.

Minderjährige können nach dem zur Zeit im Bundestag beratenen Gesetz ab 14 Jahren eine ablehnende Haltung und Jugendliche ab 16 Jahren eine zustimmende Meinung auch ohne Einwilligung der Erziehungsberechtigten gültig dokumentieren.

25.12 Wie stehen die Kirchen zur Organspende?

Die Deutsche Bischofskonferenz und der Rat der Evangelischen Kirche in Deutschland haben 1990 gemeinsam eine Erklärung zur Organspende herausgegeben. Darin heißt es unter anderem:

„Nach christlichem Verständnis ist das Leben und damit der Leib ein Geschenk des Schöpfers, über das der Mensch nicht nach Belieben verfügen kann, das er aber nach sorgfältiger Prüfung seines Gewissens aus Liebe zum Nächsten einsetzen darf.

Wer für den Fall des eigenen Todes die Einwilligung zur Entnahme von Organen gibt, handelt ethisch verantwortlich, denn dadurch kann anderen Menschen geholfen werden, deren Leben aufs höchste belastet oder gefährdet ist. Angehörige, die die Einwilligung zur Organtransplantation geben, machen sich nicht eines Mangels an Pietät gegenüber den Verstorbenen schuldig. Sie handeln ethisch verantwortlich, weil sie ungeachtet des von ihnen empfundenen Schmerzes im Sinne des Verstorbenen entscheiden, anderen Menschen beizustehen und durch Organspende Leben zu retten.

Nicht an der Unversehrtheit des Leichnams hängt die Erwartung der Auferstehung der Toten und des ewigen Lebens, sondern der Glaube vertraut darauf, daß der gnädige Gott aus dem Tod zum Leben auferweckt. Aus christlicher Sicht ist die Bereitschaft zur Organspende nach dem Tod ein Zeichen der Nächstenliebe und Solidarisierung mit Kranken und Behinderten."

25.13 Kann man bereits zu Lebzeiten Organe spenden?

Ja, aber nur in erheblich eingeschränktem Maße. Eine Nierentransplantation zum Beispiel wird nur nach strengen Gesichtspunkten unter engen Verwandten erlaubt, also von Eltern und Geschwistern des Empfängers. Eine solche Transplantation ist auch nur deshalb möglich, weil die Niere paarig vorliegt und die verbleibende gesunde Niere die volle Funktion übernehmen kann. Es muß außerdem bei einer Spende zu Lebzeiten klar sein, daß keine finanziellen Interessen vorliegen, die zu der Organentnahme und der Transplantation führen.

25.14 Wir müssen Ihre persönliche Meinung respektieren!

Deshalb will ich auch in diesem Buch nicht mehr machen, als Sie sachlich und möglichst umfassend zu informieren, damit Sie sich eine eigene Meinung bilden können. Denken Sie bitte daran: Wenn Sie sich nicht entscheiden, haben Sie sich entschieden, daß es so bleibt, wie es ist. Dann können möglicherweise Ihre Angehörigen nach Ihrem Tod entgegen Ihrem nicht ausgesprochenen Willen entscheiden. Oder Ihre Organe werden nicht rechtzeitig entnommen, obwohl Sie es wollen.

Verstehen Sie mich bitte richtig: Ich möchte Sie taktvoll und direkt dazu veranlassen, daß Sie das tun, was Sie für richtig halten. Entscheiden Sie bitte selbst, dann müssen nicht andere für Sie entscheiden.

Vielleicht hilft Ihnen dieses Zitat zu Ihrer Entscheidung:

Überlege einmal, bevor du gibst, zweimal, bevor du annimmst, und tausendmal, bevor du verlangst.

Marie von Ebner-Eschenbach (1830-1926),
österreichische Schriftstellerin

25.15 Wie erklären sie Ihre Einwilligung oder Ablehnung?

Eine testamentarische Verfügung ist nicht sinnvoll, weil das Testament für die Transplantation viel zu spät eröffnet wird. Da die Einwilligung oder Ablehnung einer Transplantation in schriftlicher Form eindeutig und deshalb sicherer ist, schlage ich Ihnen vor, sich eine solche Erklärung zu besorgen oder selbst zu schreiben.

Wenn Sie Organspender sein wollen, genügt folgender Text:

„Ich bin Organspender und damit einverstanden, daß nach meinem Tod Organe / Gewebe aus meinem Körper zur Transplantation entnommen werden."

Sie können diese Bestimmung auch einschränken mit dem Satz:

„Ich bin damit einverstanden, daß folgende Organe entnommen werden :.... ."

Oder

„Ich bin damit einverstanden, daß Organe entnommen werden außer ... ."

Sinnvoll ist es, außerdem zu schreiben:

„Falls mir etwas zustößt, sollen folgende Personen sofort benachrichtigt werden: ...“

Sie können die Entscheidung über die Organspende auch jemand anderem übertragen, indem Sie schreiben:

„Ich übertrage die Entscheidung über die Organspende nach meinem Tod an ... .“

Das setzt allerdings voraus, daß Sie mit dieser Person ein ausführliches Gespräch führen und sie fragen, ob sie damit einverstanden ist, diese Entscheidung für Sie zu treffen.

Falls Sie kein Organspender sein und diese Entscheidung zweifelsfrei dokumentieren wollen, genügt der einfache Satz:

„Ich bin kein Organspender und widerspreche deshalb der Entnahme von Organen aus meinem Körper nach meinem Tod.“

Das Blatt muß in jedem Fall Ihren vollen Namen, Adresse, Datum und Ihre rechtsgültige Unterschrift enthalten.

Es ist ratsam aber nicht Pflicht, dieses Blatt mit den anderen persönlichen Ausweispapieren bei sich zu tragen und die nächsten Angehörigen von Ihrem Entschluß zu informieren. Dann sprechen diese bei einem Unfall oder einer Krankheit für Sie, wenn Sie selbst Ihre Meinung nicht mehr äußern können.

Die Zustimmung zur Einwilligung in eine Organspende kann jederzeit widerrufen werden. Sie können das Blatt vernichten und ein neues schreiben.

25.16 Wo bekommen Sie weitere Information?

Sie können mit Ihrem Hausarzt und Ihrem Geistlichen sprechen. Ausführliche Literatur und vorgedruckte Einwilligungsformulare in Scheckkartenformat, die auch eine Ablehnungsmöglichkeit enthalten, bekommen Sie bei der

Bundeszentrale für gesundheitliche Aufklärung,
Ostmerheimer Straße 220, 51109 Köln

und der

Bundesärztekammer,
Herbert-Lewin-Str. 1, 50931 Köln

und dem

Arbeitskreis Organspende,
Emil-von-Behring-Passage, 63263 Neu Isenburg

Sie können auch den Koordinator für die Transplantationen in der Universität Tübingen fragen:

> Dr. med. Carl-Ludwig Fischer-Fröhlich,
> Transplantationszentrum
> in der Chirurgischen Universitätsklinik,
> Hoppe-Seyler-Str. 3, 72076 Tübingen,
> Tel. 07071 – 2 98 66 00.

Über ihn können Sie auch Auskunft über spezielle Selbsthilfegruppen erhalten.

26 Der Tod als Tabu und Chance

*Ohne den Tod hätte es wohl
kaum Dichter auf der Erde gegeben.*
Thomas Mann (1875-1955),
deutscher Schriftsteller,
1929 Nobelpreis für Literatur

*In mir gibt es keinen Gedanken,
den nicht der Tod mit seinem
Meißel geformt hätte.*
Michelangelo Buonarroti (1475-1564),
italienischer Dichter, Baumeister,
Bildhauer und Maler

26.1 Der Tod als Tabu

In unserer sonst so aufgeklärt wirkenden Gesellschaft ist der Tod ein Tabuthema und wird überwiegend nur hinter vorgehaltener Hand besprochen oder mit negativen Werten und Ängsten in Verbindung gebracht. Wir verhalten uns dem Tod und dem Sterbevorgang gegenüber viel unnatürlicher als zum Beispiel Naturvölker und Kinder. Und in der westlichen Welt ist es weitgehend unverstanden, warum die Schwarzen in Amerika Freudenfeste feiern und den Leichnam eines Familienmitglieds mit einem Festzug und beschwingten Melodien zu Grabe tragen. Hier mischt sich Trauer um den Verlust des geliebten Menschen mit der freudevollen Gewißheit, daß es für den Verstorbenen ein Freudentag ist, jetzt im Jenseits im ewigen und vollendeten Frieden sein zu dürfen.

Wir erkennen das Tabu auch an der Tatsache, daß in unserer Umgangssprache selten das Wort sterben benützt wird. In der Traueranzeige steht: „Er ist sanft entschlafen, er ist abberufen worden, er hat seinen letzten Weg angetreten, er wurde heimgerufen, er hat die ewige Ruhe.“

In dem Alltagsgespräch heißt es in drastischen Wortbildern wesentlich weniger taktvoll: „Er hat den Schirm zugemacht, er ist über den Jordan gegangen, er schaut die Radieschen von unten an, er hat die Augen zugemacht, er ist in die Kiste gesprungen, er hat ins Gras gebissen, man hat ihm das Licht ausgeblasen, er ist jetzt in den ewigen Jagdgründen, er hat den Löffel weggelegt."

Beobachten Sie bitte an sich selbst, wie oft Sie über einen Friedhof gehen, wenn Sie nur einen Spaziergang machen wollen. Empfinden Sie da tief innen eine Abwehrhaltung? Eigentlich ist es doch sehr schön, durch einen gepflegten Garten mit schönen Bäumen und ganz verschiedenen Blumenbeeten zu gehen, besinnlich zu sein und die Sonne zu genießen. Aber nein, da gibt es bei sehr vielen Menschen unangenehme Erinnerungen und noch unangenehmere Gefühle. Dann doch lieber in den Freizeitpark, ins Schwimmbad, ins Stadion oder vor den Fernseher, wo es laut ist und das Leben tobt! Das lenkt so schön ab und gaukelt eine heile Welt vor.

Für unsere Gesellschaft ist der Tod mit Angst beladen, weil wir bis vor einigen Jahren noch nicht anerkannt hatten, was in vielen Kulturen längst zum allgemeinen Gedankengut gehört. Außerdem haben die christlichen Kirchen das Jenseits seit vielen Jahrhunderten auch mit den Begriffen Hölle, Fegefeuer und Strafe für diesseitige Vergehen in Verbindung gebracht und damit die meisten Menschen sehr verschreckt, in Schuld und Gewissenskonflikte gebracht und in peinigender Abhängigkeit gehalten.

Die neuesten Forschungsergebnisse zeigen, daß solche Horrorbilder nicht mehr aufrechtzuerhalten sind. Sie können nur noch dazu dienen, Gutgläubige ohnmächtig und unterwürfig und unselbständig zu halten, um hinter der Forderung zu religiösem Gehorsam und dem Heilsversprechen Machtinteressen zu verstecken.

Hölle findet hier auf dieser Erde statt, wenn wir sie uns selbst machen oder machen lassen. Das sehen wir jeden Tag in den Nachrichten und erleben es in unserem Umfeld, wenn die „Bestie Mensch" zuschlägt. Wer die neuen Erkenntnisse der Forschung mit Sterbenden verinnerlicht hat, kann keine Angst mehr vor dem Sterben und schon gar nicht vor dem Tod haben. Vorausgesetzt, man läßt den Menschen würdig sterben.

Wir reden auch deshalb so ungern über den Tod, weil wir schlecht damit umgehen können und nicht wissen, was wir Positives oder Tröstliches über das Sterben und den Tod sagen könnten. Denn wir sehen im Tod einen Verlust und ein Zeichen unserer Unfähigkeit, ihn wirklich zu beeinflussen. Wir kämpfen mit allen Mitteln gegen den Tod und wissen doch, daß wir letztlich den Kampf immer verlieren.

Die Psychotherapeuten sprechen hier von einer neurosenträchtigen Verhaltensweise, denn wir handeln wie unter einem fixierten Gedanken, den wir nicht ablegen können, obwohl wir genau wissen, daß wir am Ende keine Chance auf einen Sieg in diesem Kampf haben.

26.2 Der Tod als Teil eines natürlichen Zyklus

Des Menschen Seele gleicht dem Wasser.
Vom Himmel kommt es, zum Himmel steigt es,
und wieder nieder zur Erde muß es,
ewig wechselnd.
Johann Wolfgang von Goethe (1749-1832),
deutscher Dichter

Da wir wissen, daß jedes Leben auf den Tod hinzielt so wie eine Schwangerschaft unaufhaltsam auf eine Geburt zustrebt, wäre es besser, das Sterben und den Tod hinzunehmen als einen natürlichen Vorgang, der uns viele Chancen zur Wandlung und zum Wachstum vermittelt. Solch ein Ziel kann nie ein Verlust sein.

In der Natur ist es uns selbstverständlich, daß eine Blüte welkt und eine neue im Frühjahr aufblüht. Die Zyklen der Gestirne, Ebbe und Flut, Tag und Nacht gehören zu den Selbstverständlichkeiten unseres Alltages und Lebens. Nur beim Leben der Menschen gehen wir im allgemeinen in unserer Kultur davon aus, daß dieses Leben aus dem Nichts kommt und mit der Zeugung beginnt und mit dem klinischen Tod ins Nichts endet. Ein Zyklus wird von vielen Menschen nicht erkannt. Er wird sogar von den meisten scharf abgelehnt.

Ich will hier keine ausführliche Diskussion über die Reinkarnation führen. Nur zwei Gedanken will ich erwähnen und Sie damit zum Nachdenken anregen. Wenn es keine Reinkarnation, also keinen

Zyklus der Seelenwanderung gibt, ist dies die einzige Ausnahme im Universum. Denn das Prinzip der Verwandlung kennen wir im gesamten Weltall. Nichts kommt aus dem Nichts, nichts geht ins Nichts. Alles hat seinen Wandel und seinen Zyklus. Halten Sie es für wahrscheinlich, daß es bei einem sonst universell geltenden Gesetz nur diese eine Ausnahme gibt? Das würde bedeuten, daß es kein universell geltendes Gesetz ist.

Und der zweite Gedanke: Weder die evangelische noch die katholische Kirche haben eine offizielle einheitliche Lehrmeinung zum Thema der Reinkarnation! Die Auferstehungslehre und die Reinkarnationslehre werden in der evangelischen Theologie im Widerspruch zueinander gesetzt, wo sie sich doch so gut ergänzen könnten oder tatsächlich ergänzen. Die anthroposophische Theologie sieht die beiden Begriffe als Ergänzung.

In der evangelischen Kirche ist es jedem Pfarrer überlassen, wie er mit dieser Frage umgeht, weil er nach evangelischer Lehrmeinung in letzter Konsequenz seinem Gewissen verpflichtet ist und nicht einer Lehrmeinung. In der katholischen Kirche gilt der neue Katechismus von 1993, in dem festgelegt ist, daß bei Zweifelsfällen zwischen eigenem Gewissen und kirchlicher Lehrmeinung die Kirche Vorrang hat. Das ist ja auch ein wesentlicher Kritikpunkt der modernen Katholiken an ihrer Kirche und einer der Gründe für die wachsenden Reformbestrebungen innerhalb der Gemeinden.

Für die katholische Kirche ist bekannt, daß Papst Johannes Paul II. mehrere Kommissionen eingesetzt hat, um der Frage, ob es nach katholischer Meinung eine Reinkarnation gibt oder nicht, nachzugehen und eine klare Stellungnahme zu finden. Außerdem hält sich hartnäckig die Meinung, daß die entscheidenden Stellen zum Beweis der Reinkarnation in der Bibel bereits im Konzil zu Konstantinopel 869 n. Chr. aus der Bibel entfernt wurden. Sie liegen sehr wahrscheinlich unter Verschluß in den Archiven des Vatikan.

Wenn die katholische Kirche zu der Meinung kommen würde, daß es eine Reinkarnation gibt, würde das ganze Denkgebäude von Himmel und Hölle, ewigem Frieden für die Guten und Fegefeuer für die Bösen eine schlagartige und grundlegende Wandlung erfahren. Dann könnte das Fegefeuer eine ganz andere Bedeutung als vorübergehender (!) Reinigungspozeß wie in der anthroposophischen Lehre bekommen. Der Mensch hätte dann seine aktive Rolle auch im Jenseits weiter zur Möglichkeit und Verpflichtung seines Schicksals und wäre nicht das passive Opfer übergeordneter Mächte. Das würde die enorm große Macht der katholischen Kirche über ihre Mitglieder drastisch vermindern, weil dann eine Steuerung der Gläubigen mit Schuldgefühlen und der Androhung von ewiger Strafe für Verfehlungen nicht mehr verfängt. Es ist meiner Meinung nach schon aus dieser Überlegung heraus ausgeschlossen, daß die katholische Kirche sich je zu solch einer Lehrmeinung entschließen wird.

Eines ist sicher: Es ist **un**abhängig von unserem Glauben, ob es eine Reinkarnation gibt oder nicht. Es liegt an jedem einzelnen von uns, ob er die „Beweise" der jeweils anderen „Partei" als Beweise anerkennt oder nicht.

Im Glauben gibt es keine Beweise im naturwissenschaftlichen Sinn. Deshalb ist es unnütz, darüber zu streiten. Aber genau diese Tatsache gibt den Fundamentalisten und Fanatikern Wasser auf ihre Mühlen. Wenn es so eindeutig klar wäre – also nur eine einzige Deutung zulassen würde! –, was in der Bibel steht, würden sich nicht so viele Kirchen mit ganz verschiedenen Auslegungen darauf berufen.

Wir können nur hoffen, daß unsere Forschung Möglichkeiten findet, dieses Welträtsel so weit wie möglich zu klären.

Klar ist, daß durch den tabuisierenden Umgang mit dem Tod die Chancen für die natürliche Annahme des Todes als ein wesentlicher Bestandteil des Lebens und damit für die Reifung im Sterben verkleinert werden.

27 Herausforderungen für den Sterbenden

Memento mori!
frei übersetzt: Erinnere dich,
daß du sterblich bist!
Diesen Satz mußte ein Sklave
dem siegreichen Feldherrn bei dessen
Triumphzug in Rom immer wieder
ins Ohr sagen.

27.1 Die Möglichkeiten des Betroffenen in der Krise

Wie ich schon bei der Gleichung

Krise = Chance + Gefahr

ausführte, muß der Patient seine ganz persönliche Entscheidung fällen, unter welchen Gesichtspunkten er seine Krankheit betrachtet. Will er die Realität annehmen? Letztlich muß er sie annehmen. Es hängt jetzt nur noch davon ab, wie groß der innere Widerstand ist und welche geistig-seelischen Vorgänge notwendig – die Not wendend! – sind, um diese Annahme zu erreichen.

Der Patient muß seinen Sinn finden in dieser neuen Lebenssituation. Seine Schmerzen werden ihn plagen, bis er sie annehmen kann. Da hilft auch eine noch so gute Schmerztherapie lediglich zur vorübergehenden Befreiung. Der Patient bleibt abhängig vom Schmerzmittel, solange er Schmerzen hat.

Die Isolation ist für viele Menschen ein Schreckgespenst. Alleinsein ist eine Form der Folter, bis der Patient erkannt und erfühlt hat, daß Alleinsein auch *Alleins-sein, mit allem eins sein* bedeuten kann. Das ist seine Erlösung.

Hilflosigkeit bedeutet für viele Menschen Ausgeliefertsein, Schwachsein und Abhängigkeit. Sie fürchten sich deshalb davor, weil sie gelernt haben, Stärke zeigen zu müssen und anderen nicht zur Last zu fallen. Erst wenn die Patienten die Hilfe der Pfleger und der Nächsten als ein Geschenk annehmen können, fällt dieser Teil der Belastung weg und wird zur Gnade, die sie in ihren letzten Tagen und Wochen genießen dürfen. Das hat Ihnen das Beispiel von Frau Münchinger gezeigt.

27.2 Die Möglichkeiten für die Beziehung in der Krise

Die veränderten Beziehungen zu den Mitmenschen stellen eine völlig neue Herausforderung für alle Beteiligten dar. Gewohntes muß neu überdacht und gefühlsmäßig losgelassen werden. Erst wenn das Alte aufgehört hat, kann etwas Neues beginnen. Und wenn etwas Neues beginnen soll, müssen wir etwas Altes beenden. Wer erkannt hat, daß aus der alten Beziehung eine viel reichere und gehaltvollere erwachsen kann, wird es leichter haben, sich in die letzte Phase des Lebens und einer bestehenden Beziehung einzulassen.

Wer von einer Wiedergeburt und einer wechselseitigen Bestimmung füreinander über viele Leben hinaus überzeugt ist, hat ohnehin wesentlich weniger Schwierigkeiten, hier in diesem Leben einen geliebten Menschen loszulassen. Denn er ist überzeugt, daß dieser Mensch in diesem Leben ihm zu beiderseitiger Entwicklung geholfen hat und ihm in späteren Leben wieder begegnen wird. Dann sind Trennungen und Verluste viel leichter zu bewältigen, weil sie lediglich ein

Zwischenstadium und keine Endgültigkeit darstellen.

Ich kenne Sterbende, die sich gefreut haben, jetzt gehen zu dürfen, weil sie sich mit ihrem früher verstorbenen Partner schon wieder verabredet hatten.

Der Patient muß eine Antwort auf die Frage nach seiner eigenen Wertigkeit finden. Er muß sich damit auseinandersetzen, was er mit seinem Leben gemacht hat. Wenn er diese Antwort gefunden hat, kann er emotional besser loslassen.

Markus Commerçon, ein AIDS-Kranker, der über sein Leben ein sehr ehrliches Buch[86] verfaßt hat, schreibt dazu als Leitwort:

Es ist unwichtig, ob ein Mensch gesund oder krank ist. Entscheidend ist vielmehr, was er aus Gesundheit oder Krankheit macht.

Ein scheinbar Gesunder, der täglich 40 Zigaretten raucht, ist eben nicht gesund, sondern schon krank, weil er süchtig ist. Er macht seinen Körper kaputt und vernebelt sein Dasein im wahrsten Sinne des Wortes. Ein AIDS- oder Krebs-Kranker, der in seiner Lage eine Chance ergreift, einen Sinn in seinem Leben zu finden, geht den Weg ins Leben bewußt durch seine Krankheit, nützt die Lage und wächst daran.

---

86 Markus Commerçon: AIDS – mein Weg ins Leben. Bastei-Lübbe-Taschenbuch Band 61363

28 Die Chancen für die Begleiter

Der Tod ist ein Kunstgriff der Natur,
viel Leben zu haben.
Johann Wolfgang von Goethe (1749-1832),
deutscher Dichter und Dramatiker

Der Tod ist eine Bruchstelle, kein Ende.
Ernst Jünger (*1895), deutscher Philosoph

28.1 Allgemeine Gedanken

Wir können bei dem Umgang mit Sterbenden und ihren und unseren Gefühlen Erkenntnisse gewinnen, die uns lehren, im Alltag mit einem anderen Bewußtsein zu leben. Im Angesicht des Sterbenden wird uns die Endlichkeit unseres eigenen Lebens klar vor Augen geführt. Und wir werden vor die Wahl gestellt, diese Zeit in Verzweiflung und unbewußt zu verbringen oder bewußt und gut zu gestalten. Es wird mir deutlich, daß in dieser Sekunde der Rest meines Lebens begonnen hat! Das ist nicht nur ein dramatisierender Gedanke, sondern er macht das Geschehen für uns selbst aktuell und plastisch, so daß wir nicht einfach gedankenlos daran vorbeigehen können.

Wir erkennen, daß wir sozusagen alle im gleichen Boot sitzen und für uns dieselben Gesetzmäßigkeiten gelten. Es ist deshalb sinnvoll, daß wir uns damit intensiv und konstruktiv beschäftigen. Wenn wir unsere Gefühle wie Angst, Sorgen und Trauer echt und unverfälscht zeigen, erleichtert uns das, und die Beziehungen zu unseren Mitmenschen werden besser, tiefer und ehrlicher. Sich mit dem Gedanken der Trennung von Gewohntem im Alltag zu beschäftigen, schenkt uns die Möglichkeit, auch endgültige Trennungen besser zu verstehen und gelöster zu erleben.

Elisabeth Kübler-Ross formulierte das so: *„Wer seinem endgültigen Tod ins Gesicht sehen kann und* *ihn versteht, kann vielleicht auch lernen, sich jeder Veränderung, die in seinem Leben auftritt, zu stellen und sie produktiv zu meistern. Dadurch daß einer willens ist, das Unbekannte zu riskieren, und sich auf unbekanntes Gelände zu wagen, begibt er sich auf die Suche nach seinem eigenen Selbst, dem letzten Ziel der Reife. Dadurch daß einer über sich hinausgreift und sich im Dialog den Menschen anvertraut, kann seine individuelle Existenz transzendieren[87] und mit sich selbst und den anderen eine Einheit bilden. Ein Leben in dieser Hingabe läßt einen dem endgültigen Ende mit Frieden und Freude und in dem Bewußtsein entgegensehen, sein Dasein sinnvoll verbracht zu haben."*[88]

Sterben ist ein alltäglicher Vorgang, der in verschiedenen Variationen in jedem Leben mehr oder weniger schwerwiegend dauernd vorkommt und zu meistern ist. Dazu gehören alle Trennungen, Abschiede und Veränderungen. Auch der Schlaf ist eine Form von Trennung vom Gewohnten, vom bewußten Leben. Er wird von manchen Psychologen als der „kleine Tod" bezeichnet. Sich ihm hinzugeben, erfordert das Urvertrauen, im Schlaf während der eigenen Unfähigkeit, eingreifen und handeln zu können, beschützt zu sein und wieder aufzuwachen.

Reifen und Sterben sind Vorbedingungen und grundlegende Vorgänge des Lebens. Ihnen eine

87 transzendieren = sinngemäß „in einen anderen Bereich führen"
88 Kübler-Ross: Reif werden zum Tode. GTB-Sachbuch 1023

Grenze zu setzen, bedeutet als ein bedrücktes und beschränktes Wesen zu existieren. Und gerade unter Menschen, die zusammen leben und einander lieben, gehört es zur Liebe, sich immer wieder auch an die natürlichen Grenzen dieses Lebens zu erinnern.

28.2 Ein alter Brauch

In einem Vortrag von Pfarrer Dr. Steinhilper habe ich folgendes gehört: Zu den Zeiten, als die Landwirtschaft noch sehr wesentlich zum Broterwerb beigetragen hat und ganze Familien tagsüber auf dem Feld waren, gab es im Hohenlohischen, Fränkischen und teilweise auch im Schwäbischen einen Brauch: Wenn die Familie vom Feld zurück war und die Abendglocken vom Kirchturm klangen, betete das Familienoberhaupt mit der Familie:

Liebster Mensch,
was mag's bedeuten, dieses späte Abendläuten?
Es bedeutet abermals
deines Lebens Ziel und Zahl.
Dieser Tag hat abgenommen,
drum, o Mensch, so schicke dich,
daß du sterbest seliglich!

Die letzte Zeile könnte auch heißen:
... daß du lebest seliglich!

Wichtig an dem Gedicht ist neben dem Inhalt gerade die Tatsache, daß das Gebet nicht an Gott, sondern als Mahnung und Wunsch an die liebsten Menschen im Haus gerichtet war.

Ich denke, es ist wichtig, daß wir auch in unserem Alltag einander immer wieder daran erinnern, wie rasch und unvorhergesehen diese Gemeinschaft beendet werden kann. Wenn wir die richtige Einstellung dazu haben, wird unsere Begegnung dadurch mit Dankbarkeit und Bewußtsein intensiviert.

29 Die fünf seelischen Stadien des Sterbens

Wohin gehen wir? Immer nach Hause.
Novalis (1772-1801),
eigentlich Friedrich von Hardenberg,
deutscher Dichter

Und meine Seele spannte
Weit ihre Flügel aus,
Flog durch die stillen Lande,
Als flöge sie nach Haus.
Joseph Eichendorff (1788-1857),
deutscher Dichter, in „Mondnacht"

Das Leben ist nur ein Moment.
Der Tod ist auch nur einer.
Friedrich Schiller (1757-1805),
deutscher Dichter, in „Maria Stuart"

29.1 Einleitung

Wir haben es Elisabeth Kübler-Ross zu verdanken, daß sie in ihrer Arbeit die verschiedenen Stadien beschrieben hat, die sterbende Menschen durchleben. Sie hat in ihren Büchern bewegende Beispiele dafür dokumentiert und erzählt. Ich kann nur eigene Beobachtungen beitragen, die ihre Erkenntnisse bestätigen. Interessant ist, daß auch die Angehörigen diese Stadien mehr oder weniger intensiv durchlaufen, wenn sie einem Sterbenden nahestehen. Lesen Sie also bitte die folgenden Beschreibungen sowohl aus der Sicht des Patienten als auch des Angehörigen, der sich auf seine Rolle als Begleiter und auf den Tod des Patienten einstellen muß. Alle Menschen durchleben diese Stadien, wenn auch in verschiedener Intensität und Geschwindigkeit.

29.2 1. Stadium: Die Verweigerung
Nein, ich nicht!

Der Furchtsame erschrickt vor der Gefahr,
der Feige in ihr, und der Mutige nach ihr.
Jean Paul,
eigentlich Johann Paul Friedrich Richter,
(1763-1825), Theologe und Philosoph

Die Patienten lehnen die Diagnose für ihre Person ab, indem sie zum Beispiel gar nichts tun oder behaupten, die Gewebebefunde des Krebses oder die Röntgenaufnahmen seien vertauscht worden. Oder sie beschuldigen den Arzt, er sei unqualifiziert und habe eine falsche Diagnose gestellt. Oder sie verhindern auf andere Art und Weise angemessene Konsequenzen auf die Diagnose, indem sie diese zum Beispiel für „unnötig" halten oder vergessen. Dabei ist wichtig zu wissen, daß Vergessen in solchen Fällen keine Fehlleistung unseres Gehirns darstellt, sondern eine aktive Leistung des Unterbewußtseins ist, die der Patient unbewußt und sehr wirksam im Moment zum eigenen Schutz aufbaut. Andere Patienten verharmlosen den Befund und sagen: „Das kann nicht schlimm sein! Es wird wieder besser."

Achim Krüger hat nach Tasten seines Tumors in der Kniekehle die Entfernung und Gewebeuntersuchung über ein Jahr lang nicht durchführen lassen, obwohl sein Arzt es ihm dringend angeraten hat. In der therapeutischen Arbeit konnte er erkennen, daß dies ein Verdrängungsmechanismus seines Unterbewußtseins war, um sich einerseits nicht mit seinem Konflikt beschäftigen zu müssen, andererseits um der ersehnten Krankheit genügend Zeit zur tödlichen Entwicklung zu geben.

Alle diese Verhaltensweisen dienen der Verdrängung der Tatsache, die der Patient nicht wahrhaben will, weil sie unerträglich oder erwünscht und offiziell nicht akzeptabel erscheint. Das Unterbewußtsein braucht Zeit, sich darauf einzustellen.

29.3 2. Stadium: Zorn und Ärger *Warum ich?*

Das, was dem Leben Sinn verleiht,
gibt auch dem Tod Sinn.
Antoine de Saint-Exupèry (1900-1944),
französischer Schriftsteller und Flieger,
bei einem Aufklärungsflug abgestürzt

Jetzt hat der Patient die Diagnose akzeptiert und ist wütend, daß es gerade ihn getroffen hat. Sein Überlebenswille rebelliert gegen das Urteil.

Achim Krüger brachte seinen Zorn zum Beispiel in den folgenden Sätzen zum Ausdruck: „Ich will nicht vernichtet werden! Ich hasse den Krebs! Ich lasse es nicht zu, daß der Krebs mich vernichtet! Diese Strafe habe ich nicht verdient! Der Krebs darf mich nicht hindern, meine Aufgaben noch zu erledigen! Ich will diese guten Wünsche nicht mehr hören! Wo bleibt die Gerechtigkeit, die Gott immer zugeschrieben wird?!"

Dazu sagt Elisabeth Kübler-Ross: „Gott kann den Zorn aushalten." Deshalb ist es auch nicht nötig, den Patienten zum Beispiel mit Schuldgefühlen davon abzuhalten, mit seinem Herrgott zu rechten. Denn Gott hat den Menschen so geschaffen, wie er lebt, und ER liebt ihn auch so. ER kann ihn so annehmen, wie er ist. Nur uns fällt es oft so schwer, uns selbst anzunehmen.

Dabei erscheint es mir wichtig, darauf hinzuweisen, daß Krankheit keine Strafe ist, sondern die

Konsequenz aus Ursache und Wirkung und nichts mit irgendwelchen moralischen oder religiösen Wertvorstellungen zu tun hat. Krankheiten sind keine Zufälle, sondern folgen den Naturgesetzen auch dann, wenn wir diese noch nicht genau genug kennen, um sie detailliert zu beschreiben. Abgesehen davon bin ich der festen Überzeugung, daß es keine Zufälle gibt. Zufälle sind das, was uns zufällt, wenn es fällig ist. Vielleicht ist der Zufall ein Trick Gottes, um unerkannt zu bleiben. Jede Ursache hat eine Wirkung, und jede Wirkung hat eine Ursache. Das ist auch dann richtig, wenn wir die Ursache nicht kennen oder nicht wahrhaben wollen.

Dr. Edward Bach hat das zusammengefaßt:

„Krankheit ist weder Grausamkeit noch Strafe, sondern einzig und allein ein Korrektiv, ein Werkzeug, dessen sich unsere Seele bedient, um uns auf unsere Fehler hinzuweisen, um uns vor größeren Irrtümern zurückzuhalten, um uns daran zu hindern, mehr Schaden anzurichten, und uns auf den Weg der Wahrheit und des Lichtes zurückzubringen, von dem wir nie hätten abkommen sollen."

Die Krankheit wird nur von denen als Strafe dargestellt und mit Schuldgefühlen verbunden, die daraus Macht gewinnen wollen, um eigene Interessen durchzusetzen. Oder sie leben unbefreit selbst unter dem Diktat der Schuldzuweisung.

Die Patienten können dazu hingeführt werden, hinter der Erkrankung einen Sinn zu erkennen.

Wenn sie der Meinung sind, einem Zufall ausgeliefert zu sein, fühlen sie sich viel mehr als Opfer, als wenn sie erkennen, daß sie selbst dafür verantwortlich sind. Wenn ein Mensch seine Verursacherrolle erkennt, lernt er auch, daß er allein etwas zu seiner Heilung tun kann und niemand anders. In der Bibel steht: „Ich will keine Opfer, ich will Barmherzigkeit." Wir alle sollten aus unserer Opferrolle heraustreten und gütiger und selbstverantwortlicher mit uns selbst umgehen.

Die psychosomatischen Zusammenhänge können erarbeitet werden, wenn der Patient dazu bereit ist. Dazu gibt es eine Fülle von guter Literatur. Diese Verknüpfungen können taktvoll erfragt und erspürt werden. Es darf dem Patienten nichts aufgedrängt werden. Das würde zu viel Aggression und mangelnde Mitarbeit bewirken. Wir können mit dem Patienten nur so weit gehen, wie er bereit ist. Und um ihn überhaupt ein Stück seines Weges zu begleiten, müssen wir ihn abholen, wo er sich geistig-seelisch befindet. Von dort beginnt der gemeinsame Weg, oder er ist nicht gemeinsam.

Wenn der Patient durch genügend Leidensdruck und reifere Erkenntnis sich intensiver mit den inneren Zusammenhängen seiner Erkrankung beschäftigen will, können Sie ihm helfen, einen kompetenten Gesprächspartner zu finden. Wichtig ist, daß die Initiative vom Patienten ausgeht. Nur so kann die Motivation ausreichen, die nötig ist für eine erfolgreiche Therapie und Reifung.

29.4 3. Stadium: Verhandeln
Ja, ich, aber ... !

Gott kommt nicht, wenn wir es wollen.
Aber er kommt rechtzeitig.
Tennessee Williams (1914-1983),
amerikanischer Dramatiker

Der Patient versucht, mit Gott oder einer anderen höheren Macht, an die er glaubt, oder mit Menschen darüber zu verhandeln, was er tut, wenn er gesund wird. Er bietet bestimmte Handlungen, Gebete, Veränderungen der Lebensweise und gute Taten als Gegenleistung für seine Gesundheit an. Elisabeth Kübler-Ross sagt dazu: „Diese Versprechen werden nie gehalten."

Achim Krüger zeigte diese Einstellung so: „Ich will lernen, ohne diese Krankheit zu leben! Ich will mich in Zukunft mehr für meine Familie einsetzen!" Andere Patienten versprechen, ihr Vermögen einer kirchlichen oder einer sozialen Gemeinschaft zu vermachen.

29.5 4. Stadium: Depression und Isolation *„Ja, ich!"*

Wer nicht sterben will,
hat auch das Leben nicht gewollt.
Lucius Annaeus Seneca (4 v.Chr.-65 n.Chr.),
römischer Philosoph und Dichter

Der Patient erkennt zunehmend, daß sein Kampf um das Leben verloren ist. Er vermeidet neue und anstrengende Aktivitäten. Er wird deprimiert, trauert um Verlorenes und Unerledigtes und zieht sich von der Umwelt zurück. Er bricht nach und nach seine Beziehungen und Kontakte nach außen ab und geht in die innere Isolation. Diese Trennung ist nötig, damit die weitere Entwicklung möglich wird. Dort bereitet er seinen geistigen und körperlichen Übergang vor.

Achim Krüger sagte: „Wenn es mir besser geht, rufe ich dich an." Damit übernahm **er** die Entscheidung, wann ein neuer Kontakt zwischen uns entstehen würde. Der Satz bedeutet auch: „Wenn es mir schlechter geht, rufe ich dich nicht an." Er wollte keine Besuche mehr und konzentrierte sich zuletzt nur noch auf seine Frau und die Kinder.

Von einem sterbenden Kollegen hörte ich den Satz: „Ich kann nichts mehr tun, als mich auf den Tod vorzubereiten." Der Satz „Ich will nur noch meine Ruhe haben!" ist eine andere typische Aussage, die zu diesem Stadium paßt.

Obwohl der Patient die Chancenlosigkeit erkannt hat, kann immer noch die Hoffnung auf eine Heilung für die Familie bestehen. Das ist kein Widerspruch. Achim Krüger wollte für seine Familie gesund werden, für sich selbst hatte er beschlossen zu gehen.

29.6 5. Stadium: Annahme
„Meine Zeit wird jetzt sehr kurz, und das ist in Ordnung!"

Wir sollten das Leben verlassen
wie ein Bankett:
weder durstig noch betrunken.
Aristoteles (384-322 v. Chr.),
griechischer Philosoph

Der Patient hat sein Schicksal angenommen und bereitet sich in innerem Einverständnis auf seinen Übergang vor. Dazu gehören zum Beispiel Aussagen wie: „Ich bete für einen friedlichen Tod. Ich bin dankbar für mein Leben und meinen Weg. Ich möchte in deinen Armen sterben. Ich bin ganz ruhig und freue mich, daß ich bald am Ziel bin. Ich bin bereit. Herr, dein Wille geschehe!"

Denken Sie noch einmal an die Geschichte von Frau Münchinger, die bei der Freundin im Pflegeheim ihre letzten Tage erleben durfte und dort ihr Sterben so freudig annahm, oder an meine ehemalige Lehrerin mit ihren fünf großen inneren Stützen, die es ihr leicht gemacht haben zu sterben.

Wer es einmal erlebt hat, welche Ruhe und innere Geborgenheit Menschen in diesem Stadium ausstrahlen können, wird es vielleicht verstehen, wenn ich sage, daß die Momente, Menschen in dieser Phase zu erleben, zu den erhebendsten und intensivsten meines Lebens gehören. Ich bin sehr dankbar, daß ich in der Nähe sein durfte, wenn solche gnadenvollen Augenblicke stattfanden. Hier ist es zum Greifen nahe, welchen Segen ein tiefer Glaube schenkt und welche große Hilfe das Vertrauen in eine höhere Kraft darstellt.

Deshalb ist in dieser Phase auch ein Dankgebet richtig. Ich kenne eine Krankenschwester, die in solchen Momenten mit Patienten den 23. Psalm betet:

„Der Herr ist mein Hirte. Mir wird nichts mangeln. Er weidet mich auf einer grünen Aue und führet mich zum frischen Wasser. Er erquicket meine Seele. Er führet mich auf rechter Straße um seines Namens willen. Und ob ich schon wanderte in finsterem Tal, fürchte ich kein Unglück, denn du bist bei mir, dein Stecken und Stab trösten mich. Du bereitest mir einen Tisch im Angesicht meiner Feinde. Du salbest mein Haupt mit Öl und schenkest mir voll ein. Gutes und Barmherzigkeit werden mir folgen mein Leben lang, und ich werde bleiben im Hause des Herrn immerdar."

Diesen Moment der Einwilligung und Erfüllung unseres Lebensgesetzes hat Friedhelm Niesporek in seinem Gedicht erfaßt:

Am Anfang aller Kreise

Ist immer nur ein Punkt.
Erst durch die scheinbar ungewisse Reise,
Die ihn mit jeweils and'rem Schwung
Und doch auf einzigart'ge Weise
Schließ-lich zu seinem Ur-Grund führt,
Wird alles rund.

Die letzten Phasen der Sterbeentwicklung können Sie in sprachlich wundervoller und psychologisch äußerst geschickter Form nachlesen in Hermann Hesses kleiner und unterhaltsamer Erzählung „Knulp". Dort ergibt sich am Ende des Lebens des liebenswert-egoistischen Landstreichers Knulp ein Zwiegespräch, in dem der Sterbende Knulp mit Gott über sein Leben und den Sinn darin rechtet und schließlich mit Einsicht und innerem Frieden in sein ganzes Leben einwilligt.
Hesse hat diese letzte Entwicklung zu einer allumfassenden Einigkeit in geradezu orgiastischer Weise beschrieben bei der Schilderung des Sterbens von Friedrich Klein in dem Kapitel „Klein und Wagner" in der Erzählung „Klingsor".

30 Die drei seelischen Stadien des Todes

Der Tod ist kein schreckliches Ereignis.
Wenn wir wissen, was dabei geschieht,
können wir uns darauf freuen.
Elisabeth Kübler-Ross, amerikanische
Psychiaterin schweizerischer Abstammung,

Sollte es drüben nicht auch einen Tod geben,
dessen Resultat irdische Geburt wäre.
Wenn ein Geist stirbt, wird er Mensch,
wenn der Mensch stirbt, wird er Geist.
Novalis (1772-1801),
eigentlich Friedrich von Hardenberg,
deutscher Dichter

30.1 Allgemeine Bemerkungen

Übereinstimmende und dokumentierte Forschungsergebnisse an über 40.000 reanimierten oder spontan zum Leben zurückgekehrten Menschen aus aller Welt haben bewiesen, daß es drei Stufen des Todes gibt.

In der ***ersten Stufe*** ist das Wachbewußtsein nicht mehr vorhanden, aber es bestehen noch Hirnfunktionen. Wenn die Hirnfunktionen durch die starken Hirnschädigungen aufhören, beginnt die ***zweite Stufe.*** Die Seele erhebt sich aus der körperlichen Hülle und schwebt über dem körperlichen Geschehen. Der vorher durch Unfall oder Krankheit verletzte Körper wird wieder als vollständig intakt erlebt. Dabei ist auffallend, daß Menschen, die im Leben Glieder amputiert hatten, in dieser Phase des Sterbens wieder alle Extremitäten haben und sich als ganz erleben. Ebenso können Blinde wieder sehen, Stumme sprechen und Taube wieder hören. Der Mensch hat keine Schmerzen mehr.

Die Seele beobachtet und hört alles und kann nach der Reanimation das gesamte Geschehen erzählen, auch die Gedanken und Aussagen der Beteiligten bis hin zur Autonummer des fahrerflüchtigen Autos bei einem Verkehrsunfall. Solche Ereignisse sind sehr zahlreich in der Literatur von betroffenen Opfern beschrieben. Ich verweise nur auf das lesenswerte autobiografische Buch von Stefan von Jankowitsch: „Ich war klinisch tot"[89], in

89 Drei Eichen Verlag

dem der Autor nachweisbar richtig schildert, wie er nach einem Verkehrsunfall auf der Straße wiederbelebt wurde und was er dabei erlebt hat.

In diesem zweiten Stadium ist die Seele in vollständigem Frieden. Wunderschöne Klänge und wohltuendes, absolut helles Licht umfassen den Menschen. Dieses Lichterlebnis wird von vielen Menschen als tunnelartig beschrieben. Sie gehen auf ein immer heller und wärmer leuchtendes Licht zu, als ob sie in ein Tunnel hineingingen.

Das Tibetische Totenbuch sagt dazu: *„Fürchte nicht das helle Licht. Verschmilz mit ihm, und erschrick nicht vor seinem Glanz."*

Und der Prophet Jesaja stimmt zu[90]: *„Mache dich auf und werde Licht! Denn dein Licht kommt, und die Herrlichkeit des Herrn geht auf über dir!"*

Besonders beeindruckend sind bei den Berichten der Wiederbelebten, die ein Lichterlebnis hatten, die Intensität und Wärme, die von diesem Licht ausgestrahlt werden. Und fast alle erzählen von einer unfaßlich großartigen Liebe, die von diesem Licht ausgeht, einem unvorstellbaren Glücksgefühl. Die damit verbundene Harmonie und Geborgenheit sind in diesem Ausmaß ihren Schilderungen nach im diesseitigen Leben nicht erlebbar.

Das führt auch dazu, daß diese Menschen nicht mehr zurückwollen ins hiesige Leben und meist nur wegen Pflichtgefühlen oder dem Zuspruch der Menschen, die ihnen in dieser Welt begegnen, sich zu einer Rückkehr entschließen. Wenn sie dann

90 Kapitel 60, Vers 1

wieder ganz am alltäglichen Leben teilnehmen und sich trauen, über ihre Erlebnisse zu sprechen, bekennen sie, daß sie sich auf ihr nächstes und hoffentlich letztes Licht-Erlebnis freuen. Durch die Begegnung mit dem Licht verlieren die Menschen ihre Angst vor dem Tod, weil sie am eigenen Leibe gespürt haben, was wirklich geschieht. Und nur das ist wirklich gegen alle Glaubens- und Vernunftargumente überzeugend!

Frau Schweizer, eine meiner alten und schwer asthmakranken Patientinnen hatte den ausdrücklichen und testamentarisch festgelegten Wunsch, nicht reanimiert zu werden. Das wußten auch die Klinikärzte, weil ich es ausdrücklich in roter Farbe auf den Einweisungsschein geschrieben und dem behandelnden Arzt gesagt hatte. Als sie in der Klinik beim Gang zur Toilette bewußtlos wurde, löste die Bettnachbarin einen Alarm aus. Die Schwestern rannten herbei und reanimierten Frau Schweizer mit dem Stationsarzt zusammen.

Als ich am darauf folgenden Tag zum Besuch in die Klinik kam, war Frau Schweizer sehr böse auf die Ärzte und erzählte: „Mir wurde schwarz vor Augen, und dann begann ein herrliches Licht zu leuchten, und vor mir tauchte die schönste und größte Treppe auf, die ich je gesehen habe. Ich war eingehüllt in die wunderbarste Musik, die es auf Erden gar nicht gibt. Oben an der Treppe stand eine helle Gestalt, die ich nicht kannte, in einem wallenden Gewand und lud mich mit unendlicher Liebe ein: 'Komm zu mir!' Ich ging langsam und ganz selig die ersten Stufen hinauf. Da krachte es in mir, und ich wachte hier im Bett auf. Warum durfte ich denn diese herrliche Treppe nicht hinaufgehen?"

Ich erkannte rasch, daß das Krachen nichts anderes als die Folgen der Wiederbelebung war, bei der die Ärzte fünf Rippen gebrochen hatten. Es gelang mir nicht, Frau Schweizer zu besänftigen. Ich muß gestehen, daß auch ich wütend war über die Reanimation, wenn ich auch genau weiß, wie rasch eine solche Wiederbelebung begonnen wird, ohne lang zu fragen, ob der Patient das wünscht oder nicht. Es gehört schon sehr viel innere Stärke dazu, bei einer unheilbaren und sehr weit fortgeschrittenen Krankheit und dem ausdrücklichen Wunsch des Patienten auf die Reanimation zu verzichten, **nicht** zu reanimieren und das Sterben dieses Menschen auszuhalten! Vielleicht waren Schwestern und Ärzte anwesend, die von Frau Schweizers Wunsch nichts wußten. Und man hätte es ja den Mitpatienten lang erklären müssen, wenn das Pflegepersonal untätig geblieben wäre. Der Vollständigkeit halber will ich berichten, daß Frau Schweizer anschließend in eine Spezialklinik kam, wo sie noch zweimal wiederbelebt wurde, bis sie schließlich ihre Treppe endgültig emporgehen durfte.

Der Sterbende wird in diesem zweiten Stadium von einem oder mehreren Menschen abgeholt, die ihn während des Lebens begleitet haben und ihm besonders lieb waren. Zeit und Raum spielen keine Rolle mehr. Deshalb kann er auch von einem Menschen begrüßt werden, der vor wenigen Minuten auf der anderen Seite der Erde gestorben war und von dessen Tod der Sterbende nichts wußte. Solche Fälle sind sorgfältig erforscht und dokumentiert.

Viele Menschen berichten aus diesem Stadium, daß sie in enormer Klarheit einen kurzen und außergewöhnlich gefühlsintensiven Rückblick über ihr bisheriges Leben erfahren. Dabei erkennen sie die Empfindungen und Gedanken, die sie bei anderen Menschen ausgelöst und die zu deren Verhalten geführt haben.

Das schafft eine neue und sehr verständnisvolle Perspektive für das Leben nach der Wiederbelebung und erklärt, warum diese Menschen anschließend mit völlig verändertem Weltbild und anderer Einstellung sich ihren Mitmenschen gegenüber verhalten. Maßstäbe und Werte werden grundlegend neu geprägt, obwohl das Nahtodes-Erlebnis nur sehr kurz abläuft. Diese Erfahrungen sind so tiefgreifend und überzeugend, daß sie nie wieder verlorengehen oder vergessen werden.

In diesem Stadium ist die Seele noch mit einer silbernen Nabelschnur mit der körperlichen Hülle verbunden. Das ermöglicht eine Rückkehr in den Körper. Die Seele kann sich noch entscheiden, ob sie zum Leben zurückkehren will oder nicht.

Leider sind die meisten Ärzte ausbildungsbedingt blind für solche Nahtodes-Erlebnisse, bis sie selbst das Licht erleben wie der amerikanische Psychiater Ron Smothermon. Er berichtete auf einem Seminar, an dem ich selbst teilnahm, das folgende

Erlebnis: Er wurde von einem schizophrenen Patienten im Verfolgungswahn überfallen und mit einem Messer niedergestochen, ehe er sich wehren konnte. In der Bewußtlosigkeit erlebte er in der zweiten Phase seines Todes eben diesen unendlichen Frieden mit der wunderbaren und zeitlosen Sphärenmusik. Dabei hörte er eine ungewöhnlich sanfte Stimme, die ihn fragte, ob er hinübergehen oder noch Aufgaben auf der Erde erledigen wollte. Er entschloß sich zum „Bleiben", wurde gefunden, operiert und gerettet. Heute schreibt er großartige Bücher[91] und veranstaltet beeindruckende Seminare rund um die Welt.

Das Bild der Nabelschnur kennen wir auch von den zahllosen Berichten aus der östlichen Literatur, in denen Menschen von außerkörperlichen Reisen berichten. Dabei können sie in tiefer Meditation absichtlich ihren Körper verlassen und an jeden Punkt des Universums reisen. Sie bleiben mit einer silbernen Nabelschnur mit ihrer körperlichen Hülle verbunden. Bei einer Durchtrennung der Nabelschnur ist eine Rückkehr nicht mehr möglich. Dann ist die Seele losgelöst von ihrem bisherigen Körper. Das ist die ***dritte Stufe.*** Der Patient ist tot.

Vielleicht kann man die Nahtodes-Erlebnisse als Blick ins Jenseits deuten, der uns vorbereiten soll. Ein Beweis für eine Reinkarnation, also eine Wiederkehr der Seele in einem anderen Körper, sind sie nicht.

---

91 Eines der fesselndsten und grundlegenden Bücher von ihm ist für mich „Drehbuch für das Leben", Context-Verlag.

30.2 Die Forschungsergebnisse von Dr. med. Melvin Morse

Je größer die Ignoranz,
desto größer der Dogmatismus.
Sir William Osler (1849-1919),
kanadischer Internist

Der amerikanische Kinderarzt Dr. Melvin Morse hatte eine typische schulmedizinische Ausbildung hinter sich, arbeitete als junger Stationsarzt in einer Kinderklinik und beschäftigte sich mit Studien über die neurologischen Folgen von krebsreduzierenden Medikamenten. Da wurde er durch die Todesnähe-Erfahrung eines wiederbelebten Kindes auf die Phänomene aufmerksam, die im Tod ablaufen. Sein Interesse war geweckt, und er begann eine sorgfältige Studie, die grundlegende Beiträge zu unserem Verständnis des Todes lieferte. Ich will im folgenden diese Ergebnisse zusammenfassen, die er in seinem beeindruckenden und spannenden Buch „Zum Licht"[92] darstellt.

Er bildete mit einem Gremium von erfahrenen Spezialisten zwei Gruppen von Kindern. In der erstes Gruppe sammelte er über 100 Kinder, die durch einen Herzstillstand „gestorben" sind und wiederbelebt wurden. In der zweiten Gruppe stellte er 121 Kinder zusammen, die schwerkrank aber nicht in akuter Lebensgefahr waren. Er formulierte

92 Zweitausendeins-Verlag, Frankfurt am Main

sorgfältig überlegte und offene Fragen an die Kinder über die Ereignisse, die um die Zeit der Wiederbelebung bzw. in einer schweren Krankheitsphase geschehen waren. Die Fragen legten seine eigentliche Absicht, genaueres über die Todesnähe-Erfahrungen zu erfahren, nicht offen und beeinflußten die Kinder nicht, in eine bestimmte Richtung zu antworten. Die Studie, die über mehrere Jahre lief, wurde auch unter statistischen Gesichtspunkten äußerst sorgfältig geführt. Die Ergebnisse waren eindeutig.

Von den 121 schwerkranken Kindern hatten 118 überhaupt keine Nahtodes-Erfahrungen! Die restlichen drei Kinder hatten von Monstern in weißen Kleidern geträumt. Die schwerkranken Kinder konnten teilweise Phantasien und Visionen erzählen, die sich aber grundlegend von den Todesnähe-Berichten unterschieden. Dagegen berichteten fast 70 Prozent der Kinder mit einem Herzstillstand die Vision, den Körper verlassen zu haben und durch andere Welten zu schweben!

Nur Menschen, die einen Herzstillstand erlebt hatten, also nach unserem herkömmlichen Verständnis tot waren, konnten Todesnähe-Erfahrungen berichten. Die Todesnähe-Erfahrungen haben folgende gemeinsame Merkmale: das Verlassen des Körpers, die Reise durch eine Art Tunnel, das Lichterlebnis, das Zusammentreffen mit Verstorbenen, die Begegnung mit einem Lichtwesen, die Rückschau auf das eigene Leben und manchmal der bewußte Entschluß, zum Leben zurückzukehren.

Nicht alle Merkmale wurden von jedem Kind berichtet. Zum Beispiel fand Dr. Morse heraus, daß kleine Kinder keinen Lebensrückblick empfinden, wahrscheinlich deshalb, weil sie noch kein langes Leben hinter sich haben.

Fast alle Wiederbelebten konnten detailliert schildern, was im Moment des Todes mit ihnen geschah und was sie sahen und hörten: die Menschen um sie herum, Einrichtungsgegenstände in Räumen, in die sie gebracht wurden, Wortwechsel unter den Ärzten und Schwestern, Farben und Geräte, die sie nur in diesem Zustand erlebt haben konnten. Sie berichteten übereinstimmend, daß sie über der Szene schwebten, in sich ruhten und die Hektik und Panik aller Beteiligten deutlich wahrnehmen konnten. Viele der „toten" Menschen erlebten auch Szenen außerhalb des Hauses und konnten bei ihrem „Flug" zum Beispiel Dinge an der Außenfassade entdecken und beschreiben, die bei genauem Nachprüfen als real vorhanden bestätigt wurden.

Eine Patientin berichtete zum Beispiel, daß sie bei Ihrem „Flug" ums Krankenhaus einen Schuh auf einem ganz genau lokalisierbaren Mauerabsatz hinter einem Eck im fünften Stock gesehen hatte. Die Therapeutin suchte den Schuh und fand ihn nicht vor dem Fenster. Die wiederbelebte Patientin bestand darauf, daß der Schuh ums Eck herum liege und die Therapeutin dort suchen solle. Dann kroch die Therapeutin hinaus und fand den Schuh genau an der beschriebenen Stelle!

Kein einziger Patient machte Fehler bei der Beschreibung der Abläufe während der Wiederbelebung! Und alle Patienten konnten sehr genau viele Einzelheiten richtig schildern, die sie in den Räumen gesehen hatten, in die sie zur Wiederbelebung gebracht worden sind und die sie nie vorher und nicht nachher gesehen hatten.

Auch kleinste Kinder machen diese Nahtodes-Erfahrungen! Ein Junge erlebte im Alter von neun(!) Monaten einen Herzstillstand und wurde wiederbelebt. Im Alter von drei Jahren erzählte er von seinem Lichterlebnis, das er damals hatte. Dieses Kind krabbelte in einen Tunnel, war glücklich im Licht und konnte Riesensprünge machen. Das ist besonders wichtig, weil wir Eltern, die ein kleines Kind verlieren, mit solchen Berichten in ihrer Trauer trösten können. Offensichtlich sind die Nahtodes-Erlebnisse unabhängig vom Alter, in dem sie stattfinden.

Dr. Morse konnte die Theorie widerlegen, nach der die Todeserfahrungen auf Einflüsse von Medikamenten oder Schlafentzug zurückzuführen seien. Die psychischen Empfindungen, Halluzinationen und Phantasien durch Medikamente und Drogen sind grundlegend anders als die Nahtodes-Erlebnisse.

Fast alle Kinder berichteten im Rahmen ihrer Nahtodes-Erlebnisse von dem wunderbaren Licht, während nur ein Viertel der Erwachsenen diesen Eindruck empfand. Die meisten Menschen beschrieben dieses Licht als „reines" Licht, als „all-wissend", „all-vergebend", „all-liebend".

Die Patienten in der Studie wurden zehn Jahren später noch einmal befragt. Dabei stellte sich heraus, daß diese Licht-Erfahrung offensichtlich ein Schlüsselerlebnis darstellt und von allen Patienten als besonders eindrucksvoll und prägend empfunden wurde. Mit eingehenden Studien, Befragungen und Nachforschungen kam Dr. Morse zu dem Schluß, daß dieses Licht tatsächlich außerhalb unseres Körpers existiert.

Bei dieser zweiten Befragung zeigten die Patienten auch andere auffallende Gemeinsamkeiten: Es gab weder Drogenmißbrauch noch Experimente mit Drogen. Die jungen Patienten lehnen sich selten gegen Autoritäten auf und hatten keine frühen Schwangerschaften. Obwohl sie alle zu der Studie wegen ihres Herzstillstandes ausgesucht worden waren und deshalb mit einer Häufung von neurologischen Schädigungen gerechnet wurde, entwickelten sie sich äußerst positiv. Sie bekamen gute Schulnoten und verhielten sich rücksichtsvoll und beherrscht.

Wichtig ist es zu wissen, daß Eltern, die ein Kind verloren haben, häufig in den sechs Wochen nach dem Tod des Kindes noch seine Stimme hören. Das ist offensichtlich normal und keine krankhafte Halluzination und kein Zeichen einer Schizophrenie, wie es oft von Ärzten behauptet wird. Wenn man diese Zusammenhänge erklärt, können sie für die Eltern sehr tröstend wirken.

Karlis Ossis und Erlendur Haraldson sind zwei Psychologen, die Erfahrungen von Todesvisionen gesammelt haben. Diese Visionen vom nahenden Tod werden vom Sterbenden ohne Herzstillstand in vollem Bewußtsein als äußerst reales Ereignis erlebt. Die beiden Forscher konnten durch eingehende Untersuchungen zeigen, daß die Patienten oft Gott, Engel, verstorbene Verwandte oder Bilder vom Himmel sehen. Die Visionen überlagern die Wirklichkeit unserer Wahrnehmung oder bilden einen Teil der Wirklichkeit am Bett des Kranken. Diese Visionen haben sehr viele Gemeinsamkeiten mit den Todesnähe-Erfahrungen eines „Toten", der wiederbelebt wird.

Wenn Patienten solche Visionen berichten, unterdrücken Ärzte oft diese Empfindungen mit Medikamenten oder tun sie als „schlechte Träume" ab, weil sie nicht wissen, wie sie damit umgehen sollen. In der Ausbildung haben sie es nicht anders gelernt. Diese Visionen haben aber einen erleichternden und tröstenden Effekt, wenn man sie ernst nimmt. Die Familie kann durch dieses Wissen ihre Trauer mildern, denn der Patient zeigt in diesen oft von ihm als sehr befreiend erlebten Momenten, daß er bereit ist zu gehen und Kontakt mit dem Jenseits aufgenommen hat.

Es ist auch deshalb unerläßlich wichtig, als Arzt und Angehörige den Sterbenden zuzuhören und „gefährliche Themen" nicht zu vermeiden, nur weil wir nicht wissen, wie wir mit unserer Angst und unserem Unwissen umgehen können. Dr. Morse hat festgestellt, daß besonders Kinder es vermeiden, über den Tod zu sprechen, weil sie erkennen, daß sie weniger Besuch bekommen, wenn sie Fragen stellen. Auch er bestätigt in seinem Buch, daß bei einem Menschen, von dem man annimmt, daß er bald sterben wird, die Anzahl der Besuche und der Telefonate abnimmt und die Gespräche kürzer und belangloser werden.

Der amerikanische Neurochirurg Dr. Wilder Penfield konnte bereits in den vierziger Jahren nachweisen, daß an einer bestimmten Stelle in unserem Gehirn der genetisch festgelegte Ort für die Todesnähe-Erfahrungen sitzt. Wenn man bei einer neurochirurgischen Operation mit einer Elektrode die Fissura Sylvii reizt, einen Bereich um den rechten Schläfenlappen, der genau hinter dem rechten Ohr liegt, berichtet der Patient, daß er „aus seinem Körper austritt".[93] Viele Menschen erzählten spontan auch andere Merkmale der beschriebenen Todesnähe-Erfahrungen.

Das sogenannte Ammonshorn ist eine Hirnregion, die unmittelbar mit dieser Fissura Sylvii verbunden ist. An dieser Stelle werden alle Hirnaktivitäten gesammelt, kontrolliert und koordiniert. Hier wird entschieden, welche Informationen zielgerichtet mit Reaktionen beantwortet werden sollen. Das Ammonshorn enthält unsere unbewußten Wünsche und unsere Fähigkeit zu träumen. Der Zusammenbruch der Sehfähigkeit, an den sich die Tunnel-

93 Es ist mit speziellen Narkoseverfahren möglich, solche Operationen bei vollem Bewußtsein des Patienten und völliger Schmerzfreiheit durchzuführen, um Reaktionen des Patienten zu testen. Das Gehirn selbst ist nicht schmerzempfindlich.

Erfahrung anschließt, erfolgt im Hinterhauptlappen, der ebenfalls eng mit dem Ammonshorn und der Fissura Sylvii verbunden ist. Alle Erfahrungen, die wir als Todesnähe-Erlebnisse bezeichnen, bilden einen Teil unserer genetischen Veranlagung und sind fest in diesen Hirnstrukturen in uns verankert.

Die Forschungsergebnisse von Dr. Morse und Dr. Penfield wurden weltweit unabhängig voneinander bestätigt. Obwohl die Arbeiten von Dr. Morse nach Bekanntwerden seiner unerwarteten Ergebnisse von der offiziellen Studiengeldvergabestelle nicht weiter unterstützt, sondern erheblich behindert wurden, führte er seine Studien fort und bekam schließlich den National Service Research Award, einen hoch angesehenen Forschungspreis.

31 Die letzten Begegnungen

Wenn der Mensch nicht beizeiten
von der Erde Abschied nimmt,
so nimmt sie Abschied von ihm.
Friedrich Hebbel (1813-1863),
deutscher Dichter

Ich freue mich auf IHN.
Meine ehemalige
Deutschlehrerin im Sterben

Die größte Erfahrung,
die wir machen können,
ist die des Unfaßbaren.
Albert Einstein (1879-1955),
amerikanischer Physiker
deutscher Abstammung,
1921 Nobelpreis für Physik

31.1 Erlebte Beispiele

Wenn es zu den letzten Tagen und Stunden kommt, bemerken wir oft, daß die Patienten noch einmal alle Kraft zusammennehmen, um ein bestimmtes Ereignis zu erleben: den Besuch eines wichtigen Menschen, einen Geburtstag, einen anderen bedeutenden Jahrestag oder einfach die Ankunft eines Menschen, in dessen Arm der Patient sterben will.

Ich erinnere mich an Herrn Hummel, einen Mann mit einem weit fortgeschrittenen Gehirntumor. Herr Hummel wollte noch seinen Geburtstag erleben, weil er hoffte, daß an diesem Tag alle seine Lieben und seine Geschäftskollegen kommen würden. Als ich am Abend des Festtages der letzte Gratulant in seinem Haus war, strahlte Herr Hummel: „Alle waren da, jetzt kann ich gehen!" Er hatte den Tag mit aller Kraft außerhalb des Bettes verbracht, um, wie er sagte, „ein guter Gastgeber zu sein".

An diesem Abend legte er sich erschöpft ins Bett, wurde in der Nacht tief bewußtlos und verstarb mit völlig entspannten Gesichtszügen zwei Tage später.

Herr Basler, den Sie schon kennen, hat sich noch den Besuch seiner Schwiegereltern und seiner Schwägerin aus einer weit entfernten Stadt gewünscht. Der Besuch war für das Wochenende angekündigt. Herr Basler konnte diese Begegnung am Freitag noch mit vollem Bewußtsein erleben und letzte Worte wechseln. Nachdem die betagten Schwiegereltern und die Schwägerin abends die

Wohnung verlassen hatten, trübte sich das Bewußtsein von Herrn Basler zunehmend ein, und er starb am folgenden Abend.

Ich möchte Sie in diesem Zusammenhang noch einmal an Frau Münchinger im Altenheim erinnern, die erst sterben konnte, als die Freundin kam und sagte: „Jetzt bin ich da!"

Der Mann meiner Patentante hatte nach einem Leben mit hohem Zigarettenkonsum einen Lungenkrebs entwickelt und sagte zu seiner Frau bei noch relativ gutem Allgemeinzustand vier Wochen vor seinem 77. Geburtstag: „Ich werde meinen Geburtstag nicht erleben, ich spüre das."

Seine Verfassung verschlechterte sich in den darauf folgenden Wochen sichtbar. Als er schließlich zu Hause bettlägerig war und in seinen letzten beiden Lebenstagen auch nur noch sehr verwaschen sprechen konnte, fragte meine Tante ihn, ob er eine Krankensalbung haben wolle. Er wurde sofort lebhaft und nickte. Während der Pfarrer noch am selben Tag die Zeremonie zelebrierte, nahm mein Onkel emotional intensiv am Geschehen teil. Es war ihm offensichtlich sehr wichtig.

Am nächsten Tag betete die Krankenschwester vom Sozialdienst der Gemeinde nach der Pflege wie immer noch ein Vaterunser für den kaum mehr ansprechbaren Mann. Da sagte dieser plötzlich und völlig unerwartet nach dem „Amen" ganz deutlich und laut „Ja!" *Amen* heißt auf hebräisch *so sei es!* Das *Ja!* war sein Einverständnis, und ich gehe davon aus, daß er das Vaterunser verstanden und mit seinem eigenen *Ja!* bekräftigt hat. Dieses *Ja!* war sein letztes Wort.

Als die Schwester die Wohnung des Kranken verließ, riet sie meiner Tante, sie solle sich jetzt doch endlich auch zu Bett legen und ausruhen, sie habe schon zwei Tage und Nächte am Bett ihres Mannes gesessen, er werde jetzt ruhig schlafen. Aber meine Tante fühlte sich magisch in das Krankenzimmer gezogen und setzte sich ans Bett neben ihren schlafenden und sterbenden Mann. Sie bemerkte sein Röcheln und konnte innerhalb der nächsten Minuten bei ihm sein, während er sanft am Tag vor seinem Geburtstag für immer einschlief.

Ich bin sehr sicher, daß all diese Ereignisse keine Zufälle sind. Viele Menschen, mit denen ich über dieses Thema gesprochen habe und die Erfahrung mit Sterbenden haben, kennen solche Zusammenhänge zwischen einer letzten Begegnung und dem endgültigen Loslassen.

Auch umgekehrte Beispiele sind bekannt: Der Patient schickt den geliebten Menschen unter einem Vorwand aus dem Zimmer, um alleine sterben zu können und so diesem Menschen diese letzten Minuten zu ersparen.

Während meiner Zeit als Assistenzarzt in der Kinderklinik habe ich ein sterbendes Kind erlebt, das seine Mutter ein Stockwerk tiefer zum Krankenhauskiosk geschickt hat, um etwas einzukaufen. Als die Mutter nach fünf Minuten zurückkam, war das Kind tot.

Es gibt auch andere Berichte, wo Kinder ihre Eltern zu einem Spaziergang oder ins Bett schicken, sie also bewußt in Sicherheit wiegen, um dann allein hinüberzugehen.

Wenn wir den Ort für diese letzten Begegnungen und den Übergang wählen können, sollten wir darauf achten, möglichst in einer für den Sterbenden beruhigenden und vertrauten Umgebung zu sein. Das Badezimmer oder die Abstellkammer als Sterbeort in der Klinik sind traurige und wirklich vorkommende Beispiele, wie man es nicht machen sollte. Das Wohnzimmer oder Schlafzimmer der eigenen Wohnung sind gute Räume. Aber, bitte, schalten Sie den Fernseher ab!

In der Klinik kann man den Sterbenden mit den Angehörigen im Zimmer lassen. Da ist es angemessener, den Bettnachbarn, dem es besser geht, solange in ein anderes Zimmer zu verlegen, bis der Tote in aller Ruhe und Würde umsorgt, gewaschen, gekleidet, betrauert, verabschiedet und aus dem Raum gebracht ist.

Ich habe Vorbildliches im Ev. Bethesda-Krankenhaus in Essen gesehen. Dort hat der frühere Ärztliche Direktor und Chefarzt der Frauenklinik, Herr Dr. Pomp, ein besonderes Appartement am Ende eines Flures eingerichtet, das mit Pastellfarben und sehr wohnlich gestaltet ist. Hier dürfen Angehörige mit den Patienten die letzten Stunden verbringen. Die beiden Räume sind ohne Türe so abgeteilt, daß die Angehörigen sich auch zeitweise in den „Wohnraum" zurückziehen können.

Dr. Pomp hatte ebenfalls die Idee, einen vom Bettenhaus her nicht einsehbaren kleinen Gartenteil vorzusehen, damit Angehörige bei schönem Wetter mit ihrem sterbenden Familienmitglied in der Natur sein können. Dieser Platz ist über eine kleine Rampe mit dem Bett erreichbar, an einem Seitenausgang gelegen und gewährleistet eine sehr private Atmosphäre. Dr. Pomp hat mir erzählt, daß er mehrfach erlebt hat, wie Patienten ganz friedlich unter dem Baum beim Gesang der Vögel verstorben sind. Für unsere sogenannten zivilisierten Verhältnisse ist das ungewöhnlich, aber wenn wir's genau überlegen ist der Tod in der Natur ganz natürlich. Ich denke, daß es für naturverbundende Menschen kein besseres Symbol unserer Zugehörigkeit zur Natur gibt, als in ihrer Mitte zu sterben.

31.2 Eine empfehlenswerte Grundregel

Bitte nehmen Sie als Leithilfe für den Umgang mit älteren und sterbenden Menschen diesen Satz von Naomi Feil, einer amerikanischen Gerontologin[94], mit in Ihren Alltag:

> *Akzeptieren Sie, daß betagte Menschen sich bemühen, auf ihre Weise mit ihrem Leben ins Reine kommen. Hören Sie zu, urteilen Sie nicht, und geben Sie keine guten Ratschläge. Zollen Sie ihnen Respekt, bewahren Sie ihnen ihre Würde, und verhelfen Sie dazu, in einem aufgeräumten Haus jedem seinen eigenen Tod zu ermöglichen.*[95]

94 Gerontologie: Die Wissenschaft vom alten Menschen
95 Jahresbericht 1996 der Samariterstiftung

32 Trauerarbeit ist Erinnerungsarbeit.

Wir haben nur die Wahl, ob wir den Schmerz der Trauer rasch und heftig erleben wollen oder langsam und meist auch mit späteren psychosomatischen Beschwerden verbunden, wenn er verdrängt wird. Wir kommen an der Trauer nicht vorbei.
Elisabeth Kübler-Ross

32.1 Gefühle aushalten

Alle Gedanken und Gefühle, die wir im Angesicht des Sterbens und des Todes haben, sind bereits ein Teil der Trauer- und Trennungsarbeit. Dazu gehören auch die Aktivitäten, die uns und den Sterbenden mehr oder weniger gut darauf vorbereiten. Zu diesen Tätigkeiten gehören sehr alltägliche Verrichtungen wie Waschen, Pflegen, Füttern, Umkleiden, Gespräche, alte Photoalben anschauen und darüber reden, eine Reise noch einmal machen. Dann gibt es solche, die einmalig sind: das letzte Testament zu machen, unerledigte Geschäfte endgültig – für das Ende gültig! – zu erledigen, mit bestimmten Menschen bewußt das letzte Gespräch zu führen, den letzten irdischen Sonnenstrahl zu sehen, bevor das ganz große Licht naht.

Jede Art der Kommunikation zeigt uns, wie wir mit dem Sterben zurechtkommen, das wir vor uns sehen und in uns spüren, ob wir blockiert sind oder wachsen. Die Trennungsarbeit geht bis zu dem Moment oder der Lebensphase, wo wir den Tod des geliebten Menschen angenommen und so verinnerlicht und verarbeitet haben, daß wir wieder offen sind für neue Gefühle und Handlungen, die ein Leben ohne diesen Menschen frei ermöglichen.

Ich will es noch einmal betonen, weil es so grundlegend wichtig ist: Um wirklich richtig mit einer Trennung umzugehen, müssen wir sie bewußt und geduldig wahrnehmen und aushalten.

Wenn ein Angehöriger eines Verstorbenen zu mir kommt und um eine Beruhigungstablette für den Tag der Beerdigung bittet, versuche ich ihm klarzumachen, daß ein intensiver Schmerz und ein bewußtes Erleben der Trennung hilfreicher und gesünder sind als eine Betäubung, in der die Trauerfeier und die Grabszenen hinter einen Nebelschleier verdrängt werden. Manchmal gebe ich eine Tablette mit und rate den Patienten, sie einfach in der Tasche zu haben, sozusagen „als letzte Sicherheit". Das Wissen um die bereitliegende Tablette beruhigt die Patienten. Das spricht für den geistig-seelischen Einfluß unserer Gedanken auf unsere Körperfunktionen.

Ich kenne inzwischen viele Menschen, die mit der Beruhigungstablette in der Tasche die Beerdigung gut überstanden haben und hinterher froh waren, diesen Stunden bewußt und ungetrübt erlebt zu haben. Dabei ist zu berücksichtigen, daß enge Angehörige in diesen Stunden des Abschieds so sehr mit sich und ihrem Schmerz beschäftigt sind, daß sie teilweise oder vollständig blockiert sind, die Reden und Beileidsbekundungen und andere Zeichen aufzunehmen oder gar zu verarbeiten. Deshalb habe ich bei meinen eigenen Trauerreden die schriftliche Fassung so in einen schönen Einband vorbereitet, daß ich sie als Geschenk nach der Rede immer an den engsten Verwandten des Verstorbenen geben konnte. So hatten die Hinterbliebenen die Möglichkeit, die Rede zu Hause in Ruhe zu gegebener Zeit zu lesen und aufzunehmen.

Denn die Erinnerung an alles, was mit dem Verstorbenen zusammenhängt, muß in Gedanken noch einmal „auferstehen", damit wir ihn schließlich in Liebe endgültig loslassen können. Deshalb ist es so wichtig, möglichst oft und intensiv über den Verstorbenen zu sprechen und sich an viele Einzelheiten aus dem gemeinsamen Leben zu erinnern.

Ein sehr bildliches Beispiel erlebe ich immer wieder, wenn ich auf dem Friedhof an dem Grab von Heiko vorbeikomme. Er lebte im selben Haus wie ich, war mein Patient und verstarb an einem bösartigen Bauchtumor, als er etwa zwei Jahre alt war. Da sein Lieblingsspielzeug ein Bagger war, baten die Eltern meine damals vierjährige Tochter, einen Bagger zu malen, damit der Steinmetz ein Vorbild eines „kindlichen" Baggers hat, um eben diesen Bagger auf den Grabstein zu meiseln. Und so ist das Gedenken an Heiko für immer an seinen Bagger gebunden, mit dem er viele glückliche Stunden verbracht hatte.

Die Erinnerung an Menschen ist auch für mich ein wichtiger Grund, warum ich dieses Buch schreibe. Ich mache mir sehr genau wieder bewußt, was ich damals im Umgang mit den geschilderten Persönlichkeiten erlebt, gefühlt und gelernt habe. Das erhöht zwar im Moment der akuten Trauer den Schmerz der Trennung, aber es verkürzt die Trauerphase auf natürliche Weise. Denn offensichtlich haben wir nur ein bestimmtes Maß an „Trauerenergie" zur Verfügung. Wenn sie aufgebraucht ist, können andere Gefühle des alltäglichen Lebens wieder mehr Raum einnehmen, und das Leben kann in normale Bahnen gleiten.

32.2 Entwicklungsmöglichkeiten nach der Trennung

Dies kann kompliziert werden, wenn zum Beispiel eine Frau ihren ganzen Lebenszweck und -sinn auf die Person des Ehemannes und die von ihm geschaffene soziale Ebene eingestellt hat. Wenn der Mann stirbt und diese Frau kein eigenständiges Persönlichkeitsbild von sich hat, das auch ohne den Mann in der Gesellschaft angenommen ist, wird sie immer dem Mann nachtrauern, weil ihr durch seinen Tod der Boden, auch das gesellschaftliche Parkett, entzogen wurde. Dann kann die Trauer zum Lebensinhalt werden. Diese Verhältnisse treffen wir besonders bei Frauen an, die keine Berufsausbildung haben und den Sinn ihres Lebens in der Begleitung des Mannes und der Kinder gesehen haben.

Diese Frauen müssen entweder ihren weiteren Weg in der geistig-emotionalen Vergangenheit leben und immer der zunehmend idealisierten Zeit nachtrauern. Sie neigen dazu, zum Beispiel die Kinder zu verpflichten, wenigstens stellvertretend den sozialen Rahmen und die ehemalige Bedeutung für die Mutter zu schaffen. Wobei hier der Konflikt der Eigenständigkeit oder Angebundenheit der Kinder auftritt.

Und die zweite, reife Möglichkeit für diese Frauen besteht darin, ihr Leben jetzt in die eigene Hand zu nehmen und konstruktive Entscheidungen selbst zu treffen. Sie kann sich aufmachen, einen zweiten Lebensabschnitt mit neuen Aufgaben zu führen, in dem der Wert und Sinn des Lebens an der eigenen Persönlichkeit definiert werden und nicht an der des Ehemannes oder der Familie.

Manche Frauen nützen nach dem Tod ihres Ehemannes diese Gelegenheit, ein völlig neues Leben im Rahmen einer großartigen Entwicklung zu gestalten, das ihnen eine neue Identität und völlig veränderte Sicht ihres Daseins vermittelt. Dies kann für Frauen gelten, die entweder von ihrem Mann stark abhängig waren, unterdrückt lebten oder durch den an ihnen klammernden Mann während der Ehe erheblich beeinträchtigt waren, eine eigenständige Entwicklung zu leben.

Wenn solche Frauen die Freiheit des Alleinseins als Chance erkennen und die damit verbundene Verantwortung annehmen, besteht die Grundlage für eine neue und imponierende Reifung nach der traumatischen Trennung.

32.3 Wie bewältigen wir die Trauer?

Trauer und Angst sind für die meisten Menschen zwei quälende und lebenseinschränkende Gefühle. Sie können teilweise mit ähnlichen Methoden behandelt werden. Beim Umgang mit der krankhaften Angst wurde das Phänomen der Gefühlserschöpfung durch intensive Konfrontation gefunden. Angst ist ja zunächst ein sehr sinnvolles Gefühl, weil es uns vor Gefahren schützt. Aber sie kann so groß werden, daß sie uns im alltäglichen Leben einengt und unfähig macht, die normalen Aufgaben zu bewältigen. Dann sind wir krank vor Angst und leiden daran. Das ist ein behandlungsbedürftiger Zustand.

Die moderne psychiatrische Forschung hat gezeigt, daß die direkte Konfrontation mit der angstauslösenden Situation, zum Beispiel einer engen Aufzugskabine oder einer belebten Straße, die Angst vorhergehend scheinbar unbewältigbar groß werden läßt. Aber wenn diese panische Angst ausgehalten wird, verschwindet sie und kommt nicht wieder.

In Bezug auf die Trauerarbeit bedeutet das praktisch, daß wir uns intensiv erinnernd mit unseren Gefühlen und unserer Beziehung zu dem Sterbenden oder Verstorbenen beschäftigen müssen. Diese Gefühle können in ihrer intensivsten Form mit ihrer Größe und Tiefe von trauernden Liebenden nicht nur als Vollendung der irdischen Liebe, sondern auch als Ausdruck einer tragischen und lösenden Schönheit erlebt werden.

Ein eindrucksvolles Beispiel habe ich von der Familie Basler gehört. Als Herr Basler im Sterben lag, holte die Familie am Samstagabend den zuständigen Pfarrer ans Krankenbett. Dieser verstand es mit wenigen Sätzen sehr geschickt, die trauernde Ehefrau zum Gespräch mit ihrem Mann zu bringen. Sie erzählte ihm ihr 34 Jahre langes gemeinsames Leben und vermittelte ihm damit noch einmal ihre ganze Liebe und Dankbarkeit. Das war Erinnerungsarbeit und gleichzeitig ein Aufarbeiten der Vergangenheit, eine Zusammenfassung des Lebens, um es abzuschließen. Während dieser Erzählung der Ehefrau entspannte sich Herr Basler zusehends, und als sie in ihrer Schilderung an diesem Abend angekommen war, machte Herr Basler noch zwei letzte sanfte Atemzüge.

In diesen letzten Tagen von Herrn Basler war seine jüngste Tochter nach einem anstrengenden Staatsexamen und der aufopfernden Pflege des Vaters für einige Tage zum Wandern weggefahren, um wieder „aufzutanken". Sie sagte zu mir: „Beim Wandern kann ich meinen Streß am besten loswerden." Als sie wegfuhr, war nicht abzusehen, daß der chronisch kranke Vater in den nächsten Tagen sterben würde. So wanderte sie mit ihrem Lebenspartner über eine Bergroute, die sie mit den Eltern in früheren Jahren begangen und in sehr guter Erinnerung hatte. Von den einzelnen Gipfeln und besonders markanten und erinnerungsträchtigen Stellen brachte sie je einen Stein mit. Als sie wenige Stunden nach dem Tod des Vaters zu Hause eintraf, setzte sie sich zu ihm ans Bett, „erzählte" ihm von der Wanderung und „zeigte" ihm die Steine. Sie gab ihm die Steine mit ins Grab. Auch das ist eine besonders individuelle Art von liebevoller Trauerarbeit.

Bei vielen Menschen tauchen während einer Trauerfeier Assoziationen an andere Menschen, andere Trennungen und traurige Erlebnisse auf, die Gefühle wecken und von dem jetzt gerade Betrauerten ablenken. Dies kann zu einer sogenannten Nachtrauer führen, die nichts anderes ist als eine verspätet aufgetauchte und deshalb immer noch nötige Form der Trauerarbeit. Das Unterbewußtsein schickt uns immer im richtigen Moment die richtigen Gedanken in Form von Bildern und Gefühlen. Das haben wir schon besprochen. Nehmen Sie es an. Es ist richtig.

Die bei uns üblichste Art der Erinnerungsarbeit sind die Trauerreden mit vielen Erinnerungen an den Verstorbenen. Bei dem „Leichenschmaus" nach der Trauerfeier wird in geselliger Runde die Erinnerung an das gemeinsame Leben mit dem Verstorbenen besprochen. Viele Erlebnisse werden noch einmal erzählt, und auf diese Art und Weise kehrt manchmal schon während der Kaffeerunde wieder ein gewisses Maß an Heiterkeit, Frohsinn und „normalem Leben" in die Gesellschaft zurück.

Bei uns ist es auch üblich, die Toten auf dem Friedhof zu besuchen, am Grab in stillem Gedenken stehenzubleiben und ihnen Blumen zu schenken und das Grab zu pflegen. Die Erinnerung, die wir mit Andenken an den Toten und seinen Bildern aufbewahren, spielt ebenso eine wichtige Rolle wie Reisen an Orte, die wir mit dem Verstorbenen erlebt haben.

In anderen Kulturen wie zum Beispiel in Japan wird jedes Jahr an einem bestimmten Tag am Grab ein Festessen mit den Lieblingsgerichten des Toten zelebriert. Der Tote wird in einem Ritual herbeigerufen und eingeladen, und es entwickelt sich eine gemeinsame Essenszeremonie.

Diese Erinnerungsarbeit ist auch wichtig, wenn wir uns von einem Lebenden trennen, zum Beispiel im Rahmen einer beendeten Liebesbeziehung, einer Scheidung, nach einer schönen Reise oder wenn wir uns von einer Wohnung, einem Land oder einer anderen wichtigen Gemeinschaft trennen. Die vielen Jahrgangstreffen der zahlreichen Gemeinschaften, die wir durchlaufen haben, sind typische Beispiele dafür.

32.4 Die Selbsthilfegruppen

Ich möchte Sie noch auf zwei Einrichtungen aufmerksam machen, bei der Sie als Patient und als Angehöriger Hilfe, Rat und Ansprache in Selbsthilfegruppen finden können.

Die vielen Selbsthilfegruppen in Deutschland werden organisiert und vernetzt von

NAKOS
Nationale **Ko**ntaktstelle für **S**elbsthilfegruppen
Albrecht-Achilles-Str. 65
10709 Berlin
Telefon: (030) 8 91 40 19

Für die Region Stuttgart wenden Sie sich bitte an

KISS
Kontakt- und **I**nformationsstelle für
Selbsthilfegruppen e.V. **S**tuttgart
Marienstr. 9
70178 Stuttgart
Telefon: (0711) 6 40 61 17

Für fast alle Krankheiten und sozialen Notfälle und Randgruppen der Bevölkerung gibt es Selbsthilfegruppen. Ich zähle nur ein paar Themen auf, die zu unserem Buch passen:

Verschiedene Krebs-Selbsthilfegruppen,
Künstlicher Darmausgang
Patienten mit Transplantationen
verschiedener Organe
Alle Arten von Suchterkrankungen
Unfallopfer
Eltern von Drogenabhängigen
Co-Abhängigkeit[96]
Schmerzpatienten
Telefonkette für alte Menschen
Tod eines Kindes
Tod eines Partners
Trauernde
Trennungskonflikte
Verwaiste Eltern.

Dies ist nur eine kleine Auswahl aus der sehr langen Liste von bestehenden Gruppen. Wenn ich Ihr Thema nicht aufgeführt habe, zögern Sie nicht, eine der beiden Kontaktstellen anzurufen, Ihr Problem zu schildern und nach Hilfe zu fragen.

96 Das ist die Abhängigkeit, einem Abhängigen/Kranken helfen zu müssen. Wir haben das im Kapitel „Das Helfer-Syndrom" besprochen.

Anhang

Hilfreiche Texte

Alles hat seine Zeit

Alles hat seine Zeit,
alles hat seine Stunde,
und es gibt eine Zeit für jegliche Sache unter
dem Himmel:
Eine Zeit für die Geburt und eine Zeit für
das Sterben,
eine Zeit zu pflanzen, und eine Zeit,
das Gepflanzte auszureißen,
eine Zeit zu töten und eine Zeit zu heilen,
eine Zeit einzureißen und eine Zeit aufzubauen,
eine Zeit zu weinen und eine Zeit zu lachen,
eine Zeit zu klagen und eine Zeit zu tanzen,
eine Zeit, Steine wegzuwerfen,
und eine Zeit, Steine zu sammeln,
eine Zeit zu umarmen und eine Zeit,
sich der Umarmung zu enthalten,
eine Zeit zu suchen und eine Zeit zu verlieren,
eine Zeit aufzubewahren und eine Zeit
fortzuwerfen,
eine Zeit zu zerreißen und eine Zeit zu nähen,
eine Zeit zu schweigen und eine Zeit zu reden,
eine Zeit zu lieben und eine Zeit zu hassen,
eine Zeit des Krieges und eine Zeit des Friedens.

Ich sah, wie die Menschen sich mühen,
und sah, daß Gott die Mühe über sie verhängt hat.
Er aber tut alles zu seiner Zeit
und läßt ihr Herz sich ängsten,
wie es weitergehen solle in der Welt.
Denn der Mensch kann das Werk, das Gott tut,
doch nicht fassen, weder Anfang noch Ende.

Kohelet 3, 1-11

Stufen

Wie jede Blüte welkt und jede Jugend
Dem Alter weicht, blüht jede Lebensstufe,
Blüht jede Weisheit auch und jede Tugend
Zu ihrer Zeit und darf nicht ewig dauern.
Es muß das Herz bei jedem Lebensrufe
Bereit zum Abschied sein und Neubeginne,
Um sich in Tapferkeit und ohne Trauern
In andre, neue Bindungen zu geben.
Und jedem Anfang wohnt ein Zauber inne,
Der uns beschützt und der uns hilft zu leben.

Wir sollen heiter Raum um Raum durchschreiten,
An keinem wie an einer Heimat hängen,
Der Weltgeist will nicht fesseln uns und engen,
Er will uns Stuf' um Stufe heben, weiten.
Kaum sind wir heimisch einem Lebenskreise
Und traulich eingewohnt, so droht Erschlaffen.
Nur wer bereit zu Aufbruch ist und Reise,
Mag lähmender Gewohnheit sich entraffen.

Es wird vielleicht auch noch die Todesstunde
Uns neuen Räumen jung entgegen senden,
Des Lebens Ruf an uns wird niemals enden ...
Wohlan denn, Herz, nimm Abschied und gesunde.

Hermann Hesse, Die Gedichte, Suhrkamp-Verlag,
Frankfurt am Main 1970

Gleichnis

Das Leben gleicht einem schönen Wandteppich. Betrachtet man den Wandteppich von der richtigen Seite, ist er ein fehlerlos gewebtes Kunstwerk. In diesem Kunstwerk sind Fäden verschiedener Farbe und Länge zu einem lebendigen Bild verknüpft. Wendet man ihn aber auf die andere Seite, sieht man ein Gewirr vieler Fäden. Einige sind kurz, andere sind lang, etliche glatt, andere wirr und verknotet.

Dieser Wandteppich gleicht dem Leben. Gott hat für das Leben jedes Menschen ein Muster gewebt, das wie ein Wandteppich zwei Seiten hat. Die Fäden, mit denen das Bild auf dem Teppich geknotet ist, symbolisieren die Lebensstationen. Von der einen Seite aus – also vom Menschen ausgesehen – scheint dieses Muster wirr und zusammenhangslos. Von der anderen Seite – also von Gottes Perspektive – hat jeder Knoten und jeder Faden seinen Platz. Es entsteht das Bild eines harmonischen Kunstwerkes, wie Gott unser Leben gewoben hat. Was Menschen sinnlos zu sein erscheint, wird für Gott zu einem harmonischen, sinnvollen Bild.

Harold Kushner nach Thornton Wilder, aus „Wenn guten Menschen Böses widerfährt", Tomus-Verlag, München 1983

Der Teppich

Wunderbar verwebt, der uns erschuf,
In den bunten Teppich uns'res Lebens
Lichten Traum und dunkle Wirklichkeit,
Und wir wissen's erst beim letzten Ruf:

Keinen dieser Fäden wob vergebens
Seine Hand in diese bunten Streifen,
Die gemach enträtselnd wir begreifen
erst im Lichte Seiner Ewigkeit.

Agnes Miegel

Es ist alles umsonst

„Es ist alles umsonst!" sagt der Nihilist und verzweifelt. „Es ist tatsächlich alles umsonst!" sagt der Glaubende und freut sich der Gnade, die es umsonst gibt, und hofft auf eine neue Welt, in der alles umsonst zu geben und zu haben ist.

Jürgen Moltmann (*1926), deutscher Theologe
aus „Die Sprache der Befreiung",

Reichtum

in welcher Richtung auch immer, kann erst dann eintreten, wenn das Bewußtsein für Reichtum vorhanden ist.

Quelle unbekannt

Es ist ein Gesetz im Leben:

Wenn sich eine Türe vor uns schließt, öffnet sich eine andere. Die Tragik ist jedoch, daß man meist nach der geschlossenen Tür blickt und die geöffnete nicht beachtet.

André Gide (1869-1951),
französischer Schriftsteller,
1947 Nobelpreis für Literatur

Desiderata

Gehe gelassen inmitten von Lärm und Hast und denke daran, welcher Friede in der Stille sein mag. So weit wie möglich versuche, mit allen Menschen auszukommen, ohne dich zu unterwerfen.

Sprich deine Wahrheit ruhig und klar, und höre anderen zu, auch den Dummen und Unwissenden, auch sie haben ihre Geschichte.

Meide laute und aggressive Menschen, sie sind eine Plage für die Seele. Wenn du dich mit anderen vergleichst, dann magst du eitel und bitter werden, denn es gibt größere und geringere Menschen als du.

Freue dich über deine Erfolge und Pläne. Nimm deine Arbeit ernst, aber bleibe bescheiden, es ist ein wirklicher Besitz in den wechselnden Geschicken des Lebens. Sei vorsichtig mit geschäftlichen Dingen, denn die Welt ist voller Listen.

Aber sei du selbst. Besonders heuchle keine Zärtlichkeit. Sei aber auch nicht zynisch in Bezug auf die Liebe, denn angesichts aller Trockenheit und Entzauberung ist sie wiederkehrend wie das Gras.

Nimm gütig den Rat der Jahre an, und laß mit Anmut die Dinge der Jugend hinter dir.

Nähre die Stärke deiner Seele, um in plötzlichem Unglück nicht schutzlos zu sein. Aber beunruhige dich nicht mit Grübeleien.

Abgesehen von einer gesunden Disziplin, sei milde mit dir selbst.

Du bist ein Kind des Universums, nicht weniger als die Bäume und die Sterne. Du hast ein Recht, hier zu sein.

Und ob es dir klar ist oder nicht, kein Zweifel, das Universum entfaltet sich, wie es soll.

Deshalb sei in Frieden mit Gott, wie immer du ihn dir auch vorstellst, und was immer deine Mühen und Ziele sein mögen in der lärmenden Verwirrtheit des Lebens, halte Frieden mit deiner Seele.

Mit all ihrem Schein, der Plackerei und den zerbrochenen Träumen, ist es doch eine schöne Welt. Sei achtsam und versuche, glücklich zu werden.

aus der St. Paul's Kathedrale in Baltimore, USA, 1692

Gebet

Bewahre uns, o Gott, vor Kleinlichkeit,
laß uns weitherzig sein in Gedanken,
Worten und Tun.

Gib, daß wir frei von Selbstsucht und Nörgelei,
von Wehleid, Vorurteil und Heuchelei dem anderen
frei von Angesicht zu Angesicht begegnen.

Laß uns nicht vorschnell und nicht ohne Großmut
Urteil fällen; gib, daß wir Zeit uns lassen.

Laß Ruhe, Heiterkeit und Milde in uns wachsen.

Lehre uns, unsere Gedanken in Taten und
Fortschritt zu wandeln, gerade und unerschrocken.

Laß uns erkennen, daß in den großen Dingen
des Lebens wir alle einig sind, und uns
nur Nebensächliches entzweien kann.

Hilf uns im Streben, das große menschliche Herz,
das uns allen innewohnt, zu berühren und
zu erkennen.

Und, o Herr, unser Gott,
laß uns nicht vergessen, freundlich zu sein.

Dieses Gebet haben mir meine Eltern am Tag der Konfirmation mit auf meinen Weg gegeben. Ich weiß nicht, von wem es stammt und habe es nirgendwo wieder getroffen.

Gebet

Lieber Gott,

gib mir die Gelassenheit, Dinge hinzunehmen,
die ich nicht ändern kann.
Gib mir den Mut, Dinge zu ändern,
die ich ändern kann.
Und gib mir die Weisheit,
das eine vom anderen zu unterscheiden.

Pfarrer Friedrich Christoph Öttinger (1702-1782),
schwäbischer Theosoph

Wie an dem Tag

Wie an dem Tag, der dich der Welt verliehen,
die Sonne stand zum Gruße der Planeten,
bist also fort und immer fort gediehen
nach dem Gesetz, wonach du angetreten.
So mußt du sein, dir kannst du nicht entfliehen,
so sagten schon Sybillen, so Propheten.
Und keine Macht und keine Zeit zerstückelt
geprägte Form, die lebend sich entwickelt.

Goethe, Orphische Urworte

Gebet für die Heilenden
Gebet des Franz von Assisi

Herr,

mache mich zum Werkzeug Deines Heils;
wo Krankheit ist, laß mich Heilung bringen,
wo es Verwundungen gibt, Hilfe,
wo Traurigkeit herrscht, Trost,
wo Verzweiflung ist, Hoffnung,
wo der Tod ist,
Einwilligung und Frieden.

Gib, daß ich nicht so sehr danach trachte,
mich zu rechtfertigen als zu trösten,
Gehorsam zu finden, als zu begreifen,
geehrt zu werden, als zu lieben.
Denn dadurch, daß wir uns selber schenken, bringen wir Heilung,
dadurch, daß wir zuhören, bringen wir Trost,
und durch das Sterben werden wir geboren zum ewigen Leben.

Mein Glaube

Ich glaube, daß die schöne Welt regiere
ein hoher, weiser, nie begriff'ner Geist.
Ich glaube, daß Anbetung ihm gebühre,
doch weiß ich nicht, wie man ihn würdig preist.
Nicht glaub' ich, daß der Dogmen blinder Glaube
dem Hohen würdige Verehrung sei.
Er bildet uns ja, das Geschöpf vom Staube,
von Irrtum nicht und nicht von Fehlern frei.
Drum glaub' ich nicht, daß vor dem Geist der Welten
des Talmud und des Alkoran
Bekenner weniger als Christen gelten;
verschieden zwar, doch alle beten an.
Ich glaube nicht, wenn wir von Kanzeln hören,
der Christen Glaube mache nur allein uns selig,
wenn die Unduldsamen lehren:
„Verdammt muß jeder Andersdenker sein!"
Das hat der Meister, der einst seine Lehre
mit seinem Blut besiegelt, nie gelehrt.
Das hat fürwahr – dem Herrlichen sei Ehre
kein Jünger je aus seinem Mund gehört.
Er lehrte Schonung, lehrte Duldung üben,
Verfolgung war der hohen Lehre fern.
Er lehrt' ohn' Unterschied die Menschen lieben,
verzieh dem Schwachen, jedem Feinde gern.
Ich glaube an des Geistes Auferstehung,
daß, wenn im Tod das matte Auge bricht,
geläuterter wir uns dort wiedersehen.
Ich glaub' und hoff' es, doch ich weiß es nicht.
Dort, glaub' ich, werde sich die Sehnsucht stillen,

die hier das Herz oft foltert und verzehrt.
Die Wahrheit, glaub' ich, wird sich klar enthüllen
dem Blicke dort, dem hier ein Schleier wehrt.
Ich glaube, daß für dieses Erdenleben,
glaub's zuversichtlich trotz der Deutler Zunft,
zwei schöne Güter mir der Herr gegeben.
Das eine Herz, das and're heißt Vernunft.
Das letzt're lehrt mich prüfen und entscheiden,
was ich für Pflicht und Recht erkennen soll.
Laut schlägt das erste bei des Bruders Freuden,
nicht minder, wenn er leidet, warm und voll.
So will ich denn mit regem Eifer üben,
was ich als Recht, was ich als Pflicht erkannt.
Will brüderlich die Menschen alle lieben am Belt,
am Hudson und am Ganges-Strand.
Ihr Leid zu mildem und ihr Wohl zu mehren,
sei stets mein heiligster Beruf.
Durch Taten glaub' ich würdig zu verehren
den Geist, der mich wie sie erschuf.
Und tret' ich einst dann aus des Grabes Tiefen
hin vor des Weltenrichters Angesicht,
so wird er meine Taten strenge prüfen,
doch meinen Glauben – nein, das glaub' ich nicht.

Ignatius Karl Freiherr von Wessenberg,
Domkapitular zu Konstanz, gestorben 1796

Die Hummel

Die Hummel hat 0,7 cm^2 Flügelfläche und 1,2 g Gewicht. Nach den bekannten Gesetzen der Aerodynamik ist es unmöglich, bei diesen Verhältnissen zu fliegen. Die Hummel weiß das nicht und fliegt.

Quelle unbekannt

Du bist so jung

Du bist so jung wie dein Selbstvertrauen, so alt wie deine Furcht, so jung wie deine Hoffnung, so alt wie deine Verzagtheit. Erst wenn deine Flügel nach unten hängen und das Innere deines Herzens vom Schnee des Pessimismus und vom Eis des Zynismus bedeckt ist, dann erst bist du wahrhaft alt geworden.

Albert Schweitzer (1875-1965), elsässischer evangelischer Theologe, Arzt, Musiker und Philosoph, Begründer des Hospitals in Lambarene, 1951 Friedenspreis des Deutschen Buchhandels, 1952 Friedensnobelpreis

Die Kindererziehung

Kinder, die negativ kritisiert werden,
lernen, daß sie schwach sind.
Kinder, die oft nörgelnd kritisiert werden,
lernen verdammen.
Kinder, die geschlagen werden, lernen zu schlagen.
Kinder, die verhöhnt werden,
lernen Schüchternheit und andere verhöhnen.
Kinder, die der Ironie ausgesetzt werden,
bekommen ein schlechtes Gewissen und lernen,
anderen Vorwürfe zu machen.

Kinder, die ermutigt und ermuntert werden,
lernen Selbstvertrauen.
Kinder, denen man mit Toleranz und Geduld
begegnet, lernen Geduld.
Kinder, die bestätigt werden, lernen werten.
Kinder, die Ehrlichkeit erleben,
lernen Gerechtigkeit.
Kinder, die Freundlichkeit erfahren,
lernen Freundschaft.
Kinder, die Geborgenheit erleben,
lernen Vertrauen.
Kinder, die umarmt werden,
lernen Liebe in dieser Welt zu empfinden
und zu lieben.
Kinder, die geliebt werden, lernen leben.

Quelle unbekannt

Eure Kinder sind nicht eure Kinder

Eure Kinder sind nicht eure Kinder. Es sind die Söhne und Töchter von des Lebens Verlangen nach sich selbst. Sie kommen durch euch aber nicht von euch; und sind sie auch bei euch, so gehören sie euch doch nicht.

Ihr dürft ihnen eure Liebe geben, doch nicht eure Gedanken. Ihr dürft ihren Leib behausen, doch nicht ihre Seele. Denn ihre Seele wohnt im Haus von Morgen, das ihr nicht zu betreten vermöget, selbst nicht in euren Träumen.

Ihr dürft euch bestreben, ihnen gleich zu werden, doch suchet nicht, sie euch gleich zu machen. Denn das Leben läuft nicht rückwärts, noch verweilet es beim Gestern.

Ihr seid die Bogen, von denen eure Kinder als lebende Pfeile abgesandt werden. Der Schütze sieht das Zeichen auf dem Pfade der Unendlichkeit, und Er biegt euch mit Seiner Macht, auf daß Seine Pfeile schnell und weit fliegen.

Möge das Biegen in des Schützen Hand euch zur Freude gereichen; denn gleich wie Er den fliegenden Pfeil liebet, so liebt Er auch den Bogen, der standhaft bleibt.

aus Khalil Gibran: Der Prophet. Walter-Verlag, Düsseldorf

Autobiografie in fünf Kapiteln

1.
Ich gehe die Straße entlang. Da ist ein tiefes Loch im Gehsteig. Ich falle hinein. Ich bin verloren.... Ich bin ohne Hoffnung. Es ist nicht meine Schuld. Es dauert endlos, wieder herauszukommen.

2.
Ich gehe dieselbe Straße entlang. Da ist ein tiefes Loch im Gehsteig. Ich tue so, als sähe ich es nicht. Ich falle wieder hinein. Ich kann nicht glauben, schon wieder am gleichen Ort zu sein. Aber es ist nicht meine Schuld. Immer noch dauert es sehr lange herauszukommen.

3.
Ich gehe dieselbe Straße entlang. Da ist ein tiefes Loch im Gehsteig. Ich sehe es. Ich falle immer noch hinein.... aus Gewohnheit. Meine Augen sind offen. Ich weiß, wo ich bin. Es ist meine eigene Schuld. Ich komme sofort heraus.

4.
Ich gehe dieselbe Straße entlang. Da ist ein tiefes Loch im Gehsteig. Ich gehe darum herum.

5.
Ich gehe eine andere Straße.

Portia Nelson, zit. in Charles L. Whitfield:
Healing, The child within.
Orlando FL Communications, 1989

Kennzeichen einer erwachsenen psychisch gesunden Persönlichkeit

(nach Soddy, Berg und Fuchs)

Der Gesunde ist fähig zu lieben – in allen sozialen Rollen und besonders in der Rolle des Geschlechtspartners.

Der Gesunde hat die Fähigkeit zu arbeiten und in der Arbeit Befriedigung zu finden. Dabei besteht eine kluge und scharfe Einsicht in die eigene Kraft und Schwäche.

Der Gesunde ist zur Selbstbehauptung fähig, ohne dabei kriminelle Mittel zu benutzen. Er kann anderen Hilfe geben, aber auch Hilfe annehmen. Er kann aber auch Hilfe ablehnen.

Der Gesunde ist fähig, Freundschaften zu schließen, wo es angebracht ist, aber auch fähig, aggressiv zu reagieren.

Der Gesunde hat die Fähigkeit zur einsichtigen koordinierenden Zwecksteuerung und zwar im weiten Lebens- und Aktionsbereich.

Dem Gesunden ist es möglich, innere Konflikte durch Kompromißbildung und Wahlentscheidung zu lösen. Er verfügt so über eine ausreichende Belastungsfähigkeit.

Sein Glaube, sein Denken, alle Werte, die ihm teuer sind, werden ihm zur positiven Motivation fürs Leben.

Quelle unbekannt

Ich übe mich in der Liebe,

denn
Pflicht ohne Liebe macht verdrießlich.
Verantwortung ohne Liebe macht rücksichtslos.
Gerechtigkeit ohne Liebe macht hart.
Wahrheit ohne Liebe macht kritisch.
Erziehung ohne Liebe macht widerspruchsvoll.
Klugheit ohne Liebe macht gerissen.
Freundlichkeit ohne Liebe macht heuchlerisch.
Ordnung ohne Liebe macht kleinlich.
Sachkenntnis ohne Liebe macht rechthaberisch.
Macht ohne Liebe macht gewalttätig.
Ehre ohne Liebe macht hochmütig.
Besitz ohne Liebe macht geizig.
Glaube ohne Liebe macht fanatisch.

Ich liebe und werde geliebt.
Ohne Unterschied.
Daß dies so ist, dafür danke ich.
So entsteht die Welt neu.

Quelle unbekannt

Wie ich dir begegnen möchte

Ich möchte
dich lieben, ohne dich einzuengen;
dich wertschätzen, ohne dich zu bewerten;
dich ernst nehmen, ohne dich auf etwas festzulegen;
zu dir kommen, ohne mich dir aufzudrängen,
dich einladen, ohne Forderungen an dich zu stellen;
dir etwas schenken,
ohne Erwartungen daran zu knüpfen,
von dir Abschied nehmen,
ohne etwas Wesentliches versäumt zu haben,
dir meine Gefühle mitteilen,
ohne dich für sie verantwortlich zu machen;
dich informieren, ohne dich zu belehren;
dir helfen, ohne dich zu beleidigen;
mich um dich kümmern, ohne dich ändern zu wollen;
mich an dir freuen, so wie bist.

Wenn ich von dir das Gleiche bekommen kann,
dann können wir uns wirklich begegnen
und uns gegenseitig bereichern.

Wandspruch in einem englischen Souvenirladen

Die elf Rechte

Ich habe das Recht, mein Verhalten, meine Gefühle und Gedanken selbst zu beurteilen. Ich brauche mich dafür weder zu rechtfertigen noch zu entschuldigen.

Ich habe das Recht, meine eigenen Wünsche und Bedürfnisse ebenso ernst zu nehmen wie die anderer Menschen.

Ich habe das Recht, Fehler zu machen, und die Pflicht, die Folgen zu tragen.

Ich habe das Recht, anderen eine Bitte abzuschlagen, ohne mich schuldig zu fühlen und für egoistisch zu halten.

Ich habe das Recht, meine Meinung zu ändern.

Ich habe das Recht, selbst zu entscheiden, ob ich das, was mir andere als Fehler vorwerfen, ändern will oder nicht.

Ich habe das Recht, unlogisch zu sein.

Ich habe das Recht, selbst zu entscheiden, ob ich für die Lösung der Probleme anderer Menschen mitverantwortlich sein will.

Ich habe das Recht, Fragen nicht zu beantworten.

Ich habe das Recht zu sagen: „Ich weiß nicht," wenn andere sagen: „Was wäre, wenn alle so denken würden wie du?"

Ich habe das Recht, „nein" zu sagen, ohne dieses „nein" zu begründen.

Quelle unbekannt

Irischer Neujahrswunsch

Nicht, daß keine Wolke des Leides über Dich komme,
nicht, daß Dein Leben ein langer Weg
von Rosen sei,
nicht, daß Du niemals eine Reueträne
vergießen mögest,
nicht, daß Du niemals Schmerzen fühlen solltest,
nein, das alles wünsche ich Dir nicht.

Denn Tränen reinigen das Herz,
Leid adelt die Seele,
Schmerz und Not bringen uns dem
Menschgewordenen und Gekreuzigten näher.

Mein Wunsch für Dich ist,
daß Du in Deinem Herzen immer bewahren mögest
die goldene Erinnerung an jeden Tag Deines
reichen Lebens,

daß Du tapfer seiest in den Stunden der Prüfung,
wenn das Kreuz auf Deine Schultern gelegt wird,
wenn der Berg, den Du zu besteigen hast,
überhoch und das Licht der Hoffnung sehr
fern scheint,

daß jede Gabe, die Gott Dir geschenkt hat,
wachsen möge mit den Jahren
und daß sie Dir dazu diene, die Herzen derer,
die Du liebst, mit Freude zu erfüllen,

daß Du in jeder Stunde einen Freund habest,
der der Freundschaft wert ist, dem Du vertrauend die Hand reichen kannst, wenn es schwer wird, mit dem Du den Stürmen trotzen und die Spitzen der Berge erreichen kannst,

und daß in jeder Stunde der Freude und des Leidens das freudebringende Lächeln des menschgewordenen Gottessohnes mit Dir sei

und daß Du in Gottes Liebe bleibest.

Quelle unbekannt

Wünsche zum Jahreswechsel

Herr, setze dem Überfluß Grenzen,
und lasse die Grenzen überflüssig werden.

Lasse die Leute kein falsches Geld machen
und auch das Geld keine falschen Leute.

Schenke unseren Freunden mehr Wahrheit
und der Wahrheit mehr Freunde.

Bessere solche Beamte, Geschäfts- und Arbeitsleute,
die wohl tätig aber nicht wohltätig sind.

Wandle der Kranken Angst in Freude am Dasein,
den Kampf der Gesunden in Dasein zur Freude.

Vermittle wunderlichen Alten Teilhabe am wunderbaren Leben
und kurzsichtigen Lebemännern das Bild des eigenen Alters.

Hilf den Parteien zu mehr Geistesgegenwart
und den Wählern zu einem guten Gedächtnis.

Gib den Regierungen ein besseres Deutsch
und den Deutschen eine bessere Regierung.

Herr, sorge dafür,
daß wir alle in den Himmel kommen,
aber nicht sofort!

Ein Münsteraner Pfarrer im Jahre 1883

Mitleid

Wenn es irgendeine Pforte gibt, durch die wir ins Innere des Menschen eingehen können, so heißt diese Pforte: Mitleid.

Im Mitleid eröffnet sich uns die Seele unseres Nächsten wie eine Knospe in der Sonne. Mitleiden schafft einen unsichtbaren Leitungsdraht, der die Erlebnisse unseres Mitmenschen unmittelbar zu uns herüberleitet.

Mitleid ist von Rührseligkeit und Wehleidigkeit zu unterscheiden. Der Wehleidige wird beim Anblick von Wunden und Blut ohnmächtig. Der Mitleidende beugt sich über den Kranken und pflegt ihn.

Der Rührselige weint in einem Rembrandt-Film, in dem die Lebenstragödie des Meisters zur Unterhaltung herabgewürdigt wird. Nach Hause zurückgekehrt, verschließt er die Türe seines Hauses und Herzens, auf daß der hungrige Wanderer seinen reichgedeckten Tisch nicht sehe und seine Behaglichkeit nicht störe.

Zenta Maurina,
aus „Mosaik des Herzens".
Maximilian Dietrich-Verlag, Memmingen

Jeden Tag neu beginnen

Was ist Licht?

Ich habe einmal als Strafgefangener in den Kasematten der Festung Glatz in einem Keller gesessen, mehr gestanden als gesessen – er war für zwanzig Leute gebaut, und hundert waren in ihm eingesperrt, acht Tage.

Acht Tage gab es kein Licht. Sie wollten uns damit mürbe machen. Aber wenn man genau hinsah, konnte man tagsüber durch die Ritzen der schweren Türen einen blassen Schein sehen. Und wenn wir zum Essenfassen herausgeführt wurden, waren wir wie geblendet.

Seitdem – und noch einmal seit dem Tage, als über dem Flugplatz von Aden 1975 die Sonne aufging – weiß ich, was Licht ist.

Licht erkennt man immer erst, wenn man die tiefste Finsternis erfahren hat. Licht ist dann Befreiung, ist dann Leben ...

Müssen wir verzweifeln über die Finsternis der Welt? Ich möchte uns alle so gern spüren lassen, daß unser Leben jeden Tag neu beginnen kann, sinnvoll und bewußt und mit Hoffnung und einem bißchen Courage sogar, vor allem aber mit einer unverlierbaren Fröhlichkeit.

Heinrich Albertz (1915-1993), Theologe, 1966-1967 Regierender Bürgermeister von Berlin. Er ließ sich bei der Entführung der Lufthansa-Maschine „Landshut" 1975 in Aden gegen Geiseln austauschen und kam wieder frei. Mit Genehmigung des Radius-Verlags entnommen aus: Wolfgang Erk (Hrsg.): Radius-Almanach 1979/80.

Die verschiedenen Sichtweisen

Nehmen wir einmal an, Sie hätten Probleme mit den Augen und suchen deswegen einen Augenarzt auf. Nachdem er sich kurz Ihre Beschwerden angehört hat, nimmt er seine Brille ab und reicht sie Ihnen.

„Setzen Sie sie mal auf," sagt er. „Ich habe diese Brille jetzt zehn Jahre getragen, und sie hat mir wirklich geholfen. Ich habe zu Hause noch einen Ersatz; Sie können diese haben."

Also setzen Sie sie auf, aber das macht alles nur noch schlimmer.

„Das ist furchtbar!" rufen Sie aus. „Ich kann überhaupt nichts sehen."

„Woran fehlt es denn?" fragt er. „Bei mir funktioniert es prima. Geben Sie sich ein bißchen mehr Mühe."

„Tue ich ja schon!" beharren Sie. „Alles ist ganz verschwommen."

„Was ist eigentlich los mit Ihnen? Denken Sie positiv!"

„Okay, ich habe positiv Null-Sicht!"

„Junge, Junge, Sie sind aber ganz schön undankbar!" spottet er. „Nachdem ich so viel für Sie getan habe!"

Wie groß ist die Chance, daß Sie den Augenarzt noch einmal konsultieren würden?

aus Stephen R. Covey: Die sieben Wege zur Effektivität.
Campus Verlag, Frankfurt.

Diese Parabel ist eines der besten Beispiele dafür, daß Sichtweisen und Wahrnehmungsfilter, die jeder von uns hat, nicht auf jeden Menschen passen, auch nicht, wenn sie aufgezwungen werden. Das gilt für alle Lebens- und Glaubensbereiche!

Die 10 Lebensregeln

1. Ich werde mich immer wertschätzen und die Verantwortung für mich übernehemen.
2. Ich werde jeden Tag mit einem Plan beginnen.
3. Stets werde ich meine Tage in der güldenen Glut der Begeisterung baden.
4. Ich werde meinen Mitmenschen immer mit Freundlichkeit begegnen.
5. Stets werde ich in einem Schicksalsschlag die Saat des Sieges suchen.
6. Ich werde bei jeder Aufgabe mein Bestes geben.
7. Ich werde meine ganze Aufmerksamkeit einzig und allein der Aufgabe widmen, die vor mir liegt.
8. Ich werde den günstigen Gelegenheiten entgegengehen und sie finden und nützen.
9. Ich werde jeden Abend meine Leistungen des ausklingenden Tages kritisch prüfen.
10. Stets werde ich durch das Gebet mit meinem Schöpfer in Verbindung bleiben.

nach Og Mandino: Der beste Verkäufer der Welt.
Verlag Norman Rentrop, Bonn

Literaturverzeichnis

Benützte und weiterführende Literatur

Adler: Seelenwanderung und Wiedergeburt. Leben wir nur einmal? Herderbücherei TB 806

Beck: Krankheit als Selbstheilung. Wie Krankheiten ein Versuch zur seelischen Selbstheilung sein können. Insel-Verlag

Behrendt: Hinübergehen. Das Wunder des Spätwerks. Network bei Zweitausendeins

Bernstein: Protokoll einer Wiedergeburt. Knaur TB 4114

Commerçon: AIDS – mein Weg ins Leben. Bastei-Lübbe-Taschenbuch Band 61363

Canacakis: Ich sehe deine Tränen. Kreuz Verlag

Dahlke: Krankheit als Sprache der Seele. Deutung und Be-Deutung der Krankheitsbilder. Bertelsmann

Dahlke: Krankheit als Symbol. Handbuch der Psychosomatik. Bertelsmann.

Dethlefsen / Dahlke: Krankheit als Weg. Deutung und Be-Deutung der Krankheitsbilder. Bertelsmann

Dethlefsen: Schicksal als Chance. Goldmann TB 11723

Dethlefsen: Das Leben nach dem Leben. Gespräche mit Wiedergeborenen. Heyne TB 7021 und Bertelsmann

Dethlefsen: Das Erlebnis der Wiedergeburt. Heilung durch Reinkarnation. Goldmann TB 11 199

Elliot: Vegetarische Küche. Unipart-Verlag, Stuttgart

Gardener: Durch einen Spiegel in einem dunklen Wort. Das Buch schildert die Geschichte eines krebskranken Mädchens und seine Begegnung mit einem Engel. Hauser-Verlag

Geisler: Arzt und Patient – Begegnung im Gespräch. Wirklichkeit und Wege. Pharma-Verlag. Frankfurt.

Gollwitzer, Kuhn und Schneider: Du hast mich heimgesucht in der Nacht. Abschiedsbrief und Aufzeichnungen des Widerstandes 1933 bis 1945. Siebenstern TB 9

Holtmeier: Ernährung des alternden Menschen. Mit Schonkostempfehlungen und vielen Menüvorschlägen. Thieme-Verlag.

von Jankovitsch: Ich war klinisch tot. Mein schönstes Erlebnis. Drei Eichen Verlag

Joesten: Stark wie der Tod ist die Liebe. Bericht von einem Abschied. Kreuz Verlag

Kast: Trauern. Phasen und Chancen des psychischen Prozesses. Kreuz Verlag

Köhle, Simons und Kubanek: Zum Umgang mit unheilbar Kranken. In: Uexküll, Psychosomatische Medizin, Urban und Schwarzenberg, 1990

Kübler-Ross: Über den Tod und das Leben danach. Silberschnur-Verlag

Kübler-Ross: Interviews mit Sterbenden. GTB-Verlag

Kübler-Ross: Reif werden zum Tode. Gütersloher Verlagshaus. GTB Sachbücher 1023

Mast: Kommunikation in Weiß. Neurolinguistisches Programmieren für Ärzte und Heilberufe. Junfermann-Verlag. Paderborn

Moody: Leben nach dem Tod. Rowohlt

Morse und Perry: Zum Licht. Was wir von Kindern lernen können, die dem Tode nah waren. Zweitausendeins

Pryse: Reinkarnation im Neuen Testament. Ansata Verlag

Rosenberg: Leben nach dem Sterben. Kösel Verlag, Reihe Doppelpunkt

Rýzl: Der Tod und was danach kommt. Das Weiterleben aus der Sicht der Parapsychologie. Goldmann TB 11737

Sabom: Erinnerung an den Tod. Eine medizinische Untersuchung. Goldmann TB 1 1 741

Schmidbauer: Die subjektive Krankheit. Kritik an der Psychosomatik. Rowohlt.

Schultz: Letzte Tage. Sterbegeschichten aus zwei Jahrtausenden. Kreuz Verlag

Simonton: Wieder gesund werden. Rowohlt

Simonton: Heilung in der Familie. Rowohlt

Weilbach und Christ: Leicht und gesund, Sigloch-Verlag. Ein praktisches Kochbuch.

Weller: Wenn der Herbst zum Frühling wird. Eine ganzheitliche Krebstherapie. Romanform. Eigenverlag.

Wolff: Die Arztpraxis. Das Buch enthält mehrere ausführliche Artikel von **Dr. Dietrich Weller** über die gute Kommunikation mit Patienten in Krisensituationen und den Umgang mit schwierigen und anspruchsvollen Patienten. Praxisteam, 78727 Oberndorf, Am Wald 3

Wilber: Mut und Gnade, Scherz-Verlag. Tatsachenbericht. Kurz nach der Hochzeit erfährt Frau Wilber, daß sie Brustkrebs hat.

Zorza: Chronik eines Abschieds. Ullstein Verlag

Die geheimnisvolle Villa. Kinder der Kinderklinik Tübingen erzählen Geschichten zu einem Bild. dtv 30316

Tränen im Regenbogen. Phantastisches und Wirkliches aufgeschrieben von Kindern der Kinderklinik Tübingen. Attempto-Verlag

Danke!

Ein Buch über den Umgang mit Kranken wie das vorliegende kann nur entstehen, wenn Patienten und Angehörige einen Arzt über viele Jahre an ihrem Leben und Leiden teilnehmen lassen. Deshalb bin ich vor allem den Menschen dankbar, die mir ihr Vertrauen und ihre Offenheit geschenkt haben. Von ihnen habe ich viel gelernt.

Ich habe bewußt die lebendigen Beispiele von Tapferkeit, Mut, Glauben, Hoffnung und Liebe aufgenommen, die ich erfahren durfte. Auch ein Arzt lebt von den positiven Gefühlen seiner Mitmenschen, wächst an ihnen und durch sie und ist auf sie angewiesen.

Ich danke den Menschen, die mir seit vielen Jahren in zahllosen Gesprächen über das Leben und das Sterben weiterführende Gedanken – Fragen und Antworten – vermittelt haben. Sie haben wesentlich dazu beigetragen, daß mich dieses Thema intensiv beschäftigt und mein Leben bereichert.

Vor einigen Jahren hatte ich eine Stoffsammlung begonnen, um dieses Buch zu schreiben. Aus privaten Gründen habe ich bald den Ordner weggelegt und war lange der Meinung, das Buch sei bereits im Anfang „gestorben". Erst nachdem mein Leben wieder eine positive Wende bekommen und ich Kraft geschöpft hatte, holte ich die alten Unterlagen noch einmal hervor, arbeitete mich neu ein und schrieb das Buch dann zügig fertig.

Meine Frau Birgit schenkte mir dazu unsere gemeinsame Freizeit für die Arbeit, ihre Liebe für meine Ausgeglichenheit, ihre Gedanken für Korrekturen und neue Ideen und viele aufbauende und abwägende Gespräche von Kapitel zu Kapitel. Sie steuerte auch das leuchtende, hoffnungsvolle Titelbild bei. Ohne Birgit hätte ich das Buch nicht geschrieben. Deshalb bin ich ihr besonders dankbar, weil durch sie etwas reifen durfte, was lange schon angelegt war.

Solveigh Latrille hat mir ein großes Geschenk gemacht, indem sie in ihrer langjährigen freundschaftlichen Zuneigung das Geleitwort für den Anfang dieses Buches verfaßt hat. Ihr verdanke ich auch viele nachdenkliche, erfüllende und vertrauensvolle Gespräche über unser Leben und Sterben, die durch Solveighs Alters- und Lebensweisheit geprägt waren.

Wichtige Anregungen und treffsichere Vorschläge erhielt ich von Erwin E. Rigg, der den ersten Abdruck des Buches mit außergewöhnlicher Sorgfalt gelesen und konstruktiv-kritisch mit mir diskutiert hat.

Einen wichtigen Beitrag brachten Rosi und Matthias Mayer für dieses Buch ein. Sie haben den ganzen Text noch einmal von meinem fast fertigen Ausdruck abgeschrieben, um eine neue Datei herzustellen, nachdem ich die alte nachlässigerweise nicht ausreichend gesichert hatte und sie durch eine Stromschwankung vollständig zerstört wurde.

Ich danke Herrn Goetz Weinmann für die Aufnahme des Buches in das Verlagsprogramm und für die gute und individuelle Ausstattung. Für die zuverlässige technische Betreuung bin ich Frau Natalia Waidelich sehr dankbar.